生物医学工程系列教材

现代医学成像科学丛书

现代医学图像分析

丛书主编　陈武凡

主　　编　冯前进　张　煜

编　　委　陈武凡　冯前进　张　煜
　　　　　吕庆文　李　彬　卢振泰
　　　　　颜　刚　林亚忠　刘新刚
　　　　　秦　安　周寿军　刘　洋
　　　　　周　杰　江少锋　郑　倩

科学出版社

北　京

内 容 简 介

  本书主要介绍现代医学图像分析技术，内容包括医学图像分割、医学图像配准、运动估计与动态医学序列图像分析和基于内容的医学图像检索这四大主题。本书第 1 章全面介绍书中涉及的相关数学知识，然后分章节对上述内容分别进行详细、全面地阐述。包括它们的特点、典型方法和新颖方法等。

  本书可作为生物医学工程及相关专业高年级本科生及研究生的现代医学图像分析课程的教材。从事现代医学图像分析的教师、研究人员和工程技术人员也可以参考阅读。

图书在版编目(CIP)数据

现代医学图像分析 / 冯前进，张煜主编 . —北京：科学出版社，2014.3
  （现代医学成像科学丛书）
  生物医学工程系列教材
  ISBN 978-7-03-039938-0

Ⅰ.①现…　Ⅱ.①冯…②张…　Ⅲ.①影像诊断-影像图-图像分析-高等学校-教材　Ⅳ.①R445

中国版本图书馆 CIP 数据核字（2014）第 039379 号

责任编辑：王玉时　刘　畅 / 责任校对：张凤琴
责任印制：张　伟 / 封面设计：迷底书装

科 学 出 版 社 出版
北京东黄城根北街 16 号
邮政编码：100717
http://www.sciencep.com

北京凌奇印刷有限责任公司 印刷
科学出版社发行　各地新华书店经销

*

2014 年 3 月第 一 版　　开本：787×1092　1/16
2023 年 2 月第二次印刷　　印张：12 1/2
字数：328 000

定价：49.80 元
（如有印装质量问题，我社负责调换）

丛 书 序

现代医学成像科学丛书含《MRI 原理与技术》、《CT 原理与技术》、《PET 原理与技术》、《超声原理与技术》与《现代医学图像分析》五种，终于陆续脱稿并交付出版，实在令人欣慰，本套丛书的出版也将会给读者带来全新、全方位的感受。本丛书内容范围属于信息科学与医学科学的综合交叉领域，前四书分别解决四大医学影像系统的成像科学问题，最后一书面向临床数字化分析诊断的复杂需求提供解决方案。它们均为当前研究热点，也是电磁学、光学、计算机科学与临床医学等学科综合知识创新的基础。如今，国际范围内从事该领域研究的队伍在迅速扩大，不同国家的政府研究基金也在不断增强，系统整理本领域的技术原理、应用及前沿成果显得很有必要。

此五书是本团队执行两项国家"973"计划项目"重要临床医学信息处理关键科学问题研究"（No. 2003CB716100）与"现代医学成像与高维图像分析关键科学问题研究"（No. 2010CB732500）十余年来研究成果的部分总结，也是本团队承担国家精品课程"现代医学成像技术"建设的物化表达。毋庸置疑，本丛书强力的写作基础与精心的内容编著，倾注了写作团队每位作者的心血。本丛书的主要特色，是在适当地顾及学科发展历史之前提下，结合国内外同行与我们的科研成果，处处凸显"现代"，即当下之成就，以帮助读者尽快地掌握创新的学术思想与先进的当代技术，并迅速跨入学科领域的研究前沿。可以坦言，本丛书的系统性、完整性与先进性在国内同类著作中极具特色。

本丛书为本领域内高年级本科生和研究生而编写，因其兼具教材与专著之特色，亦可作为从事相关研究人员的参考书。

丛书主编为本丛书的写作制订基本框架、规范写作内容、指导相关细节，最后通阅校正。各分册主要由冯前进博士、余晓锷博士、康立丽博士、卢广文博士、马建华博士、冯衍秋博士、张煜博士、吕庆文博士、王青博士、路利军博士、边兆英博士、郝立巍博士等分别组织完成。他们的教学、科研任务繁重，故即便是在他们各自熟知的专业领域，要抽空拣字成文实属不易，在此谨向这些年轻人致以衷心的感谢。

由于材新式异，无范本可参，丛书中必有不当之处，请读者不吝指正，则作者修改可期。

陈武凡

2014 年 1 月于羊城

前　言

随着医学影像技术及设备的进展，现代医学图像分析技术已成为辅助临床检查和诊断的有力手段，其相关研究内容也是持续热点。

本书为现代医学成像科学丛书之一。书中针对现代医学图像分析中的几个热点问题，通过广泛参考文献，汇集经典成果，结合作者团队近些年的工作积累，进行了全面的论述。医学图像分析问题涉及广泛，且内容丰富。本书择医学图像分割、医学图像配准、医学序列图像分析和医学图像检索这四个主题进行详细论述，不求大而全，但求重点突出，特色鲜明。

为兼顾作为教材和科研参考书之使用，本书进行精心编排。全书共分五章，第1章为相关数学基础，全面介绍本书后续章节中需用到的数学知识。主要包括模糊集理论、马尔可夫随机场理论、优化方法、互信息量等，为学习和理解后四章内容之基础。第2章为医学图像分割，详细阐述医学图像分割的特点，在介绍经典分割方法的基础上，论述基于马尔可夫场的医学图像分割、基于形变的医学图像分割模型等方法。第3章为医学图像配准，包含常用医学图像配准方法、基于模糊集的配准、基于马尔可夫模型配准等主题。第4章对运动估计与动态医学序列图像分析进行专门阐述，介绍基于序列图像的运动估计方法、评价标准，讨论基于广义模糊理论、马尔可夫场理论的运动估计方法。第5章研究基于内容的医学图像检索，这一章开始部分介绍图像检索基础知识，紧接着分析了医学图像检索的特点，之后讨论基于模糊理论的医学图像检索方法。

本书由南方医科大学从事现代医学图像分析及其相关领域研究的人员编写。其中陈武凡教授制订全书的框架及布局，冯前进和张煜负责各章节内容的汇总和定稿。陈武凡、吕庆文、颜刚、卢振泰编写了第1章。吕庆文、李彬、林亚忠、卢振泰、郑倩编写了第2章。卢振泰、刘新刚、刘洋编写了第3章。秦安、周寿军、冯前进编写了第4章。周杰、江少锋、张煜编写了第5章。全书由郑倩博士仔细校对。编者在此深表感谢。

限于水平，疏漏之处在所难免，还请读者批评指正，以便将来修改完善。

编　者

2014 年 1 月

目　录

第1章 相关数学基础

1.1 模糊集理论

1.1.1 模糊集的相关定义及性质

1965 年,美国控制论专家 Zadeh 教授在理论与实践的需求下,将经典集合推广到模糊集合[1,2]。设论域为 U,称映射

$$\mu_A : U \to [0,1], \quad x \mapsto \mu_A(x) \tag{1-1}$$

确定了一个 U 上的模糊集 A,$\mu_A(x)$ 称为 A 的隶属度函数,它表征元素 x 属于论域 U 的程度。记论域 U 上的所有模糊集为 $F(U)$,显然 $F(U)$ 是一个普通集。记 $P(U)$ 为集合 U 的幂集,显然有

$$P(U) \subseteq F(U) \tag{1-2}$$

当隶属度函数只取 0 或 1 时,即

$$\mu_A : U \to \{0,1\}, \quad x \mapsto \mu_A(x) \tag{1-3}$$

此时模糊集就转化为普通的集合。U 映射到 $\{0,1\}$ 就是二值逻辑。

模糊集可以通过它的截集和普通集合联系起来。设 A 为论域 U 上的一个模糊集,称

$$A_\lambda = \{x \in U \mid \mu_A(x) \geqslant \lambda\} \tag{1-4}$$

为模糊集 A 的一个 λ 截集,又称为 λ 水平集。这样由模糊集可以得到一个普通集。反过来,由 λ 截集可以得到模糊集自身,这就是模糊集的分解定理,即

$$A = \bigcup_{\lambda \in [0,1]} \lambda A_\lambda \tag{1-5}$$

其中,$(\lambda A_\lambda)(u) = \lambda \wedge A(u)$。

在实际问题中,用模糊集来刻画模糊性概念时,常常还需要一个测度来刻画整体模糊程度,这就是模糊度。

若映射

$$d : F(U) \to [0,1]$$

满足下列条件:

(1) 当且仅当 $A \in P(U)$ 时,$d(A) = 0$;

(2) $\forall u \in U$,当且仅当 $A(u) \equiv \dfrac{1}{2}$ 时,$d(A) = 1$;

(3) $\forall u \in U$,当 $B(u) \leqslant A(u) \leqslant \dfrac{1}{2}$,$d(B) \leqslant d(A)$;

(4) $A \in F(U)$,$d(A) = d(\bar{A})$,其中 $\bar{A}$ 为模糊集 A 的余集,定义为 $\bar{A}(u) = 1 - A(u)$,则称映射 d 为 $F(U)$ 上的一个模糊度。

1.1.2 隶属度函数的选择

模糊集使得某个元素以一定程度属于某集合,把一个具体的元素映射到一个合适的隶属

度值是由隶属度函数来实现的。针对具体问题,选择合适的隶属度函数,能准确有效地描述事件的模糊性,常见的隶属度函数如下。

1）高斯型隶属度函数

$$f(x,\sigma,c)=\exp\left[-\frac{(x-c)^2}{2\sigma^2}\right] \tag{1-6}$$

高斯型隶属度函数有两个特征参数 σ 和 c。当 $x\in[0,10]$,参数向量 $P=[2,5]$ 时,高斯型隶属度函数曲线如图 1-1(a)所示。

2）双侧高斯型隶属度函数

双侧高斯型隶属度函数是两个高斯型隶属度函数的组合,有四个参数 $\sigma_1,c_1,\sigma_2,c_2$。$c_1$ 和 c_2 之间的隶属度为 1,c_1 左边的隶属度函数为高斯型隶属度函数 $f(x,\sigma_1,c_1)$,c_2 右边的隶属度函数为高斯型隶属度函数 $f(x,\sigma_2,c_2)$。当 $x\in[0,10]$,$\sigma_1=1,c_1=3,\sigma_2=3,c_2=4$ 时,双侧高斯型隶属度函数曲线如图 1-1(b)所示。

3）钟形隶属度函数

$$f(x,a,b,c)=\frac{1}{1+\left(\dfrac{x-c}{a}\right)^{2b}} \tag{1-7}$$

钟形隶属度函数的形状如钟,故名钟形隶属度函数,有三个参数 a,b,c。当 $x\in[0,10]$,$a=2$,$b=4,c=6$ 时,钟形隶属度函数曲线如图 1-1(c)所示。

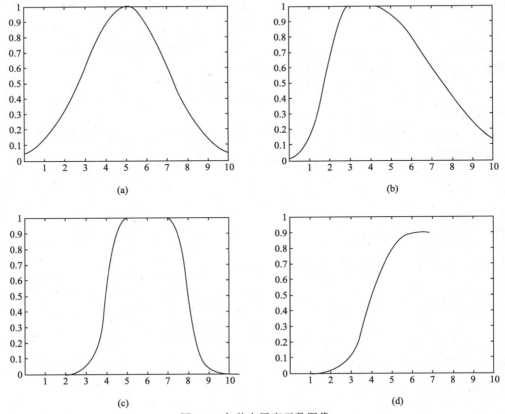

图 1-1 各种隶属度函数图像

4）Sigmoid 函数型隶属度函数

$$f(x,a,c) = \frac{1}{1+e^{-a(x-c)}}$$ (1-8)

当 $x \in [0,10]$，$a=2$，$c=4$ 时，Sigmoid 函数型隶属度函数曲线如图 1-1(d) 所示。

1.1.3 去模糊化方法

对于所考虑问题的输出过程，可以包含许多输出部分，隶属度函数也可能有多种类型，$A = \cup A_i$，假设

$$\mu_{A_i}:U \to [0,1], \quad x \mapsto \mu_{A_i}(x)$$

为模糊集 A_i 的隶属度函数。

如果某个计算过程输出了模糊量，则必须通过去模糊化方法将模糊量转换为一个确定量。研究人员近来提出了一些去模糊化方法，如最大隶属值方法、质心法、加权平均法、平均最大隶属值法等[2-6]。在处理具体问题时，去模糊化方法应根据所处理问题的前因后果或内容而定。常见的去模糊化方法如下所示。

（1）最大隶属值方法，也称高度法。这种方法是由输出模糊集隶属度函数的峰值所决定，表示为

$$x^* = \arg \max_{x \in U} \mu(x)$$ (1-9)

（2）质心法，也称重心法或面积中心法。这种方法是取模糊隶属度函数曲线与横坐标轴围成面积的质量中心作为代表点。这种方法是所有非模糊化方法中最流行和引人注意的方法，表示为

$$x^* = \frac{\int x \cdot \mu_A(x) \mathrm{d}x}{\int \mu_A(x) \mathrm{d}x}$$ (1-10)

（3）加权平均法，该方法适合于输出隶属度函数是对称的情况，表示为

$$x^* = \frac{\sum \bar{x} \cdot \mu_A(\bar{x})}{\sum \mu_A(\bar{x})}$$ (1-11)

其中，$\bar{x}$ 表示各对称隶属度函数的质心。加权平均法是由对其输出的每个隶属度函数的最大隶属值进行加权来实现的。

（4）平均最大隶属度法，又叫最大值中间法。该方法与第一种方法非常接近，不同之处是最大隶属度值的位置可以不是唯一的，表示为

$$x^* = \frac{a+b}{2}$$ (1-12)

其中，$a = \min\{x \mid \max \mu_A(x)\}$，$b = \min\{x \mid \max \mu_B(x)\}$。

1.1.4 模糊聚类

给定一些样本 $X = \{x_1, x_2, \cdots, x_n\}$，定义 X 上的一个正交模糊集族 $\{A_i, i=1,2,\cdots,c\}$ 作为一种模糊-c 分区。记 $\mu_{ji} = \mu_{A_j}(x_i)$ 为第 i 个数据属于第 j 类的隶属值，因此满足约束条件

$$\sum_{j=1}^{c} \mu_{ji} = 1, \quad i = 1, 2, \cdots, n \tag{1-13}$$

记 $m_j, j=1,2,\cdots,c$ 为每个类的中心,定义目标函数为

$$J = \sum_{j=1}^{c} \sum_{i=1}^{n} (\mu_{ji})^b \parallel x_i - m_j \parallel^2 \tag{1-14}$$

其中,$b>1$ 为一个可以控制聚类结果模糊程度的常数。式(1-14)在约束条件式(1-13)下求极小值,得到

$$m_j = \frac{\sum_{i=1}^{n} (\mu_{ji})^b x_i}{\sum_{i=1}^{n} (\mu_{ji})^b}, \quad j = 1, 2, \cdots, c \tag{1-15a}$$

$$\mu_{ji} = \frac{(1/\parallel x_i - m_j \parallel^2)^{1/(b-1)}}{\sum_{k=1}^{c} (1/\parallel x_i - m_k \parallel^2)^{1/(b-1)}} \tag{1-15b}$$

通过在类中心和隶属度之间迭代,当算法收敛后,就得到各类的中心和样本对于各类的隶属度值,从而完成了模糊聚类[7, 8]。

1.1.5　广义模糊集

陈武凡等提出广义模糊集的概念[9],并已经被成功地应用于图像处理的多个领域,其概念如下。

论域 U 上广义模糊集表征为

$$A = \int_{x \in U} \mu_A(x) \text{ 或 } A = \{(\mu_A(x), x \in U)\} \tag{1-16}$$

其中,$\mu_A(x) \in [-1,1]$ 称为 U 上 A 的广义隶属度函数;称 $\mu_A(x) \in [-1,0)$ 为 U 上不完全属于 A 的广义隶属度函数;称 $\mu_A(x) \in (0,1]$ 为 U 上完全属于 A 的广义隶属度函数;$\mu_A(x)=0$ 为 U 上 A 的模糊分界点函数。

1.2　马尔可夫随机场理论

马尔可夫随机场是概率论的一个分支理论,它能很好地刻画各种物理现象的空间相关性。对于图像处理而言,由于图像是空间高度相关的,所以用马尔可夫随机场来研究图像是非常合理和有效的。马尔可夫场理论已广泛应用在图像处理中,如图像分割、边缘检测、图像恢复、配准、三维重建及运动估计等。

1.2.1　基本概念

假设随机场 $X = \{X_1, X_2, \cdots, X_n\}$ 是定义在空间二维位置集 $S = \{1, 2, \cdots, n\}$ 上一族随机变量,它的相空间为 $L = \{1, 2, \cdots, k\}$,通常称为图像的标记,其中,n 为图像中像素点总数。为了研究数据的空间相关性,首先定义邻域系统

$$N = \{N_i | i \in S\}$$

其中,N_i 是位置 i 的邻域,而具有下列属性:

(1) $i \in N_i$;

(2) $i \in N_j \Leftrightarrow j \in N_i$。

对于规则的空间位置集 S ，i 的邻域定义为与 i 的距离小于半径 r 的像素集合：

$$N_i = \{i' \in S \mid [\mathrm{dist}(i',i)]^2 \leqslant r^2, i' \neq i\} \tag{1-17}$$

其中，$\mathrm{dist}(\cdot)$ 表示欧氏距离，r 取整数。

在二维图像中，如图 1-2 所示，一阶邻域系统（又称 4-邻域）中每一个内部的点都有 4 个相邻点，x 表示被考虑的像素点，"0"表示它的相邻点；二阶邻域系统（8-邻域）中每个内部的点则有 8 个相邻点；图中的数字 $n=1,2,\cdots,5$ 表示在 n 阶邻域系统中最外层的相邻点。称 S 的子集 c 为势团，如果 c 中的任意两个元素相邻，它包含单点势团 $c=\{i\}$ 、双点势团 $c=\{i,i'\}$ 、三点势团 $c=\{i,i',i''\}$ 等，而势团内不同节点之间均满足相邻关系（单点势团除外）。图 1-2(d)~(h)给出了一阶与二阶邻域系统的势团类型。其中，图(d)和图(e)表示了一阶邻域的单点、水平方向上的双点和竖直方向上的双点势团；二阶邻域势团除了包括图(d)和图(e)外，还有对角线双点势团(f)、三点势团(g)和四点势团(h)。可以看出，随着邻域系统阶数的增长，其势团的数目也随之剧增。

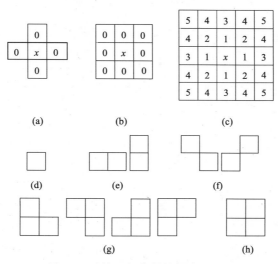

图 1-2　二维空间位置的邻域和势团

概率空间 $(\Omega, \mathbb{F}, P)$ 上随机变量族 $X = (X_s)_{s \in S}$ 称为关于邻域系统 $N = \{N_i \mid i \in S\}$ 的马尔可夫随机场[10,11]，如果它满足：

(1) $P(x) = P(X_1 = x_1, X_2 = x_2, \cdots, X_s = x_s) > 0$ ； (1-18)

(2) $P(x_i \mid x_{S\backslash\{i\}}) = P(x_i \mid x_{N_i})$ 。 (1-19)

条件(1-18)称为非负性，条件(1-19)称为马尔可夫性。多数情况下，需要知道马尔可夫场的联合概率，但是，从马尔可夫局部概率导出联合概率非常困难。Hammersley 和 Clifford 定理证明了马尔可夫场的联合概率服从 Gibbs 分布。

概率空间 $(\Omega, \mathbb{F}, P)$ 上随机变量族 $X = (X_s)_{s \in S}$ 称为关于邻域系 $N = \{N_i \mid i \in S\}$ 的 Gibbs 随机场，当且仅当随机场服从 Gibbs 形式：

$$P(x) = Z^{-1} \exp\left(-\frac{1}{T} U(x)\right) \tag{1-20}$$

其中，

$$Z = \sum_{f \in \boldsymbol{F}} \exp\left(-\frac{1}{T}U(x)\right) \tag{1-21}$$

为归一化常数,也称为拆分函数;$U(x)$ 称为能量函数,其表达式为

$$U(x) = \sum_{c \in C} V_c(x)$$

这里的能量函数为一系列定义在势团 c 上势函数 $V_c(x)$ 的总和,c 为所有势团的集合。T 为温度参数,通常情况下,取 $T=1$。如果势函数 $V_c(x)$ 独立于它的势团 c,称该 Gibbs 场是齐次的;如果势函数 $V_c(x)$ 与它的势团 c 所包含的像素的相对位置无关,称该 Gibbs 场是各向同性的。

在实际应用中,通常选取二阶邻域系统,势函数通常选取一元势函数和二元势函数,即

$$U(x) = \sum_{i \in S} V_1(x_i) + \sum_{i \in S}\sum_{j \in N_i} V_2(x_i, x_j) \tag{1-22}$$

也就是只选取单个像素和两个像素组成的势团。在此情况下,马尔可夫场的局部概率为

$$P(x_i \mid x_{N_i}) = \frac{\exp\left[-V_1(x_i) - \sum_{j \in N_i} V_2(x_i, x_j)\right]}{\sum_{x_i \in L} \exp\left[-V_1(x_i) - \sum_{j \in N_i} V_2(x_i, x_j)\right]} \tag{1-23}$$

事实上,可将所有的势团分为两类,包含像素 i 的记为 A,不包含像素 i 的记为 B,这样 $C = A \cup B$,且 $A \cap B = \varnothing$。根据马尔可夫性,

$$P(x_i \mid x_{N_i}) = P(x_i \mid x_{S\backslash\{i\}}) = \frac{P(x)}{\sum_{x_i \in L} P(x)}$$

$$= \frac{\exp\left[-\sum_{c \in C} V_c(x)\right]}{\sum_{x_i \in L} \exp\left[-\sum_{c \in C} V_c(x)\right]} = \frac{\exp\left[-\sum_{c \in A} V_c(x) - \sum_{c \in B} V_c(x)\right]}{\sum_{x_i \in L} \exp\left[-\sum_{c \in A} V_c(x) - \sum_{c \in B} V_c(x)\right]}$$

$$= \frac{\exp\left[-\sum_{c \in A} V_c(x)\right]}{\sum_{x_i \in L} \exp\left[-\sum_{c \in A} V_c(x)\right]} = \frac{\exp\left[-V_1(x_i) - \sum_{j \in N_i} V_2(x_i, x_j)\right]}{\sum_{x_i \in L} \exp\left[-V_1(x_i) - \sum_{j \in N_i} V_2(x_i, x_j)\right]} \tag{1-24}$$

由式(1-24)可知,像素 i 的马尔可夫局部概率仅依赖于它的邻域。

1.2.2 常用的马尔可夫模型

1. Ising 模型

邻域系统采用一阶邻域,即 4-邻域,状态空间为 $L = \{-1, 1\}$,相应的能量函数为

$$U(x) = \alpha \sum_{i \in S} x_i + \beta \sum_{i \in S}\sum_{j \in N_i} x_i x_j \tag{1-25}$$

Ising 模型比较简单,它通常被作为进一步研究马尔可夫场的起点。它的局部概率为

$$P(x_i \mid x_{N_i}) = \frac{\exp\left[-\alpha x_i - \beta \sum_{j \in N_i} x_i x_j\right]}{\sum_{x_i \in L} \exp\left[-\alpha x_i - \beta \sum_{j \in N_i} x_i x_j\right]} \tag{1-26}$$

2. Potts 模型

Potts 模型是 Ising 模型的推广,它的状态空间可以取多个值。在 Potts 模型里,只考虑二元势函数,势函数为

$$V_2(x_i, x_j) = \begin{cases} 0, & x_i = x_j \\ \beta, & x_i \neq x_j \end{cases} \tag{1-27}$$

其中,β 是对应势团的参数。Potts 模型的局部概率为

$$P(x_i \mid x_{N_i}) = \frac{\exp[-\beta n_i(x_i)]}{\sum_{x_i \in L} \exp[-\beta n_i(x_i)]} \tag{1-28}$$

其中,$n_i(x_i)$ 为像素 i 的邻域中不等于 x_i 的个数。

3. MLL 模型

在 MLL 模型中,$|L| > 2$,仅考虑一元势函数和二元势函数,定义如下:

$$V_1(x_i = I) = \alpha_I, \quad I = 1, 2, \cdots, k \tag{1-29}$$

$$V_2(x_i, x_j) = \begin{cases} \beta_c, & \text{如果势团 } c \text{ 中的像素有相同的标记} \\ -\beta_c, & \text{其他} \end{cases} \tag{1-30}$$

其中,α_I, β 为参数。MLL 常用来模拟区域和纹理。通常只考虑有两个节点的势团。当所考虑是各向同性的马尔可夫场时,势函数如下:

$$V_2(x_i, x_j) = \begin{cases} \beta, & x_i = x_j \\ -\beta, & x_i \neq x_j \end{cases} \tag{1-31}$$

此时,MLL 模型的局部概率为

$$P(x_i \mid x_{N_i}) = \frac{\exp[-\alpha_I - \beta_{n_i}(x_i)]}{\sum_{x_i} \exp[-\alpha_I - \beta_{n_i}(x_i)]} \tag{1-32}$$

其中,$n_i(x_i)$ 是 i 的邻域中等于 x_i 的个数。人们常选用各相异性的 MLL 模型来产生纹理图像。

4. 高斯-马尔可夫场模型

高斯-马尔可夫场模型是应用最广泛的模型。它的相空间 L 是连续的,联合分布是一个多元正态分布。它的一元势函数和二元势函数定义如下:

$$V_1(x_i) = \frac{(x_i - \mu_i)^2}{2\sigma^2} \tag{1-33}$$

$$V_2(x_i, x_j) = \frac{\beta_{ij}(x_i - \mu_i)(x_j - \mu_i)}{2\sigma^2} \tag{1-34}$$

定义 n 阶方阵 $B = (b_{ij})_{n \times n}$,对角线元素 $b_{ii} = 1, i = 1, 2, \cdots, n, b_{ij} = -\beta_{ij}, \forall i \neq j$。该模型的局部概率为

$$p(x_i \mid x_{N_i}) = \frac{1}{\sigma\sqrt{2\pi}} \exp\left[-\frac{1}{2\sigma^2}\left(x_i - \mu_i - \sum_{j \in N_i} \beta_{ij}(x_j - \mu_j)\right)\right] \tag{1-35}$$

它是一个正态分布,条件期望为

$$E(x_i \mid x_{N_i}) = \mu_i - \sum_{j \in N_i} \beta_{ij}(x_j - \mu_j) \tag{1-36}$$

条件方差为

$$\text{var}(x_i \mid x_{N_i}) = \sigma^2 \tag{1-37}$$

对于高斯-马尔可夫模型而言,它的联合概率,即 Gibbs 分布,非常容易写出,用二次型表达其联合概率为

$$p(x) = \frac{\sqrt{\det(B)}}{(2\pi\sigma^2)^m} \exp\left[\frac{(x-\mu)^T B(x-\mu)}{2\sigma^2}\right] \tag{1-38}$$

其中,$\mu = (\mu_1, \mu_2, \cdots, \mu_n)^T$,它的 Gibbs 分布也是一个多元正态分布,二次型矩阵 B 的逆 B^{-1} 就是协方差矩阵。

1.2.3 基于马尔可夫场的分割算法的参数估计

基于马尔可夫场的分割算法模型都是参数模型。因此,参数估计是非常重要的。下面介绍几种常见的参数估计方法[11]。

1. 最大似然估计

随机场 X 包含参数 θ,给定 X 的一个现实 x,那么 θ 的最大似然估计就是

$$\hat{\theta} = \arg\max_\theta P(x \mid \theta) \tag{1-39}$$

其中,$P(x|\theta)$ 是似然分布,$P(x|\theta) = \frac{1}{z(\theta)} e^{-U(x|\theta)}$。最大似然估计需要计算 Gibbs 分布的拆分函数 $z(\theta)$。而计算 $z(\theta)$ 是个大规模的组合问题,在计算上难以实现。例如,给定一个 256×256 的 8 位灰度图像,则有 256^{256^2} 个不同的组合。所以,一般采用近似方法逼近该问题的解。

2. 最大伪似然方法

逼近是基于马尔可夫局部条件概率 $P(x_i|x_{N_i})$,$i \in S$ 计算的。将 Gibbs 分布中的能量函数分解为

$$U(x) = \sum_{i \in S} U_i(x_i, x_{N_i}) \tag{1-40}$$

其中,$U_i(x_i, x_{N_i})$ 是依赖包含 i 和邻域 N_i 的势团能量。如果只考虑一元势函数和二元势函数,那么

$$U_i(x_i, x_{N_i}) = V_1(x_i) + \sum_{j \in N_i} V_2(x_i, x_j) \tag{1-41}$$

局部条件概率为

$$P(x_i \mid x_{N_i}) = \frac{\exp[-U_i(x_i, x_{N_i})]}{\sum_{x_i} \exp[-U_i(x_i, x_{N_i})]} \tag{1-42}$$

基于以上信息,可以讨论 Gibbs 分布的近似计算。

Besag 引入并讨论了用伪似然分布来近似 Gibbs 分布[12, 13],伪似然分布定义为

$$PL(x) = \prod_{i \in S} P(x_i \mid x_{N_i}) = \prod_{i \in S} \frac{\exp[-U_i(x_i, x_{N_i})]}{\sum_{x_i} \exp[-U_i(x_i, x_{N_i})]} \tag{1-43}$$

可以看到,伪似然分布不包含拆分函数 z。由于 x_i 和 x_{N_i} 不是独立的,所以伪似然分布不是真正的似然函数。

3. 最小二乘估计

最小二乘拟合估计包含几个步骤:

(1) 找出像素 i 和其邻域的联合概率分布 $P(x_i, x_{N_i})$ 和参数 θ 的关系;

(2) 利用直方图技术估计所有的分布 $P(x_i, x_{N_i})$;

(3) 构建关于分布 $P(x_i, x_{N_i})$ 和参数 θ 的超定方程;

(4) 利用最小二乘法解上述方程。

令

$$U_i(x_i, x_{N_i}, \theta) = \sum_{c: i \in c} V_c(x) \tag{1-44}$$

是所有包含 i 的势团的能量。可以将式(1-44)写为如下形式:

$$U_i(x_i, x_{N_i}, \theta) = \sum_{c: i \in c} V_c(x) = \theta \cdot N_i(x_i, x_{N_i}) = \sum_k \theta_k n_k \tag{1-45}$$

其中

$$\theta = (\theta_1, \theta_2, \cdots, \theta_k)$$

为参数向量,$N_i(x_i, x_{N_i})$ 为向量。

马尔可夫局部条件概率为

$$P(x_i \mid x_{N_i}) = \frac{\exp[-U_i(x_i, x_{N_i}, \theta)]}{\sum_{x_i} \exp[-U_i(x_i, x_{N_i}, \theta)]} \tag{1-46}$$

又

$$P(x_i \mid x_{N_i}) = \frac{P(x_i, x_{N_i})}{P(x_{N_i})} \tag{1-47}$$

$P(x_i, x_{N_i})$ 可以利用直方图进行估计。因此有

$$\frac{\exp[-U_i(x_i, x_{N_i}, \theta)]}{P(x_i, x_{N_i})} = \frac{\sum_{x_i} \exp[-U_i(x_i, x_{N_i}, \theta)]}{P(x_{N_i})} \tag{1-48}$$

可以看到,上式右端与 x_i 的取值无关,当 $x_i = I$ 和 $x_i = I'$ 时,下式满足

$$\frac{\exp[-U_i(I, x_{N_i}, \theta)]}{P(I, x_{N_i})} = \frac{\exp[-U_i(I', x_{N_i}, \theta)]}{P(I', x_{N_i})} \tag{1-49}$$

或

$$\frac{\exp[-U_i(I', x_{N_i}, \theta)]}{\exp[-U_i(I, x_{N_i}, \theta)]} = \frac{P(I, x_{N_i})}{P(I', x_{N_i})} \tag{1-50}$$

两边取对数

$$\theta \cdot [N_i(I', x_{N_i}) - N_i(I, x_{N_i})] = \ln\left(\frac{P(I, x_{N_i})}{P(I', x_{N_i})}\right) \tag{1-51}$$

对于任意的 $I \in L$ 和 x_{N_i}，$P(I, x_{N_i})$ 可以利用直方图来估计。式(1-51)是一个关于参数向量 θ 的线性方程。因此，可以得到一个超定线性方程组。它可以通过最小二乘法得到解。

最小二乘法有下列特点：它不需要一些最大化求解；避免解非线性方程；最终估计不依赖于初始估计；而且速度快。然而，该方法的最大缺点是超定方程的个数随着图像规模和图像标记的个数呈指数增长。

1.3 优 化 方 法

在图像处理与分析中，常需要求优化解。如果解可以表示为数据的某个解析函数，那么可以很快求解。但对于大多数问题不能得到，因此，需要利用一些迭代搜索策略找到它的局部优化解或是全局优化解。下面介绍一些常用的局部和全局优化算法[11—17]。

1.3.1 条件迭代模式法

条件迭代模式法(iterated conditional mode，ICM)是"贪婪算法"，Besag 等于 1986 年提出的一种基于局部条件概率确定性算法[14]。

以图像分割为例，首先假定图像数据 $y = \{y_1, y_2, \cdots, y_n\}$ 的每个分量 y_i 关于 x 都是条件独立的；同时，分量 y_i 关于 x 的条件分布仅依赖于 x_i，即

$$P(Y_s \mid X) = P(Y_s \mid X_s) \tag{1-52}$$

并且服从相同的分布。这样 y 关于 x 的条件概率可以表示为

$$P(y \mid x) = \prod_{i \in S} P(y_i \mid x_i) \tag{1-53}$$

给定图像数据和像素 i 的邻域标记，根据贝叶斯公式可以得到

$$P(x_i \mid y, x_{N_i}) \propto P(y_i \mid x_i) P(x_i \mid x_{N_i}) \tag{1-54}$$

最大化式(1-54)就可以得到图像分割结果

$$x_i = \arg \max_{x_i \in L} P(x_i \mid y, x_{N_i}), \quad i = 1, 2, \cdots, n \tag{1-55}$$

显然，计算 $P(x_i \mid y, x_{N_i})$ 比计算 $P(x \mid y)$ 容易得多。这就是条件迭代模式法。

条件迭代模式法的收敛速度非常快，但它的收敛结果严重地依赖初始估计。因此，合理的设定初值非常重要。最大似然估计是一个广泛应用的初值设定方法。在应用条件迭代模式法时，可以利用编码法将 S 分为几个不相交的子集。这样，算法可以在这几个子集上进行计算。

1.3.2 带约束条件的优化方法

所讨论的问题通常可以表示为在一些等式或不等式约束条件下的最小化能量函数问题，即

$$\min U(x \mid y)$$
$$\text{s. t. } C_k(x) = 0, \quad k = 1, 2, \cdots, K \tag{1-56}$$

其中，$C_k(x) = 0$ 表示等式约束。对于不等式约束，如 $D(x) \leqslant 0$，可以引入非负松弛因子，如 y^2，使得 $D(x) + y^2 = 0$。因此，只需考虑等式约束问题。

当能量函数或约束条件是线性时，该问题可以用线性规划求解；否则，用非线性规划求解。由于大部分都是非线性规划问题，在此只讨论非线性规划。经典方法利用惩罚函数法和拉格

朗日乘子法将非线性规划转化为无约束问题。

1. 惩罚函数法

简单而常用的惩罚函数法[11, 15]采用将 $C_k^2(x)$ 加到能量函数上,即

$$U(x,\beta)=U(x)+\sum_k \beta_k C_k^2(x) \tag{1-57}$$

其中,$\beta_k>0$ 决定了惩罚的强度。对于固定的 β,最小化上式是一个无约束问题。当 $\beta_k \to \infty$($\forall k$),得到优化解

$$x^* =\arg \lim_{\beta_k \to \infty (\forall k)} \min_x U(x,\beta) \tag{1-58}$$

满足约束条件 $C_k(x)=0$。

它的结果是局部优化解,为了得到全局优化解,该方法引入退火过程,也就是引入温度参数,得到

$$U(x,\beta,T)=\left[U(x)+\sum_k \beta_k C_k^2(x) \right]^{1/T} \tag{1-59}$$

利用 Gibbs 抽样或 Metropolis 抽样,可以得到在某个温度参数下的 Gibbs 分布。当 $\beta_k \to \infty$($\forall k$)并且 $T \to 0$ 时,可以得到全局优化解。

惩罚函数法有一些优点:算法简单;不需要精确的约束条件;然而,当 β_k 增大时,该问题可能变为不适定的。因此,用拉格朗日乘子法处理这个问题更为妥帖。

2. 拉格朗日乘子法

拉格朗日乘子法[11]将约束优化问题转化为非约束优化问题,形式如下:

$$L(x,\gamma)=U(x)+\sum_k \gamma_k C_k(x) \tag{1-60}$$

其中,γ_k 称为拉格朗日乘子。设 x^* 是一个满足约束条件的局部极小值,如果(x^*,γ^*)是驻点,满足必要条件

$$\nabla_x L(x^*,\gamma^*)=0$$
$$\nabla_\gamma L(x^*,\gamma^*)=0 \tag{1-61}$$

如果(x^*,γ^*)是鞍点,即

$$L(x^*,\gamma) \leqslant L(x^*,\gamma^*) \leqslant L(x,\gamma^*) \tag{1-62}$$

那么 x^* 是局部极小值满足 $C_k(x^*)=0$。下面的方程可以找到鞍点

$$\frac{\mathrm{d}x_i}{\mathrm{d}t}=-\frac{\partial L(x,\gamma)}{\partial x_i}=-\frac{\partial U(x)}{\partial x_i}-\sum_k \gamma_k \frac{\partial C_k(x)}{\partial x_i}$$

$$\frac{\mathrm{d}\gamma_k}{\mathrm{d}t}=\frac{\partial L(x,\gamma)}{\partial \gamma_i}=C_k(x) \tag{1-63}$$

在惩罚函数法中,惩罚因子可以加到拉格朗日乘子法中得到扩充的拉格朗日乘子法,即

$$L(x,\gamma)=U(x)+\sum_k \gamma_k C_k(x)+\sum_k \beta_k C_k^2(x) \tag{1-64}$$

惩罚因子的增加不会改变驻点,却能改善收敛结果,因为在拉格朗日乘子法中,β_k 是常数,降低了在惩罚函数法中当 $\beta_k \to \infty$($\forall k$)时带来的不适定性。

1.3.3　模拟退火法

上面几个方法都是求局部极值的优化方法。而模拟退火算法是一种求全局极值的方法。在退火法中,让温度参数从一个高的值缓慢下降到零,从而得到全局极值。但该方法需要消耗大量的时间,因为在退火法中,温度要缓慢下降,而且在每个温度上都要达到收敛。

模拟退火法(simulated anneal,SA)[11, 16]是一种随机优化组合算法。对 Gibbs 分布概率

$$P_T(x) = \frac{1}{z} e^{-U(x)/T}$$

其中,$T > 0$ 是温度参数。可以证明,当 $T \to \infty$ 时,$P_T(x)$ 是均匀分布;当 $T = 1$ 时,$P_T(x) = P(x)$;而当 $T \to 0$ 时,$P_T(x)$ 集中在 $P(x)$ 的最大值处。算法描述如图 1-3 所示。

```
initialize T and x;

repeat

randomly sample xfrom N(x) under T;

decrease T;

until (T→0);

returnx;
```

图 1-3　模拟退火算法

设定较大的参数 T,随机设定 x 的初值;在给定的参数 T 下,运行 Metropolis 抽样或 Gibbs 抽样,获得 Gibbs 分布的样本;当抽样收敛后,让温度参数 T 下降,直到 T 非常接近零。值得注意的是,让参数 T 下降有很多方式,称为降温策略。选择合适的降温策略非常重要,这里不再详述。

1.3.4　鲍威尔算法

当函数的导数不易计算时,鲍威尔(Powell)多维方向集算法是一种常用的最优化搜索算法。应用方向集的概念,可以把求多元函数的极值问题简化为一维极值问题。而所用的方向集都要求在计算过程当中能给出方向集更新的规则,并使新的方向满足:

(1) 在其中某几个相当好的方向上,可使搜索路径前进很长的一段距离;

(2) 包含某些"互不干扰"的方向,它们具有这样一种特殊的性质,即沿某一个方向的 1 维搜索,与沿另一个方向进行的下一轮搜索,不会相互干扰,这样的方向称为共轭方向。这样可以避免绕方向集的循环无休止地进行下去。

鲍威尔首先提出一种方向集方法,该方法可以构造出两两共轭的方向。该方法把优化过程分成若干个阶段,每一个阶段(一轮迭代)由 $n+1$ 次一维搜索组成。在算法的每一个阶段中,先依次沿着已知的 n 个方向搜索,得到一个最好点。然后沿本阶段的初始点与该最好点连线的方向进行搜索,求得这一阶段的最好点。再用最后的搜索方向取代前 n 个方向之一,开始下一阶段的迭代,其具体构造过程如下:

(1) 首先将方向集 U 初始化为坐标轴单位向量:$u_i = e_i (i = 1, 2, \cdots, N)$;

(2) 然后重复下列(3)~(7)步骤,直至函数值不再减小;

（3）记起始位置为 P^0；

（4）对 $i=1,2,\cdots,N$，将 P^{i-1} 移至目标函数沿 u_i 方向的极小值点，并记此点为 P^1；

（5）对 $i=1,2,\cdots,N$，将 u_{i+1} 赋给 u_i；

（6）置 $u_N=P^N-P^0$；

（7）将 P^N 移至目标函数在 u_N 方向的极小值点，并记该点为 P^0。

Powell 多维方向集法是一种有效的直接搜索算法，其本质是共轭方向法。其中用到的 1 维极小化算法可以利用黄金分割搜索或布伦特(Brent)方法等。

1.3.5 遗传算法

遗传算法(genetic algorithm)是在 20 世纪 70 年代初期由美国密执根大学的 Holland 教授发展起来的。1975 年，Holland 发表了第一本比较系统地论述遗传算法的专著 *Adaptation in Natural and Artificial Systems*。遗传算法模拟自然界生物进化过程中"适者生存"的规律，所以又称为进化算法。优化问题求解是找出全局最优的解，生物进化适者生存的规律使得最具有生存能力的染色体以最大的可能生存。正是二者这个共同特点使得遗传算法能够在优化问题中得以应用。遗传算法的主要步骤有：

（1）对优化问题的解进行编码；

（2）选取一定规模的初始群体；

（3）根据优化目标函数构造相应的适应函数；

（4）染色体结合，编码交配；

（5）变异。

遗传算法适合多参数优化问题的数值求解，应用遗传算法不需要高超的技巧和对问题深入的了解。遗传算法与其他的启发式算法一样，具有很好的兼容性。可以用其他的算法求初始解，也可以用其他算法求解下一代的新群体。

1.3.6 最大流/最小割算法

Greig 等首先运用最大流/最小割算法(max flow/graph cuts algorithm)来求解计算机视觉问题中的能量函数最小化问题。其基本思路是将图像中的每个像素视为构造图中的节点，像素之间邻接关系采用构造图的边表示。将能量函数最小值转化为构造图的最小割，采用最大流/最小割算法求解最小割，并根据最小割为图像中的每个像素分配亮度值。

对于图 $G=\{V,E\}$，由一系列点 V 和边 E 组成。一般的图总会包含几个附加的特殊点，称其为终点。现在考虑有两个终点的图，这两个终点分别被称为源点 s 和汇点 t。边的权重值等于与 s,t 端点以及像素节点之间相应的惩罚因子值。把两终点图中除终点外的点分成两不相连的子集 S 和 T 的过程就是 s/t 分割 C，其中源点 s 在 S 集里，汇点 t 在 T 集里，而所有分割中代价最小的割就是最小分割，即找到一条最优化的分割 C，它的总惩罚值最小。它等价于通过最小化吉布斯能量 $E(X)$ 来得到最好的标记法

$$E(X)=\sum_{i\in V}E_1(x_i)+\lambda\sum_{(i,j)\in E}E_2(x_i,y_j) \tag{1-65}$$

称 $E_1(x_i)$ 为数据能量，它解析当节点 i 的标记是 x_i 时的惩罚值。在系统中，它代表节点在 s/t 图像中的对比度的相反值，将 E_1 定义为关于节点 i 对比度的单调递减函数，也就是说节点的对比度越大，E_1 就越小。称 $E_2(x_i,y_j)$ 为交互能量，它表明当相邻节点 i 和 j 分别是 x_i 和

x_j 时的惩罚值。只有当相邻节点赋予不同标记时,E_2 才能成为一个惩罚因子。将 E_2 定义为关于相邻节点 i 和 j 之间梯度的单调递增函数,也就是说两节点之间的梯度越大,E_2 就越大。其实也可以通过在 s 到 t 路径中寻找最大流来实现。最大流算法实际上等价于最小分割算法。最大流就是指自源端点 s 至目标端点 t 传输的"最大水流量"。如图 1-4(a)所示,其边的粗细代表权重值的大小,箭头方向指示水流管道方向。图 1-4(b)是对此图的一个最小割。Ford 和 Fulkerson 的理论阐明:s 至 t 的最大流使得图中的一些边达到饱和,将图节点分为对应于一条最小割的两个不相交的部分 $\{S,T\}$。因此,最大流和最小割问题是等价的。事实上,最大流值与最小割的总惩罚值是相等的,可以通过求最大流来解决最小割问题。

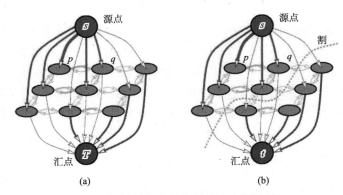

图 1-4 用最大流算法解最小分割问题

1.3.7 粒子群优化

粒子群优化(particle swarm optimization,PSO)算法是一种基于群智能方法的演化计算技术,主要用来求全局最优解,它最初是由 Kennedy 等和 Eberhart 等从模拟鸟类飞行行为而发展起来的。其基本思想是每个优化问题的潜在解都是搜索空间中的一只鸟,称之为"粒子",所有的粒子都有一个被优化函数决定的适应值,每个粒子还有一个速度向量决定它们飞翔的方向和距离;然后粒子们就追随当前的最优粒子在解空间中的搜索。PSO 算法初始化为一群随机粒子,通过迭代找到最优解。在每一次迭代中,粒子通过跟踪两个极值来更新它本身,第一个就是粒子本身到当前时刻为止找到的最好解,这个解称为个体最好值,另一个极值就是整个种群到当前时刻找到的最好解,这个值是全局最好值。

假设在一个 D 维的目标搜索空间中,有 m 个粒子组成一个群体,其中第 i 个粒子表示为一个 D 维的向量 $x_i=(x_{i_1},x_{i_2},\cdots,x_{i_D})$,$i=1,2,\cdots,m$,即第 i 个粒子在 D 维的搜索空间中的位置就是一个潜在的解。将 x_i 代入一个目标函数就可以计算出其适应值(fitness value),根据适应值的大小衡量 x_i 的优劣。第 i 个粒子的飞翔速度也是一个 D 维的向量,记为 $V=(v_{i_1},v_{i_2},\cdots,v_{i_D})$,$P_{id}=(p_{i_1},p_{i_2},\cdots,p_{i_D})$ 为第 i 个粒子迄今搜索到的最优位置 Pbest,$P_{gd}=(p_{g_1},p_{g_2},\cdots,p_{g_D})$ 为整个粒子群迄今搜索到的最优位置 Gbest。

Kennedy 等和 Eberhart 等最早提出的 PSO 算法采用公式

$$v_{id}^{t+1}=v_{id}^t+c_1r_1(p_{id}-x_{id}^t)+c_2r_2(p_{gd}-x_{id}^t)$$

$$x_{id}^{t+1}=x_{id}^t+v_{id}^t$$

(1-66)

对粒子进行操作。其中 $i=1,2,\cdots,m$,$d=1,2,\cdots,D$,学习因子 c_1 和 c_2 是非负常数;r_1 和 r_2

为随机数,服从[0,1]上的均匀分布。$v_{id} \in [-v_{\max}, v_{\max}]$,$v_{\max}$ 是常数,由用户设定。迭代中止条件需根据具体问题选择,一般选为最大迭代次数或粒子群迄今搜索到的最优位置满足预定最小适应阈值。

1.4 互 信 息 量

1.4.1 图像熵、联合熵

熵是系统复杂性和不确定性的测度,一幅图像的熵反映了该图像中像素灰度的分布情况,可以用来度量图像的不确定性。灰度级别越多,灰度越分散,熵就越大,反映在直方图上就是灰度动态范围应用充分且平坦。设图像 A 的灰度取值范围为 $\{a_1, a_2, \cdots, a_K\}$,灰度值出现的概率密度分布为 $\{p(a_1), p(a_2), \cdots, p(a_K)\}$,则图像 A 的熵为

$$H(A) = -\sum_{k=1}^{K} p(a_k) \log p(a_k) \tag{1-67}$$

当某一个灰度出现的概率为 0 时,有 $0\log 0 = 0$。熵具有以下性质:

(1) 熵函数具有非负性:$H(a) \geqslant 0$;

(2) 熵函数具有凸性:$H(a)$ 是 a 的上凸函数。

最大熵定理如下。

对于离散随机变量,其可能的取值为等概率分布时,其熵达到最大值,即

$$\max H(A) = \log N \tag{1-68}$$

其中,N 为 A 可能的取值个数。

设图像 A 和 B 的灰度取值范围分别为 $\{a_1, a_2, \cdots, a_K\}$,$\{b_1, b_2, \cdots, b_J\}$,图像 A 中灰度值 a 与图像 B 中灰度值 b 同时出现的概率,即联合灰度概率分布为:$\{P(a,b) \mid a = a_1, a_2, \cdots, a_K; b = b_1, b_2, \cdots, b_K\}$,则图像 A 和 B 联合熵为

$$H(A, B) = -\sum_{a,b} P_{AB}(a, b) \log P_{AB}(a, b) \tag{1-69}$$

图像 A 和 B 的联合熵,是图像 A 和 B 中灰度值对 (a, b) 的不确定性度量。图像的条件熵表示在已知一个灰度随机变量的情况下,对另一灰度随机变量的不确定性的度量,其定义为

$$H(B/A) = -\sum_{a,b} P_{AB}(a, b) \log P(b/a) \tag{1-70}$$

$$H(A/B) = -\sum_{a,b} P_{AB}(a, b) \log P(a/b) \tag{1-71}$$

$H(B/A)$,$H(A/B)$ 称为图像 A 和 B 的条件熵。

$H(B/A)$ 是图像 A 取值 a 条件下 B 的熵 $H(B/a)$ 的平均值,$H(B/a)$ 也称为图像 A 取值 a 下 B 的条件熵;$H(A/B)$ 是图像 B 取值 b 条件下图像 A 的熵 $H(A/b)$ 的平均值,$H(A/b)$ 也称为图像 B 取值 b 下 A 的条件熵。

熵、联合熵和条件熵之间存在以下关系:

因为

$$P(a) = \sum_b P(a, b), \quad P(b) = \sum_a P(a, b) \tag{1-72}$$

$$P(a, b) = P(a)P(b/a) = P(b)P(a/b) \tag{1-73}$$

图像 A 和 B 联合熵可以转化为

$$H(A,B) = -\sum_a \sum_b P(a,b)\log(P(a)P(b/a))$$

$$= -\sum_a \sum_b P(a,b)\log P(a) - \sum_a \sum_b P(a,b)\log P(b/a)$$

$$= -\sum_a P(a)\log P(a) + \sum_a P(a)\log P(b/a)$$

$$= H(A) + H(B/A) \tag{1-74}$$

故有

$$H(A,B) = H(A) + H(B/A) \tag{1-75}$$

同理有

$$H(A,B) = H(B) + H(A/B) \tag{1-76}$$

一般情况下,熵、联合熵和条件熵之间满足以下关系:

$$H(A,B) \leqslant H(A) + H(B)$$

$$H(A/B) \leqslant H(A)$$

$$H(B/A) \leqslant H(B)$$

说明条件熵一般情况下总是小于无条件熵。

当随机变量 A,B 相互独立时,有

$$H(A,B) = H(A) + H(B)$$

$$H(A/B) = H(A)$$

$$H(B/A) = H(B) \tag{1-77}$$

说明当随机变量 A,B 独立时,其联合熵等于单个随机变量的熵之和,而熵与条件熵相等。

当 A,B 有确定的函数关系,且 A 可以完全确定 B(或 B 可以完全确定 A),则有 $H(A/B) = H(B/A) = 0$,于是

$$H(A,B) = H(A) = H(B) \tag{1-78}$$

1.4.2 图像的互信息量

由于事物是普遍联系的,因此,对于两个离散随机变量 A,B 之间在某种程度上也是相互联系的,即它们之间存在统计依赖关系。互信息量就是表征随机变量之间统计依赖关系的一个度量[18],它起源于 Shannon 信息论,是两组数据间依赖程度的统计性度量,它测量两个变量中相互包含对方的信息量。对于图像 A,B,它们的互信息量定义为

$$\mathrm{MI}(A,B) = \sum_{a \in A} \sum_{b \in B} P_{AB}(a,b)\log \frac{P_{AB}(a,b)}{P_A(a)P_B(b)} \tag{1-79}$$

其中,$P_A(a),P_B(b)$ 分别为图像 A,B 中灰度值 a,b 出现的概率,$P_{AB}(a,b)$ 表示图像 A 中灰度值 a 与图像 B 中灰度值 b 同时出现的概率。互信息量也可以表示为

$$\mathrm{MI}(A,B) = H(A) + H(B) - H(A,B) \tag{1-80}$$

或

$$\mathrm{MI}(A,B) = H(A) - H(A/B) \tag{1-81}$$

或

$$\mathrm{MI}(A,B) = H(B) - H(B/A) \tag{1-82}$$

$H(A)$和$H(B)$分别为图像A,B的熵，$H(A/B)$和$H(B/A)$分别为给定B时A的条件熵和给定A时B的条件熵。

互信息具有以下性质。

（1）对称性：

$$\mathrm{MI}(A,B)=\mathrm{MI}(B,A) \tag{1-83}$$

（2）非负性：

$$\mathrm{MI}(A,B)\geqslant 0 \tag{1-84}$$

当且仅当A,B独立时等号成立，因为$P(a,b)=P(a)\cdot P(b)$。

（3）极值性：

$$\mathrm{MI}(A,B)\leqslant \min(H(A),H(B)) \tag{1-85}$$

（4）凸函数性：$\mathrm{MI}(A,B)$为概率分布p上的凸函数。

互信息量、熵、联合熵和条件熵的关系如图 1-5 所示。

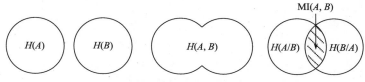

图 1-5　互信息量、熵、联合熵和条件熵的关系

（颜　刚，卢振泰，陈武凡，吕庆文）

参 考 文 献

［1］　Zadeh L A. Fuzzy sets. Information Control，1965，(8)：338-353.

［2］　Timothy J R. 模糊逻辑及其工程应用. 钱同惠，沈其聪，葛晓滨，等，译. 北京：电子工业出版社，2001.

［3］　Yager R R，Filev D P. SLIDE：A simple adaptive defuzzification method. IEEE Transactions on Fuzzy Systems，1993，1(1)：68-78.

［4］　Hellendoorn T H. Defuzzification in fuzzy controllers. Journal of Intelligent and Fuzzy System，1993，(1)：109-123.

［5］　Lee C C. Fuzzy logic in control system：fuzzy logic controller，Part Ⅱ. IEEE Transactions on Systems，Man and Cybernetics，1990，20(2)：419-435.

［6］　Sugeno M. An introductory survey of fuzzy control. Information Sciences，1985，36(1-2)：59-83.

［7］　Dunn J C. A fuzzy relative of the ISODATA process and its use in detecting compact well-separated clusters. Journal of Cybernetics，1974，3(3)：32-57.

［8］　Bezdek J C. Pattern recognition with fuzzy objective function algorithms.New York：Plenum Press，1981.

［9］　Chen W，Lu X，Chen J，et al. A new algorithm of edge detection for color image：generalized fuzzy operator. Science in China，1995，38(10)：1272-1280.

［10］　Geman S，Geman D. Stochastic relaxation，Gibbs distributions and the Bayesian restoration of images. IEEE Transactions on Pattern Analysis and Machine Intelligence，1984，6(6)：721-741.

［11］　Li S Z. Markov random field modeling in image analysis. 2nd ed. Belin：Springer-Verlag，2000.

［12］　Besag J. Statistical analysis of non-lattice data. The Statistician，1975，24(3)：179-195.

［13］　Besag J. Efficiency of pseudo-likelihood estimation for simple Gaussian fields. Biometrika，1977，（64）：616-618.

［14］　Besag J. On the statistical analysis of dirty pictures. Journal of the Royal Statistical Society，Series B，1986，（48）：259-302.

［15］　Hansen M W，Higgins W E. Relaxation method for supervised image segmentation. IEEE Transactions on Pattern Analysis and Machine Intelligence，1997，19(9)：946-962.

［16］　Lakshmanan S，Derin H. Simultaneous parameter estimation and segmentation of Gibbs random fields using simulated annealing. IEEE Transactions on Pattern Analysis and Machine Intelligence，1989，121(8)：799-813.

［17］　颜刚. 基于模糊马尔可夫场的图像分割算法研究. 广州：第一军医大学博士学位论文，2005.

［18］　卢振泰. 医学图像配准算法研究. 广州：南方医科大学博士学位论文，2008.

第2章 医学图像分割

2.1 概 述

2.1.1 医学图像分割意义

图像分割(image segmentation)是一种重要的图像分析技术,就是指把图像分成各具特性的不同区域并提取出感兴趣目标的技术和过程。这些特性可以是像素的灰度、颜色、纹理等,感兴趣目标可以对应单个区域,也可以对应多个区域。

医学图像分割是医学图像处理和分析的重要手段和关键步骤。从医学研究和临床应用的角度来讲,医学图像分割的目的就是将采集到的图像数据集划分成不同性质(如灰度、纹理等)的区域,从而把感兴趣的区域提取出来,也就是要将图像按解剖性质准确地分割为不同的组织类别[1—3]。

医学图像分割在临床诊断、病理分析及治疗等方面具有重要意义,具体表现在下列四个方面[3—8]:

(1) 常作为医学图像分析的前处理,如不同模态的医学图像的配准、融合,心脏的运动估计等;

(2) 对人体组织、器官或病灶的边界、截面面积以及体积等进行测量。通过在治疗前后对这些指标的测量和分析,帮助医生进行诊断、制订和修改患者的治疗方案;

(3) 是图像三维重建和医学图像可视化的基础,可用于外科手术方案的制订和仿真、病理研究、药物疗效的评估、解剖参考以及放疗计划的三维定位等;

(4) 用于在不丢失感兴趣区域信息的前提下,对图像进行压缩和传输。这对 PACS、远程诊断等网络数据传输具有重要意义,能够有效地提高网络的数据传输能力。

根据分割的定义,医学分割问题实际上是对输入灰度图像中的所有体素(voxel)进行类型分配的标记过程,标记后的图像就是人们通常所称的分割图像,也称分割结果。如图 2-1(a)所示为输入的 2 维脑组织磁共振图像(magnetic resonance imaging,MRI),图 2-1(b)～(d)分别为针对其白质、灰质与脑脊液不同组织的标记结果。分割的结果将使人们对图像中感兴趣区

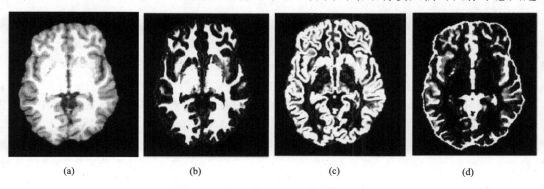

(a) (b) (c) (d)

图 2-1 脑组织 MR 图像及其不同组织标记

域(regions of interest,ROI)有更直观和深刻的认识,同时也为进一步研究脑组织结构和临床的诊断与治疗提供可靠的依据[9]。

临床上大量高精度医学成像设备的涌现和高速计算机的运用,使得在过去的短短 30 年间,医学成像技术取得了显著的提高。X 射线计算机断层(computed tomography,CT)、超声(ultrasound)、磁共振、数字减影(digital substration angiography,DSA)、正电子发射断层(positron emission tomography,PET)、单光子发射计算机断层(single photon smission-CT,SPECT)等多种先进的影像技术已经成功地用于临床,正成为临床医学研究、诊断和治疗的必备和常规手段,为人们提供了丰富宝贵的图像数据信息,同时也促进了医学图像分割研究的进一步发展,广泛应用于手术导航(image-guided surgery)、手术模拟(surgical simulation)、治疗评估(therapy tvaluation)、功能图像的局部容积校正(partial volume correction)和计算机辅助诊断(computer-aided diagnosis)等生物医学影像领域。

2.1.2　医学图像分割面临的困难

医学图像分割一直是医学图像处理和分析研究中的热点问题。但由于人体解剖的个体差异较大,临床应用对医学图像分割的准确度和算法的速度要求较高,又由于图像本身受噪声、偏移场效应和部分容积效应等的影响,使得分割算法很难达到理想的效果。

面对临床上丰富的图像数据,如何根据不同的应用目的,在特定的成像模态下选择合适的分割算法,仍然让分割工作者感到头疼,尤其在有噪声、局部容积效应(partial volume effects,PVE)、伪影等退化条件下将更为棘手[3]。即便是同一幅脑部 MR 图像,根据不同的分割目的将它们分为:脑组织的提取、脑组织的分类、特定脑组织结构的提取等三类,而它们之间的分割方法却相差甚远。因此,根本无法要求一个分割算法对所有类型的医学图像奏效。

医学图像分割与其他领域的分割算法一样,也在分割结果的精度、算法的鲁棒性、运算速度与人为参与程度等性能指标上给予关注,然而在不同的临床应用中侧重点却大不相同。在治疗计划中,对治疗的组织结构和病灶目标的自动化精确分割尤显重要,然而迄今为止,这部分工作仍依赖于手工描绘和少数功能极有限的半自动分割系统。

纵观医学图像分割技术的发展历史,每一阶段成绩的取得都充满艰辛。早期的医学图像分割主要依靠手工进行,对于一个具有高对比度、典型的软组织结构图像,解剖学专家要在近八百万体素下完成手工描绘,其工作强度可想而知,并且研究表明五个不同专家对脑组织灰质进行手工分割,差异在 15% 以上[10],而针对脑部肿瘤的差异为 15%～22%[11]。解决手工标记不足的最佳方式就是设计自动分割算法,这是分割技术的发展方向之一。然而自动分割所面临的主要挑战来源于对该领域"知识"的有效表达与运用。知识是通过专家们对大量医学图像训练所获得的关于组织的解剖结构和不同成像特性;而对知识的表达和运用将取决于医学图像形状与表现的复杂程度,如不规则的解剖结构与同一种组织表现为不同灰度的失真程度等。这些不确定因素将制约着自动分割算法的可靠性与分割结果的精确性。

与其他图像分割不同的是医学图像分割所处理的对象,即人体的组织结构图像有其自身特点:①组织结构的相关性和拓扑关系的改变;②组织结构复杂,如脑部沟、回间的过度迂回;③不同原因产生图像的退化现象,如噪声、伪影及不均匀场;④不同成像模态所提供的信息差异,如 T1 加权像、T2 加权像、质子密度像(proton density,PD)所提供的信息不同,如图 2-2 所示。其中图(a),(b),(c),(d)依次为脑部 T1,T2,PD 图像和图像被分割为灰质、白质、脑脊液及背景的结果。这些因素都直接或间接地增加了医学图像分割算法实现的难度。

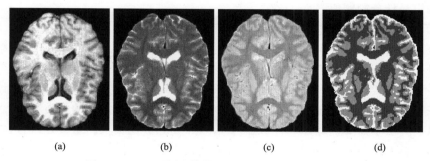

图 2-2　MRI 不同成像模态的灰度信息及分割结果

2.1.3　医学图像分割算法综述

医学图像分割是医学图像处理和分析最重要的研究内容之一,是成功进行图像分析和图像理解的前提。医学图像分割长期以来一直是图像处理的研究热点,近年来涌现了大量的分割算法。但是,由于人体解剖结构的复杂性、组织器官形状的不规则性、不同个体的差异性等原因,加上医学图像本身受噪声、偏移场效应、部分容积效应等各种影响,使得到目前为止,还无法得出一种对所有图像都能进行有效分割的算法。各种分割算法往往是基于特定的研究领域、特定的成像物理模型等的提出,具有很强的针对性。图像分割方法大致可以分为三类,即基于边界、基于区域以及两者相结合的方法。基于边界的方法就是在图像中标识目标的边界;基于区域的方法就是在图像中标识目标所占有的区域;两者相结合的方法就是将基于边界和基于区域的方法结合起来,取两者之优势而避免其劣势的方法。分割方法也可分为硬分割和软分割,即非模糊分割和模糊分割两类。然而分割方法具体如何分类,还没有统一的标准。下面就各种算法基于的理论或技术进行分类讲述[1, 12]。

1）基于边界分割技术的方法

这是通过对目标边界的检测即边缘检测来实现图像分割的方法。边缘检测是基于图像灰度值不连续性的一种分割方法。它通过检测不同匀质区域之间的边界来实现对图像的分割,其方法和原理与人的视觉过程有些相似。人对场景中亮度或其他性质变化较快的部位比较敏感,一般当人观察场景时总是先注意到其中不同物体的相交处,并得出每个物体各自的轮廓。

边缘检测的方法主要有微分算子、边界拟合、边界跟踪、霍夫(Hough)变换、曲线(面)拟合等方法。

2）基于阈值的方法

基于阈值的分割方法是一种简单的分割方法。它根据图像的整体和局部的灰度信息,选择一个或几个阈值,比较各像素灰度值与阈值的大小,将图像分割为目标与背景或多个目标与背景的区域。阈值分割的缺点是,对于灰度差异较小或目标的灰度值范围有较大重叠的图像难以得到准确的分割结果。另外,由于它仅仅考虑图像的灰度信息而没有考虑图像的空间信息,对噪声和灰度不均匀性很敏感,这使得该方法的应用受到了很大的限制。

因此,阈值分割通常作为其他图像分割方法的预处理。阈值分割方法的关键在于最佳分割阈值的选择。阈值的选择主要有统计学方法、信息论方法等。统计学方法是通过分析处理图像的一维或二维灰度直方图,选取最佳分割阈值;信息论方法是借助于熵的理论,通过求熵的极值来确定最佳分割阈值。

3）基于特征空间聚类的方法

特征空间聚类是指将一组目标根据测得的特征值划分到各类中的技术。它将图像空间用对应的特征空间表示，通过将特征空间的点聚类，再映射回原图像以得到分割结果。一般来讲，特征值不仅包括图像的灰度信息，还包括纹理特征和从图像灰度派生的其他统计参数。聚类算法是一种无监督的统计方法，K-均值、模糊 C-均值（FCM）是常用的聚类算法。

虽然聚类算法不需要训练样本，但是需要有一个初始分割提供初始参数，初始参数对最终分类结果影响较大。另外，传统的聚类算法没有利用图像的空间信息，因此对噪声和灰度不均匀性比较敏感。

4）基于模糊集理论的方法

模糊性是医学图像固有的特性。首先，医学图像的部分容积效应决定了医学图像的模糊性；其次，医学图像中的有些目标有时不能被确定地分割。部分容积效应就是由于 MR 等成像技术分辨率的限制，使得不同组织边界上的像素会由多种组织成分组成。模糊技术建立在模糊理论的基础上，能有效地刻画图像模糊性，非常适合处理医学图像分割中的不确定问题。近年来随着模糊技术的不断成熟，它在图像分割中的应用也日益活跃，成为了医学图像分割技术研究的一个热点。模糊分割技术主要有模糊阈值、模糊聚类、模糊边缘检测等。特别是模糊 C-均值（FCM）聚类方法应用最为广泛。模糊 C-均值聚类方法是将模糊理论与 K-均值聚类方法相结合的产物，是一种无监督的图像分割算法，具有简单、高效、准确等特点。但传统的 FCM 算法也存在着明显的缺点。那就是它认为图像数据是独立的，没有利用图像的空间信息，不能有效分割噪声图像和退化图像。因此，改进 FCM 算法，使其合理地利用空间信息，成为当前研究的一个热点。目前，FCM 的快速算法也是一个研究热点。

5）区域生长和分裂合并方法

区域生长方法的基本思想是将具有相似性质的像素集合起来构成区域。该方法需要先在每个需要分割的区域内选取一个种子像素，然后将种子像素邻域中与种子像素有相同或相似性质的像素合并到种子像素所在的区域中。区域生长算法的关键在于确定生长过程中将相邻像素包括进来的相似准则。区域生长方法已广泛地应用到医学图像分割中，如血管、肿瘤、多发性硬化症等的分割。

Rosenfeld 在 1979 年把模糊连接度的概念引入到图像处理中。J. K. Udupa 在此基础上提出了基于模糊连接度理论的图像分割框架，能够较好地解决医学图像分割中的模糊性、不均匀性和噪声污染等问题，推动了区域生长方法在医学图像分割中的运用。

区域生长的缺点是需要为每个待分割的区域选择一个种子像素，难以实现全自动的图像分割。与区域生长相反的分割思想就是先从整幅图像开始，通过不断的分裂得到各个区域。实际应用中常先将图像分成任意大小且不重叠的区域，然后再合并或分裂这些区域以满足分割的要求，这就是分裂合并方法。

6）基于随机场的算法

S. Geman 和 D. Geman 在 1984 年提出了图像处理的马尔可夫随机场（MRF）模型，详细讨论了 MRF 模型的邻域系统、能量函数和 Gibbs 抽样方法等相关问题，提出了模拟退火算法来极小化能量函数的方法，并给出了模拟退火算法收敛性的证明，为基于 MRF 模型的图像处理提供了理论基础。

MRF 模型因能有效刻画图像的空间信息和理论完善，而广泛应用于被噪声破坏的图像恢复、分割和纹理分析等领域。但基于 MRF 的分割算法也存在一些问题,如不能有效地处理图像的模糊性、存在过分割现象、参数估计困难等。

7) 基于形变模型的方法

基于形变模型的方法主要有两类。一类是以 Snake 模型为基础的参数活动轮廓模型,侧重于模型内外力的研究,外力推动轮廓曲线运动,而内力保持轮廓曲线的光滑性。这类方法是通过某种形式的目标函数的最小化,实现目标轮廓的提取和分割。目标函数最基本的形式,就是在某种基于图像的能量项和另一个与内部能量或形状模型相关项之和。

另一类是以水平集(levelset)方法为基础的几何活动轮廓模型,提供了一种将曲线(面)演化的问题转换成高一维的水平集演化的隐含方式求解的方法。基于水平集方法的曲线(面)演化方法,广泛应用于 MR 肺部图像、MR 心脏图像、扩散张量成像(diffusion tensor MRI,DT-MRI)等医学图像的目标提取和分割中。

8) 基于神经网络的方法

人工神经网络模拟生物,特别是人类大脑的学习过程,它由大量的并行节点构成。每个节点中的操作都很简单。学习过程通过调整节点间的连接关系及连接的权值来实现。神经网络按拓扑结构可分为:向前神经网络(feed forward)、反馈神经网络(feed back,FB)、自组织神经网络(self-organization map,SOM)。神经网络适用于解决模式识别领域中的模式分类问题,而医学图像分割本身就是对图像中的各个解剖结构进行分类和标记的过程。因此,神经网络已广泛地应用于医学图像分割。

9) 其他分割方法

除了上述总结的医学图像分割方法外,还存在着许多其他的分割方法。主要有:基于小波变换的方法、基于遗传算法的方法、基于图谱引导的方法和基于数学形态学的方法等。

2.1.4 医学图像分割方法的评估

由于存在大量的医学图像分割算法,那么,在实际应用中如何选择适当的分割算法;如何对现有的算法进行改进;还有如何研究新的算法,等等,就需要对分割算法进行定量评价。事实上,分割算法的定量评价也是图像分割的重要研究课题。

对图像分割方法需要从分割效果、收敛的鲁棒性和收敛速度等方面来评价。对于分割效果,现有的评估方法可以归纳为两类[13]:分析方法和经验方法。分析方法也就是"白匣子"方法,通过对分割算法的原理和特性的分析推理直接对分割算法本身进行检验和评估。但是,并不是分割算法的所有特性都可以通过分析得到,因此,分析方法在实践中应用较少。经验方法也就是"黑匣子"方法,用待评价的算法去分割图像,将分割结果与参考图像即正确的分割结果进行比较,根据分割结果与参考图像的差异程度评估分割算法的优劣。

正确的分割结果有两种来源:实际数据和仿真数据。实际数据必须由专家手动或半自动分割得到。但由于个人经验等原因,不同的专家提供的分割结果会存在一些差异,当评估分割算法间存在细微差别时,会失去意义。仿真数据是通过建立感兴趣对象的物理模型或数学模型而得到的数据,可以得到精确的分割结果。但是由于这些模型的局限性,难以仿真出实际数据的效果。

综上所述,目前医学图像分割算法的评价还是需要主观评价。由于医学图像的复杂性和医学图像分割理论的不完善性,人们还难以完全用客观的方法对医学图像分割方法进行评估。

2.2 阈值分割

基于阈值的分割方法是一种简单的分割方法。它根据图像整体和局部的灰度信息,选择一个或几个阈值,比较各像素灰度值与阈值的大小,将图像分割为目标与背景或多个目标与背景的区域[1]。阈值分割的缺点是,对于灰度差异较小或目标的灰度值范围有较大重叠的图像难以得到准确的分割结果。另外,由于阈值分割方法仅仅考虑图像的灰度信息而没有考虑图像的空间信息,该方法对噪声和灰度不均匀性很敏感。这使得该方法的运用受到了很大的限制。

阈值分割通常作为其他图像分割方法的预处理。阈值分割方法的关键在于最佳分割阈值的选择。阈值的选择主要有统计学方法、信息论方法等。统计学方法是通过分析处理图像的一维或二维直方图,选取最佳分割阈值;信息论方法是借助于熵的理论,通过求熵的极值来确定最佳分割阈值[12]。

2.2.1 Otsu 算法

1. 算法

Otsu 算法是由日本人大津[14]首先提出的,该方法以图像的一维直方图为依据,以目标和背景的类间方差最大为阈值选取准则。

设 I 是一幅具有 L 个灰度级的图像,其中灰度值为 i 的像素点个数为 N_i,图像总的像素点个数和灰度值 i 出现的概率分别为

$$N = \sum_{i=1}^{L} N_i \tag{2-1}$$

和

$$P(i) = \frac{N_i}{N} \tag{2-2}$$

阈值 T 将所有的像素分为目标和背景,即 C_0 和 C_1 两类。其中 C_0 类的像素灰度级为 $0 \sim T$,C_1 类的像素灰度级为 $T+1 \sim L$。

图像的总平均灰度级为

$$u = \sum_{i=1}^{L} iP(i) \tag{2-3}$$

C_0 类和 C_1 类的平均灰度级分别为

$$u_0(T) = \sum_{i=1}^{T} iP(i) \tag{2-4}$$

和

$$u_1(T) = u - u_0(T) \tag{2-5}$$

两部分图像所占面积的比例分别为

$$w_0 = \sum_{i=1}^{T} P(i) \tag{2-6}$$

和

$$w_1 = \sum_{i=T+1}^{L} P(i) = 1 - w_0 \qquad (2\text{-}7)$$

令

$$u_0 = \frac{u_0(T)}{w_0}, \quad u_1 = \frac{u_1(T)}{w_1}$$

则可以求出以 T 为阈值分类时的类间方差

$$\sigma^2(T) = w_0(u - u_0)^2 + w_1(u - u_1)^2 \qquad (2\text{-}8)$$

令 T 从 1 到 L 变化,计算不同 T 值下的 $\sigma^2(T)$,使 $\sigma^2(T)$ 最大的 T 值就是所求的阈值。

Otsu 算法在很多情况下都能取得合适的阈值,在很多领域得到了应用和发展。但该方法依然存在一些不足,若目标与背景之间灰度差不明显,可能出现大块黑色区域,甚至丢失整幅图像的信息。由于该算法仅仅利用了一维灰度直方图,没有结合图像的空间相关信息,当图像中有断迹现象或者背景有一定噪声时分割效果不好[15]。

2. 结果

如图 2-3 所示,图 2-3(a)为原图,应用 Otsu 算法对其进行二值分割,可以得到如图 2-3(b)所示的结果。

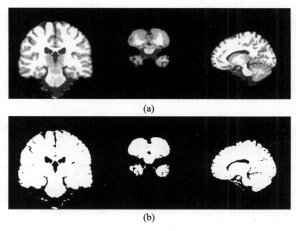

图 2-3　Otsu 分割结果

(a) 原图；　(b) 分割结果

2.2.2　最大互信息量分割算法(MMS)

1. 互信息量与互信息熵差

原图像 I 及其分割图像 S 之间的互信息量值,随着图像 S 中类数 N_c 的增加而增加,并收敛于其最大值 $\mathrm{MI}(I, I)$,且两相邻互信息量的差值即互信息熵差 dMI 随之递减或振荡下降,并收敛于 0[16]。

互信息熵差 dMI 定义如下：

$$\mathrm{dMI}_n(I) = \mathrm{MI}(I, S_{n+1}) - \mathrm{MI}(I, S_n) \qquad (2\text{-}9)$$

其中 I 为原图像，S_n 为图像 I 的分割图像，且其类数为 n。显然，$n>1$。为了便于对不同的图像进行比较，将 dMI 进行归一化处理，有

$$\text{dMI}_n(I) = \frac{\text{MI}(I, S_{n+1}) - \text{MI}(I, S_n)}{\text{MI}(I, I)} \tag{2-10}$$

2. MMS 算法

MMS 算法的目标函数为

$$J_{\text{MMS}} = \text{MI}(I, S_n) \tag{2-11}$$

其中，I 为原图像，S_n 为其分割图像，且其分类数为 n。

在 MMS 算法中，如采用灰度特征对图像进行阈值分割，可通过模拟退火算法寻找灰度阈值向量 G，G 中包含 $n+1$ 个灰度阈值。根据 G 将原图像分割为 n 个类，当目标函数 J_{MMS} 最大时，获得的分割图像即为所求。其算法主要步骤描述如下：

（1）给定原图像 I，令 $n=2$，$\text{MI}_1=0$；

（2）给定初始温度值 T；

（3）随机改变灰度阈值向量 G；

（4）根据 G 分割 I 为 S_n；

（5）计算目标函数 J_{MMS} 及其差值 ΔJ；

（6）如果 $\Delta J>0$，则接受此次阈值变化，否则以概率 p 接受之，其中 $p=e^{-\Delta J \cdot T}$；

（7）调整 T，若不满足结束条件，转（3），否则转（8）；

（8）计算 dMI_n，如果 $\text{dMI}_n<\varepsilon$，转（9），否则 $n=n+1$，转（2）；

（9）n 即为所求分类数，S_n 即为所求分割。

3. 结果

应用 MMS 算法对 CT 头部图像进行分割，结果如图 2-4 所示。作者针对 MMS 算法进行了改进，并应用于虫卵图像以及车牌图像的分割[15]。在图 2-4 中，图(a)为原图像，FCM 算法（具体参见 2.3 节）分割结果如图(b)所示，MMS 分割结果如图(c)所示，其分类数 N_c 均为 5。FCM 和 MMS 算法的 MI，dMI 同 N_c 的关系如图 2-5 所示。从图 2-5(a) 中可以发现，原图像 I 及其分割图像 S 之间的互信息量值 MI，随着 S 中类数 N_c 的增加而递增；且在相同 N_c 时，MMS 的 MI 值大于 FCM 的 MI 值。换言之，MMS 的分割结果较 FCM 的结果包含有更多的

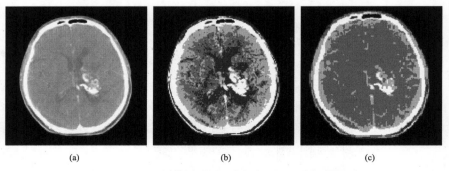

(a)   (b)   (c)

图 2-4   CT 图像的 FCM 分割与 MMS 分割结果

(a) 原图像；   (b) FCM 分割($N_c=5$)；   (c) MMS 分割($N_c=5$)

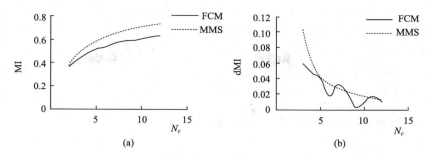

图 2-5　CT 图像的 FCM 分割与 MMS 分割的 MI 与 dMI 对比

（a）MI 对比；　（b）dMI 对比

原图像信息。从图 2-5(b) 中可以发现，使用 FCM 分割时，dMI 随着 N_c 的增加而振荡下降，而使用 MMS 时，dMI 下降更为光滑。

2.3　模糊聚类算法

2.3.1　模糊 C-均值聚类算法（FCM）

模糊数学已广泛应用于模糊控制、模糊识别、模糊聚类分析、模糊决策、模糊评判、系统理论、信息检索、医学，以及生物学等各个方面。

由于部分容积效应和病灶的不确定性等原因的影响，图像不可避免地具有模糊性。用隶属度表示像素占各种"纯组织"部分容积的比例，就能够很好地描述图像的模糊性。这种方法已经广泛地应用于图像分割中，其中最具代表性的算法就是模糊 C-均值聚类算法（FCM）[12, 17, 18]。下面对该算法加以说明，原理部分可参见第 1 章。

设 $I = \{(x,y,z)\}$ 表示三维图像的数据集，$f(x,y,z)$ 表示体素 (x,y,z) 的灰度值。传统的 FCM 聚类算法归结为下列数学规划问题：

$$\min_{\{u_i(x,y,z)\},\{v_i\}} J_{\mathrm{FCM}} = \min_{\{u_i(x,y,z)\},\{v_i\}} \sum_{i=1}^{c} \sum_{(x,y,z)\in I} u_i^p(x,y,z) \parallel f(x,y,z) - v_i \parallel^2 \quad (2\text{-}12)$$

$$\mathrm{s.\,t.} \begin{cases} \sum_{i=1}^{c} u_i(x,y,z) = 1, & \forall (x,y,z) \in I \\ 0 < \sum_{(x,y,z)\in I} u_i(x,y,z) < N, & i = 1,\cdots,c \end{cases} \quad (2\text{-}13)$$

其中，c 是类数，$\{v_1,\cdots,v_c\}$ 是聚类中心，$u_i(x,y,z)$ 是体素 (x,y,z) 属于第 i 个聚类的隶属度，参数 p 是隶属度的加权指数，它决定分类结果的模糊程度。可以得到目标函数最小时的必要条件：

$$v_i = \frac{\sum_{(x,y,z)\in I} u_i^p(x,y,z) f(x,y,z)}{\sum_{(x,y,z)\in I} u_i^p(x,y,z)}, \quad i = 1,\cdots,c \quad (2\text{-}14)$$

$$u_i(x,y,z) = \frac{(1/\parallel f(x,y,z) - v_i \parallel)^{1/(p-1)}}{\sum_{k=1}^{c} (1/\parallel f(x,y,z) - v_k \parallel)^{1/(p-1)}}, \quad i = 1,2,\cdots,c; (x,y,z) \in I \quad (2\text{-}15)$$

FCM 具有无监督、实现简单、运算速度快等特点，能够准确地分割对比度比较明显、信噪比较高的图像。虽然 FCM 有很多优势，已经被广泛地应用于图像分割，但也存在着明显的不足。在 FCM 聚类过程中仅考虑了每个体素的灰度值与各聚类中心的距离，各体素间的数据是相互独立的，未考虑相邻体素之间的影响，也就是未能利用空间信息。因此运用 FCM 分割叠加了噪声的低信噪比图像时，会产生较大的偏差。

2.3.2 基于隶属度光滑约束的模糊 C-均值聚类算法

1. 算法

MR 脑部图像真实的灰度值具有分片常数的特性，相邻像素之间的关联关系比较紧密。针对 MR 脑部图像的特性，可以考虑增加使隶属度趋向于分片光滑的约束项

$$\iiint \left\{ \left[\frac{\partial u_i(x,y,z)}{\partial x} \right]^2 + \left[\frac{\partial u_i(x,y,z)}{\partial y} \right]^2 + \left[\frac{\partial u_i(x,y,z)}{\partial z} \right]^2 \right\} \mathrm{d}x\,\mathrm{d}y\,\mathrm{d}z, \quad i=1,\cdots,c \quad (2\text{-}16)$$

当隶属度为常数时，该项为 0；否则该项取正值。其离散形式是

$$\sum_{(x,y,z)\in I} \left[(u_i(x,y,z) - u_i(x-1,y,z))^2 + (u_i(x,y,z) \right. $$
$$\left. - u_i(x,y-1,z))^2 + (u_i(x,y,z) - u_i(x,y,z-1))^2 \right], \quad i=1,\cdots,c \quad (2\text{-}17)$$

于是，得到了一个包含了使隶属度趋向于分片光滑约束项的新目标函数，记作

$$J_{\text{MC-FCM}} = \sum_{i=1}^{c} \sum_{(x,y,z)\in I} u_i^p(x,y,z) \parallel f(x,y,z) - v_i \parallel^2 $$
$$+ \alpha \sum_{i=1}^{c} \iiint \left\{ [u_{ix}(x,y,z)]^2 + [u_{iy}(x,y,z)]^2 + [u_{iz}(x,y,z)]^2 \right\} \mathrm{d}x\,\mathrm{d}y\,\mathrm{d}z \quad (2\text{-}18)$$

其中，$\alpha \geqslant 0$ 是约束项的权重。新目标函数的约束条件与传统的 FCM 聚类算法相同。这样就得到了一个新的数学模型，形成了新的算法。称新的算法为基于隶属度光滑约束的模糊 C-均值聚类法（membership smoothing constraint FCM，MC-FCM）。

运用拉格朗日乘子法，得到使目标函数取得极值的必要条件。令

$$L(u,v,\lambda) = J_{\text{MC-FCM}} + \sum_{(x,y,z)\in I} \lambda(x,y,z) \left(1 - \sum_{i=1}^{c} u_i(x,y,z) \right) \quad (2\text{-}19)$$

其中，$\lambda(x,y,z) > 0$ 为拉格朗日系数。取 $p=2$，在函数 $L(u,v,\lambda)$ 中对 $u_i(x,y,z)$ 求偏导数，并令偏导数为零，解方程得

$$u_i(x,y,z) = \frac{\lambda(x,y,z)/2 + \alpha d_i(x,y,z)}{D_i(x,y,z) + 6\alpha} \quad (2\text{-}20)$$

其中

$$d_i(x,y,z) = u_i(x-1,y,z) + u_i(x+1,y,z) + u_i(x,y-1,z) + u_i(x,y+1,z) $$
$$+ u_i(x,y,z-1) + u_i(x,y,z+1) \quad (2\text{-}21)$$

$$D_i(x,y,z) = \parallel f(x,y,z) - v_i \parallel^2 \quad (2\text{-}22)$$

由 $\sum_{i=1}^{c} u_i(x,y,z) = 1$，$\forall (x,y,z) \in I$，得

$$\lambda(x,y,z)=\dfrac{1-\sum_{j=1}^{c}\dfrac{\alpha d_j(x,y,z)}{D_j(x,y,z)+6\alpha}}{\dfrac{1}{2}\sum_{j=1}^{c}\dfrac{1}{D_j(x,y,z)+6\alpha}} \tag{2-23}$$

在函数 $L(u,v,\lambda)$ 中对 v_i 求偏导数,并令偏导数为零,解方程得

$$v_i=\dfrac{\sum_{(x,y,z)\in I}u_i^p(x,y,z)f(x,y,z)}{\sum_{(x,y,z)\in I}u_i^p(x,y,z)} \tag{2-24}$$

2. MC-FCM 聚类算法的执行步骤

根据 MC-FCM 聚类算法的数学模型,设计该算法执行步骤如下:

(1) 根据聚类对象设置聚类数 c,给控制约束项约束作用权重的参数 α 赋值,设定迭代数 IN;

(2) 用 K-均值聚类算法得到图像的初始分割和隶属度的初始值;

(3) 计算并更新各隶属度 $u_i(x,y,z)$,$i=1,\cdots,c$,$(x,y,z)\in I$;

(4) 计算并更新各聚类中心 v_i,$i=1,\cdots,c$;

(5) 重复(3)和(4)直到满足收敛条件。一般采用的收敛条件是迭代步数 $n=$IN 或各聚类中心的变化的绝对值小于一个很小的正数;

(6) 按照最大隶属度原则完成最后的硬分割。

参数 α 的取值与图像的信噪比有较大的关系,在图像的分割过程中需要选择合适的取值使得分割效果最好。

3. 结果

真实 MR 脑部图像数据及其人工分割结果取自 IBSR(internet brain segmentation repository)网站。每组数据集由 $256\times256\times55$ 个体素组成,层厚 6 mm,T1 加权。同样设定分割类别为灰质、白质、脑脊液和背景等 4 类。为了验证 MC-FCM 算法的有效性,我们将 MC-FCM 算法与传统的 FCM 算法对该数据集进行分割比较。

图 2-6 中列出了 MC-FCM 算法对真实 MR 脑部图像的分割结果。图(a)是原图像;图(b)是专家手工分割结果;图(c)是本书提出的 MC-FCM 算法的分割结果。参数 α 的取值为 300。

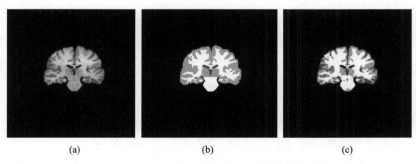

(a)　　　　　　　　　(b)　　　　　　　　　(c)

图 2-6　运用 MC-FCM 算法对真实 MR 脑部图像的分割结果

(a) 原图像;　(b) 专家手动分割结果;　(c) MC-FCM 分割结果

表 2-1 给出了用不同的图像分割算法对该数据集进行分割时，与专家手动分割结果相比的错分率(MCR)[12]。

表 2-1　MR 脑部图像的错分率

算法	MCR/%
MC-FCM	3.19
FCM	3.99

2.4　基于马尔可夫场的分割算法

马尔可夫随机场(Markov random field,MFR)是随机过程理论的重要研究对象,简称马尔可夫场。它能很好地刻画各种物理现象的空间相关性,被广泛应用于图像处理中,包括分割、边缘检测、图像恢复、配准、三维重建及运动估计等。详细内容请参见第 1 章及有关文献[19]和[20]。

2.4.1　传统的基于马尔可夫场的图像分割算法

1. 算法

设 I 表示对应体素位置的三维体素集, $i \in I$ 表示图像在位置 i 的三维坐标, $I \subset \mathbf{N}^3$ 。所观察的图像表示为 $Y = \{Y_i, i \in I\}$,其中 Y_i 是图像在位置 i 的灰度值。假设图像包含 L 个不同的组织类别并且每一个体素只属于其中的一个类,则图像的分割就是为每个体素赋予对应一种组织类别的值。设 $K = \{1, 2, \cdots, L\}$ 是图像所包含的类别集, $X = \{X_i, i \in I\}$ 表示图像的分割结果,其中 $X_i \in K$,则 X 和 Y 就形成了体素集 I 上的两个随机场。MR 图像的模型是

$$Y_i = \mu_{X_i} + e_i, \quad i \in I \tag{2-25}$$

其中, μ_{X_i} 是 X_i 所表示的组织类别的灰度均值, e_i 是独立的满足高斯分布的随机变量。当 $X_i = k(k \in K)$ 时, $e_i \sim N(0, \sigma_k^2)$,其中 σ_k^2 是 e_i 对于 k 类的方差。于是有下列条件概率密度

$$P(Y_i = y_i \mid X_i = k) = \frac{1}{\sqrt{2\pi\sigma_k^2}} \exp\left[-\frac{(y_i - \mu_k)^2}{2\sigma_k^2}\right] \tag{2-26}$$

分割后图像 $X = \{X_i, i \in I\}$ 的先验模型是一个三维的马尔可夫场。按照 Hammersly-Clifford 定理,马尔可夫场的先验概率满足 Gibbs 分布,所以,分割后图像的先验模型就是

$$P(X = x) = \frac{1}{Z} \exp\left[-\sum_{c \in C} V_c(x)\right] \tag{2-27}$$

其中, Z 是正则常数, $V_c(x)$ 是势团 C 上的势函数。如果采用 MLL 模型,并且只考虑二阶势团和二元势函数的 Gibbs 场,则定义能量函数为

$$U(x) = \sum_{i \in I} \sum_{j \in N_i} V(x_i, x_j) \tag{2-28}$$

其中

$$V(x_i, x_j) = \begin{cases} -\beta, & x_i = x_j \\ \beta, & x_i \neq x_j \end{cases} \tag{2-29}$$

其中,β 是一个常数,由相邻体素关系的紧密程度所决定;N_i 表示体素 i 的邻域。运用最大后验概率估计(MAP)得到最优的分割结果 $X = X^*$,有

$$X^* = \arg \max_X P(X \mid Y) \tag{2-30}$$

根据贝叶斯公式,有

$$P(X \mid Y) \propto P(Y \mid X)P(X) \tag{2-31}$$

于是,有

$$X^* = \arg \max_X P(Y \mid X)P(X) \tag{2-32}$$

为了求解方便,对目标函数取自然对数,有

$$x^* = \arg \min_x \{U(y \mid x;\theta) + U(x)\} \tag{2-33}$$

其中

$$U(y \mid x;\theta) = \sum_{i \in I} U(y_i \mid x_i) = \sum_{i \in I} \left[\frac{(y_i - \mu_k)^2}{2\sigma_k^2} + \frac{1}{2}\log(\sigma_k^2) \right] \tag{2-34}$$

$$\theta = \{\mu_k, \sigma_k \mid k \in K\} \tag{2-35}$$

这就是传统的基于 MRF 的图像分割数学模型,是一种硬分割方法。

对上述模型求解时,可以采用模拟退火算法,能够得到目标函数的全局最优解。但由于模拟退火算法耗时太长,在实际应用中具有很大的局限性。通常用 ICM[21] 来替代模拟退火算法。ICM 是"贪婪算法",它通过逐个体素局部最大化目标函数来得到分割结果,其收敛结果对初始估计依赖很大。虽然 ICM 只能收敛到局部优化解,但由于其具有较快的收敛速度而被人们广泛采用。

基于马尔可夫场模型的分割算法,利用了图像的空间相关信息作为先验知识,运用 Gibbs 场和最大后验概率(MAP)实现图像分割。该算法已经广泛地应用于医学图像处理领域,具有无监督、稳健性好、准确地分割低信噪比图像等特点[22—24]。

2. 结果

采用传统 MRF 算法对头部 MR 图像进行分割,结果如图 2-7 所示,其中,图(a),(b)为两幅原图,图(c),(d)分别为对应分割结果。

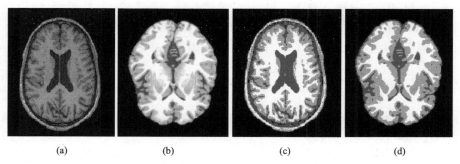

(a)　　　　　　　(b)　　　　　　　(c)　　　　　　　(d)

图 2-7　利用传统 MRF 算法对 MR 图像进行分割
(a)(b) 原图;　(c)(d) 分割结果

2.4.2 模糊 MRF 算法

将模糊理论与 MRF 结合建立模糊马尔可夫场,既可以很好地利用图像空间信息,又能够处理 MR 图像的模糊性[25,26]。下面介绍一种基于模糊 MRF 模型的图像分割算法[12]。

1. 基于模糊 MRF 模型的图像分割

设 $u_{ki}(k \in K, i \in I)$ 是像素 i 属于第 k 种聚类的模糊隶属度,即 $u_{ki} \in [0,1]$,并且

$$\sum_{k \in K} u_{ki} = 1 \quad (i \in I) \tag{2-36}$$

这里,u_{ki} 表示像素 i 占第 k 种"纯组织"部分容积的比例,并且,定义模糊能量函数为

$$U(x) = \sum_{i \in I} \sum_{j \in N_i} V(x_i, x_j) \tag{2-37}$$

其中

$$V(x_i, x_j) = -\beta \left(1 - 2 \sum_{k \in K} (u_{ki} - u_{kj})^2 \right) \tag{2-38}$$

其中,β 的含义同上。

定义模糊 $U(y|x)$ 为

$$\begin{aligned} U(y \mid x) &= \sum_{k \in K} \sum_{i \in S} u_{ki}^2 U(y_i \mid x_i) \\ &= \sum_{k \in K} \sum_{i \in S} u_{ki}^2 \left[\frac{(y_i - \mu_k)^2}{2\sigma_k^2} + \frac{1}{2} \log(\sigma_k^2) \right] \end{aligned} \tag{2-39}$$

这样,图像的分割就转化为下列优化问题:

$$x^* = \arg \min_{u,\theta} \{ U(y \mid x; \theta) + U(x) \} \tag{2-40}$$

即

$$x^* = \arg \min_{u,\theta} \left\{ \sum_{k \in K} \sum_{i \in S} u_{ki}^2 \left[\frac{(y_i - \mu_k)^2}{2\sigma_k^2} + \frac{1}{2} \log(\sigma_k^2) \right] - \beta \sum_{i \in I} \sum_{j \in N_i} \left(1 - 2 \sum_{k \in K} (u_{ki} - u_{kj})^2 \right) \right\} \tag{2-41}$$

其中,$u = (u_{ki})$ 是各像素的隶属度组成的矩阵,$\theta = \{ \mu_k, \sigma_k \mid k \in K \}$。这就是模糊马尔可夫场模型。

若 $u_{ki} \in \{0,1\}$,即 u_{ki} 只取 0 或者 1 值时,能量函数就是传统的 MLL 模型,模糊 $U(Y|X)$ 就是传统 MRF 的 $U(Y|X)$。这时,上述模糊 MRF 模型就变为传统的 MRF 模型。

模型的求解可运用拉格朗日乘子法,得到使目标函数取得极值的必要条件。令

$$\begin{aligned} J(u, \theta, \lambda) &= \sum_{k \in K} \sum_{i \in I} u_{ki}^2 \left[\frac{(y_i - \mu_k)^2}{2\sigma_k^2} + \frac{1}{2} \log(\sigma_k^2) \right] - \beta \sum_{i \in I} \sum_{j \in N_i} \left(1 - 2 \sum_{k \in K} (u_{li} - u_{kr})^2 \right) \\ &\quad + \sum_{i \in I} \lambda_i \left(\sum_{k \in K} u_{ki} - 1 \right) \end{aligned} \tag{2-42}$$

其中,λ_i 是拉格朗日系数。在函数 $J(u, \theta, \lambda)$ 中分别对 $\mu_{ik}, \mu_k, \sigma_k^2, \lambda_i$ 求偏导数,并令偏导数为零,可得

$$u_{ki} = \frac{4\beta \sum_{j \in N_i} u_{kj} - \lambda_i}{\dfrac{(y_i - \mu_k)^2}{\sigma_k^2} + \log(\sigma_k^2) + 4\beta \mid N_i \mid} \tag{2-43}$$

其中

$$\lambda_i = \frac{\sum_{k \in K} \dfrac{4\beta \sum_{j \in N_i} u_{kj}}{\dfrac{(y_i - \mu_k)^2}{\sigma_k^2} + \log(\sigma_k^2) + 4\beta \mid N_i \mid} - 1}{\sum_{k \in K} \dfrac{1}{\dfrac{(y_i - \mu_k)^2}{\sigma_k^2} + \log(\sigma_k^2) + 4\beta \mid N_i \mid}} \tag{2-44}$$

其中,$\mid N_i \mid$ 是像素 i 邻域 N_i 的像素数量。

$$\mu_k = \frac{\sum_{i \in I} u_{ki}^2 y_i}{\sum_{i \in I} u_{ki}^2} \tag{2-45}$$

$$\sigma_k^2 = \frac{1}{\mid I \mid} \sum_{i \in I} u_{ki}^2 (y_i - \mu_k)^2 \tag{2-46}$$

其中,$\mid I \mid$ 是图像的像素数量。

利用上述结果,就能得到一种基于模糊 MRF 模型的图像分割算法。

2. 基于模糊 MRF 模型的图像分割算法执行步骤

根据基于模糊 MRF 的图像分割数学模型,设计图像分割算法的执行步骤如下:

(1) 设置图像的分割类数 K,设定参数 β 的取值;设定迭代数 IN;

(2) 用模糊 C-均值聚类算法得到图像的初始分割、隶属度矩阵的初始值和

$$\theta^0 = \{\mu_k^0, \sigma_k^0 \mid \forall k \in K\}$$

(3) 计算并更新各隶属度 $u_{ki}^t (k \in K, i \in I)$;

(4) 分别计算并更新 $\theta^t = \{\mu_k^t, \sigma_k^t \mid k \in K\}$;

(5) $t = t + 1$,重复(3)和(4)直到满足收敛条件,一般采用的收敛条件是迭代步数 $n = \mathrm{IN}$ 或 $\mu_k^t (k \in K)$ 变化的绝对值小于一个很小的正数;

(6) 按照最大隶属度原则完成最后的图像分割。

3. 结果

真实 MR 脑部图像数据及其人工分割结果取自 IBSR(internet brain segmentation repository)网站。每组数据集由 $256 \times 256 \times 55$ 个体素组成,层厚 6 mm,T1 加权。设定分割类别为灰质、白质、脑脊液等三类。应用本书提出的分割算法和几种不同的图像分割算法对该数据集进行了分割比较。

图 2-8 中列出了本书提出的算法对临床 MR 脑部图像的分割结果,图(a)是原图像;图(b)是应用该算法的分割结果。

表 2-2 给出了不同的图像分割算法对该数据集进行分割时,与专家手动分割结果相比的错分率(MCR)[12]。

表 2-2　实际 MR 脑部图像的错分率

算法	MCR/%
模糊 MRF	2.81
传统 MRF	3.19
FCM	3.99

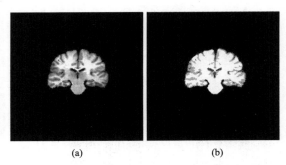

(a)　　　　　　　　　　(b)

图 2-8　运用本书提出的分割算法对临床 MR 脑部图像的分割结果
(a) 原图；　(b) 分割结果

　　这里,在 MRF 的基础上引入模糊概念建立了一种新的基于模糊 MRF 的图像分割模型,并运用拉格朗日乘子法推导出了隶属度的计算公式,得到了易于执行的算法流程。该算法不仅具有传统基于 MRF 的图像分割算法利用图像空间的相关信息作为先验知识的优势,而且能够更好地处理 MR 图像的部分容积效应。

2.5　基于形变模型的图像分割

2.5.1　概述

　　在图像分析与识别中图像的边缘信息起着至关重要的作用。因为图像边缘能更好地反映不同目标间的差异,同时边缘区蕴涵了丰富的信息(如方向、阶跃性质、形状等),所以边缘通常作为高级图像识别和图像特征提取应用中的一个重要属性。边缘是图像局部不连续性(灰度或纹理的突变)的反映,它标志一个区域的终结与另一个区域的开始。其特性是沿边缘走向的像素变化平缓,而垂直于边缘方向的像素变化剧烈,根据这一特性,存在如下常用的边缘提取方法:微分算子法、边缘跟踪、状态空间搜索法、活动轮廓法、曲面拟和法及模板匹配法等。

　　一般的边缘提取方法都直接或间接地利用图像梯度信息,因此它们具有算法简单、运算速度快等特点。然而,这类算法,如微分算子法和边界跟踪法,通常由于医学图像的复杂结构和易受噪声等退化因素的影响,导致无法单独被运用于医学图像分割,而常与其他方法相结合或作为初始分割方式运用于医学图像分割领域。

　　在本节,我们将讨论在医学图像分割中应用最广的边界算法——活动轮廓法(active contour models),又称形变模型(deformable models)。该模型有两种表现形式,参数形变模型(parametric deformable models)和几何形变模型(geometric deformable models)。

2.5.2　参数形变模型

　　参数形变模型是由 M. Kass 在 1987 年提出的一种分割模型[27]。由于该模型在搜索轮廓时,运动轨迹很像蛇的运动,故又取名为 Snake。此模型的基本原理是图像局部能量最小时轮廓线的位置为图像边界位置;也就是当图像的内、外力大小相等,方向相反时,轮廓线将停止运动。

　　对于一个二维的参数形变模型,假设轮廓线用 $X(s) = [x(s), y(s)]$ 表示,其中 $s \in [0, 1]$,其运动方向为使得如下能量函数朝最小方向运动:

$$E = \int_0^1 \frac{1}{2}(\alpha \mid X'(s) \mid^2 + \beta \mid X''(s) \mid^2) + E_{\text{ext}}(X(s)) \text{d}s \qquad (2\text{-}47)$$

其中，α 和 β 为加权系数，用于控制形变轮廓线的张力（tension）和刚性力（rigidity）；$X'(s)$ 和 $X''(s)$ 分别为 $X(s)$ 关于 s 的一、二阶导数；E_{ext} 为外部的能量函数，它取自图像本身，定义为在目标边界处取最小值。通常用灰度梯度模的负值来表示该外部能量函数，如式（2-48）和式（2-49）所示，可见其在边界处梯度最大、能量最小，因此如果轮廓线朝着能量最小方向运动，则可通过轮廓线的收敛获得合理的边界位置。为此，Snake 的外力定义为外部能量函数梯度的反方向值，如式（2-50）所示。

$$E_{\text{ext}}^{(1)}(x,y) = - \mid \nabla I(x,y) \mid^2 \qquad (2\text{-}48)$$

$$E_{\text{ext}}^{(2)}(x,y) = - \mid \nabla(G_\sigma(x,y) * I(x,y)) \mid^2 \qquad (2\text{-}49)$$

$$F_{\text{ext}} = -\nabla E_{\text{ext}} \qquad (2\text{-}50)$$

其中，$I(x,y)$ 为像素灰度值，$G_\sigma(x,y)$ 为一个标准差为 σ 的二维高斯函数，∇ 为二维梯度算子，$*$ 为卷积运算符号。

最小化式（2-47）中 E 的形变模型将满足如下的欧拉（Euler）方程：

$$\alpha X''(s) - \beta X'''(s) - \nabla E_{\text{ext}} = 0 \qquad (2\text{-}51)$$

如果用 $F_{\text{int}} = \alpha X''(s) - \beta X'''(s)$ 表示内力，起阻碍轮廓线的伸展和弯曲作用，那么由式（2-51）可以得到如下的内外力平衡方程：

$$F_{\text{int}} + F_{\text{ext}} = 0 \qquad (2\text{-}52)$$

在用 Snake 分割图像时，图像的每一像素点均被视为一个有质量角点，当它们受到内力和外力的作用时，将开始朝图像边界方向运动。角点所受合力为[28]

$$F_i = \omega_{\text{ex}} F_{\text{ex},i} + \omega_{\text{in}} F_{\text{in},i} \qquad (2\text{-}53)$$

其中，ω_{ex} 和 ω_{in} 分别为外力和内力的加权系数，它们控制外力和内力在搜索中所起作用的大小。当加大外力加权系数 ω_{ex} 时，轮廓将更快地接近最大梯度位置，即边界位置，但轮廓线的平滑度将降低；相反地，当加大内力加权系数 ω_{in} 时，效果正好相反。因此，对这些不同加权系数的调节将依赖于图像本身的特点和分割的目的。

假设角点 i 的位置矢量、速度矢量和加速度矢量分别为 s_i，υ_i 和 a_i 根据牛顿定律，则

$$s_i(t + \Delta t) = s_i(t) + \upsilon_i(t) \Delta t \qquad (2\text{-}54)$$

$$\upsilon_i(t + \Delta t) = \upsilon_i(t) + a_i(t) \Delta t \qquad (2\text{-}55)$$

$$a_i(t + \Delta t) = \frac{1}{m_i} F_i(t + \Delta t) \qquad (2\text{-}56)$$

其中，m_i 为角点的质量，并假设它们的质量相等，则此系数相当于一般的加权系数；Δt 为每次运动的时间间隔，则搜索收敛条件为

$$\upsilon_i = a_i = 0 \qquad (2\text{-}57)$$

考虑到搜索后期，角点可能在收敛条件附近做较长时间振荡。因此需要引入一个阻尼力，以防止长时间的振荡问题，使角点尽快在边界线处停止运动。所加阻尼力与速度矢量方向相反，可定义

$$F_{\text{damp},i} = \omega_{\text{damp}} \upsilon_i \qquad (2\text{-}58)$$

其中，ω_{damp} 应为负值。这样式（2-53）的合力可改写为

$$F_i = \omega_{\mathrm{ex}} F_{\mathrm{ex},i} + \omega_{\mathrm{in}} F_{\mathrm{in},i} + \omega_{\mathrm{damp}} \upsilon_i \qquad (2\text{-}59)$$

因此，一个传统的 Snake 活动轮廓算法可以简单描述为：首先，通过手工标记点得到初始轮廓线；其次，利用式(2-59)提供的合力及收敛条件(2-57)，动态地搜索目标或感兴趣区；最后完成对图像的分割。分割结果如图 2-9 所示，其中图(a)为原图，图(b)为初始轮廓，图(c)为搜索后轮廓。

在实际应用中，要求初始标记轮廓必须比较接近真正轮廓，否则，不仅所获得的目标边界可能仅是局部结果，而且将极大地影响分割速度。显然，这种通过手工的初始轮廓线标记算法，其可重复性较差，且只适合于半自动化分割。后来，许多研究工作者在解决实际问题时，提出了一系列改进方法，如梯度矢量流(gradient vector flow)形变模型、几何形变模型以及不同约束的形变模型[9]。

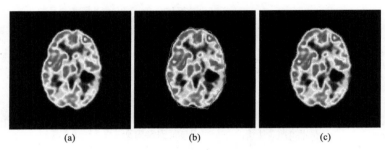

图 2-9　活动轮廓法
(a) PET 原图；　(b) 初始轮廓；　(c) 搜索后轮廓

2.5.3　几何形变模型

几何形变模型，又称水平集(level set)，最初由 Osher 和 Sethian 于 1988 年在其论文中首次提出[29]。该方法利用偏微分方程作为数值分析方法与技术手段，被广泛运用于轮廓面或轮廓线的运动跟踪。作为形变模型的另一种形式，水平集方法能较好地解决参数型形变模型所暴露的两大缺陷：首先，参数型算法一般要求初始轮廓必须与目标相近，否则一旦发生初始轮廓与目标轮廓在边界或形状上差别较大时，往往需要动态地修改模型的相关参数才能满足其不同分割要求，达到分割目的；其次，当图像发生拓扑关系改变，如断裂(spitting)或融合(merging)时，参数型算法将出现分割困难。而水平集模型通过将闭合运动轮廓线作为零水平集而引入到高一维的 ϕ 函数中，从而很好地解决了参数模型所遇到的分割缺陷[30]。

假设用 $\Gamma(t)$ 表示一个沿其法向方向的闭合界面，它可以是二维中的一条闭合曲线，也可以是三维中的一个闭合曲面。水平集的主要思想就是将界面 $\Gamma(t)$ 作为零水平集(zero level set, ZLS)引入到高一维的 ϕ 函数中，用一个关于函数 ϕ 的水平集 $\{\phi=0\}$ 来描述界面 $\Gamma(t)$ 的运动状态，即界面在力场(又称速度函数) F 作用下，沿切线方向运动的欧氏方程为

$$\phi(x, y, t=0) = \pm d \qquad (2\text{-}60)$$

其中，d 为从像素 (x, y) 到界面的有符号距离，且规定像素点 (x, y) 在初始界面外部为正内部为负。因此，关于初始界面 ϕ 函数为

$$\Gamma(t=0) = ((x, y) \mid \phi(x, y, t=0) = 0) \qquad (2\text{-}61)$$

在给定 $\phi(x, y, t) = 0$ 值，关于函数 $\phi(x, y, t)\varphi(x, y, t)$ 的水平集运动方程为

$$\phi_t + F|\nabla\phi| = 0 \tag{2-62}$$

其对应不同初始值运动的边界 $\Gamma(t)$ 如图 2-10 所示。

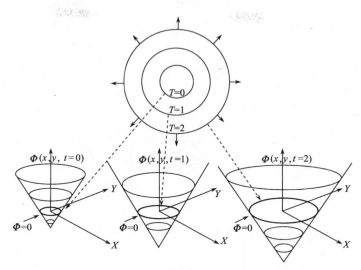

图 2-10　不同初始值下的运动边界

从式(2-62)可以看出,在给定某种速度场 F 下,该式就成了一个标准的 Hamilton-Jacobi 方程。将边界的运动规律用 Hamilton-Jacobi 表示,存在以下优势[9]。

(1)不管边界 $\Gamma(t)$ 是否发生拓扑关系改变,如中断、融合或者出现拐角,函数 $\phi(x,y,t)$ 在拓扑关系发生改变时总能保持完整,无需改变函数的形式,只要速度场是平滑的;可结合离散网格与有限差分法(finite difference)来形成数值近似方法,以方便解决时间与空间的微分求解和运动方程问题。

(2)通过水平集函数 ϕ 可以很容易地确定边界所固有的几何特性。如用 $\vec{n} = \nabla\phi$ 表示图像在某点的单位法线矢量,则该点曲率为

$$\kappa = \nabla \cdot \frac{\nabla\phi}{|\nabla\phi|} = -\frac{\phi_{xx}\phi_y^2 - 2\phi_x\phi_y\phi_{xy} + \phi_{yy}\phi_x^2}{(\phi_x^2 + \phi_y^2)^{3/2}} \tag{2-63}$$

(3)这种水平集函数方法可以很容易地扩展到三维或高维空间。

图 2-11 表示一个单一形状初始轮廓在曲率 $F = -\kappa$ 作用下,零水平集的运动情况。其中黑色部分对应于 $\phi < 0$,白色部分对应于 $\phi > 0$,而零水平集对应于这两者的边界。可以看出,开始时边界运动非常剧烈,当边界接近成圆形时,运动变慢且圆形慢慢变小直至消失[31]。

水平集方法的主要缺陷是时间花费极其惊人。因为它不仅对边界零水平集的函数求解,而且对整个图像所有的水平集进行计算。因此,如何提高运算速度,就成了后来相当长一段时间里,乃至如今都必须认真考虑的一个重要课题。

2.5.4　形变模型在分割应用中的主要问题及其原因分析与解决方法

形变模型作为一种基于图像边界的分割算法,凭借其强大的图像特征描述能力,广泛应用于医学图像的形状描述、形状恢复和边界轮廓线跟踪领域。然而该类模型没有充分利用图像的统计特性和空间上下文约束信息,使得算法在分割复杂退化图像上存在一些不足[9]。

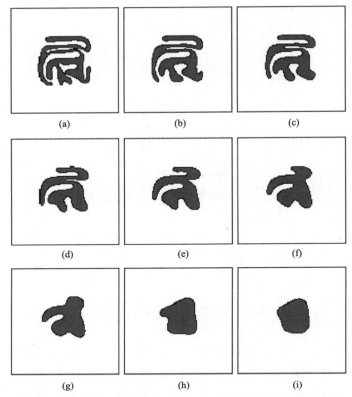

图 2-11　速度场 $F=-\kappa$ 情况下单一形状零水平集运动示意图

1. 分割中存在的问题

由于两种不同形变模型所依据的分割原理不同,使得它们在分割问题上表现出来的分割困难有较大的差异。参数形变模型是一种基于能量最小样条的局部方法,它通过外力与内力相互作用来产生推拉效果,共同促使样条朝着图像的边界方向运动,使轮廓线达到能量最小;而几何形变模型则通过对一系列的几何特性或最短距离曲率(minimal distance curves)的解决来处理能量最小化问题。

参数形变模型在医学图像分割中存在的缺点如下:

(1) 要求初始轮廓线的设定在形状和距离上应与目标边界相近;

(2) 要求图像的拓扑关系没有改变;

(3) 要求针对不同图像设置不同内外力加权系数;

(4) 对含有边界重叠的复杂分割问题存在缺陷;

(5) 对退化图像分割的精度和鲁棒性不够等。

水平集分割方法的主要优点是其强大的图像拓扑关系描述和优质的形状恢复特性,缺点是:

(1) 水平集的分割速度较慢;

(2) 对水平集速度场的合理设计存在困难;

(3) 水平集分割结果易产生边界泄漏现象;

（4）对于多类型图像分割问题,存在速度场参数的选择;

（5）初始零水平集的设置问题等。

2. 分割存在问题的原因与解决方法

目前,针对形变模型在医学图像分割中存在的缺点,国际上众多科研工作者在该领域提出一些卓有成效的改进方法,发表了一批具有高质量的文章,并在临床实践中得到相应检验和应用。但是,仍然有相当一部分问题有待于进一步地研究和开展。J. S. Suri 在其文献[32]中比较系统地介绍了目前形变模型在临床分割中的应用,对它们的优缺点进行了较为深入地剖析,对所提出的修改方案进行相应的比较和评价。这些成果的取得和对存在问题的见解,无疑将促进形变模型的进一步发展,使其更好地服务于临床图像处理研究和应用。

在参数形变模型中,由于边界轮廓线的搜索是通过内外力的共同作用来推动的,没有考虑到图像像素间的邻域相关关系,因此对于退化图像的分割问题,不仅在精度上还是在鲁棒性问题上都无法得到保障。解决这类问题的主要思路是引入一些区域约束信息,如与区域分割算法或统计概率算法相融合;同时由于它没有考虑到临床组织间拓扑关系改变的事实,使得对复杂结构（如脑部沟回重叠区域多）的分割精度进一步降低,对于诸如有突然弯曲、拐角、组织断裂或消失等拓扑关系变化地方,算法存在致命性的缺陷,即算法没有足够强的轮廓捕捉能力。解决的主要方法是通过引入几何模型,使模型本身能更好地描述这种几何特性,从而解决拓扑关系改变给分割带来的难题;对于初始轮廓线的设定和内外力加权系数权重的分配与规定,一般不易找到自动的方法,主要还是靠先验知识的利用,如统计意义上的先验知识和经验的利用等。

在几何形变模型中,由于在每一步轮廓线运动都将涉及对所有点进行水平集函数求解,因此计算量非常大,从而降低了分割的效率,目前解决的方法是引入窄带方法和在快速匹配中引入"堆栈分类";对于速度场的设计应根据具体的问题选择是否需要正则化约束;对于边界泄漏问题是水平集分割遇到的最大难题,关于边界泄漏问题的原因多种多样,其中一个主要因素是将图像的梯度信息作为轮廓线停止运动的停止力。因为在离散空间无法保证轮廓线在到达图像边界时,停止力达到无穷大,且速度场完全降为零。因此,不可避免将在某些区域产生泄漏现象。目前,解决泄漏的主要方案有两类,一类是引入空间约束信息或统计信息来对速度场进行正则化约束,另一种则是引入不同停止力因子,确保轮廓线在运动到边界时产生足够大的停止力,避免轮廓线进一步越过边界,继续运动下去,从而产生不必要的边界泄漏现象。

2.5.5　一种改进的自适应速度场设计

众所周知,利用水平集进行图像分割遇到的最大困难是解决边界泄漏问题。虽然有许多研究工作均设法通过引入额外的停止搜索策略或图像的区域信息来解决这一难题,但收获甚微,究其原因,主要是:图像的梯度信息在现有的水平集分割技术中不仅作为轮廓线运动的停止策略,也为零水平集向目标轮廓运动提供吸引力。这种策略即使在边界信息理想的条件下,也不可能完全使水平集停止运动,因此,其结果是不可避免地产生边界的泄漏（leaking）现象。针对这一难题,作者[9]采用一种新颖的广义模糊边界图来代替传统的梯度边界图,通过提供更具鲁棒性的边界信息和更可靠的运动停止策略来为水平集分割提供自适应的驱动力,该方法较好地解决了传统水平集所遇到的边界泄漏问题。

1. 基于梯度图的边界泄漏问题

这里采用的速度场表示为

$$F = F_{prop} + F_{curv} + F_{adv} \tag{2-64}$$

其中，F_{prop} 为传播扩张力；F_{curv} 为依赖于图像曲率 κ 的吸引力；F_{adv} 为平流力（advection speed），因此关于水平分割的运动方程可进一步改写为

$$\phi_t + g_I(1-\varepsilon\kappa)\,|\nabla\phi| - \beta_1\,\nabla P \cdot \nabla\phi \tag{2-65}$$

其中，β_1 为边界强度系数；$\nabla P \cdot \nabla\varphi$ 表示吸引力在轮廓线（面）法线方向上的投影；P 为吸引轮廓线朝图像边界运动时势能场的一个实现，可用下式表示：

$$P = -\,|\nabla[G_\sigma(x,y)*I(x,y)]| \tag{2-66}$$

g_I 作为基于图像梯度的停止项，用如下公式表示：

$$g_I = \frac{1}{1+|\nabla[G_\sigma^*I(x,y)]|} \tag{2-67}$$

或

$$g_I = e^{-\alpha\,|\nabla[G_\sigma^*I(x,y)]|} \tag{2-68}$$

显然它在梯度值越高的区域越趋于 0，而在梯度值越低的区域（如匀质区）则越趋于 1，也就是说，g_I 随图像梯度变化而迅速变化，防止轮廓线在到达目标边界后继续向前运动并最终超越该边界。然而，在大多数情况下，这种期望往往由于诸如边界模糊、边界中断或是图像本身存在噪声等原因而遥不可及。

2. GFO 边界图

正如上面所分析的那样，停止项 g_I 在传统基于梯度框架下的水平集分割中扮演着至关重要的作用，如果我们希望轮廓线在真正边界邻域能按所预期的那样正确地停止，那么，唯一的做法是充分保证轮廓线在目标边界处所受力场或速度场总和为零。这就意味着在边界处的梯度应足够大，同时也反映出分割精度将直接依赖于目标边界处梯度值是否能够足够大。然而由于在该框架下仍有一些因素需要考虑，根本无法满足在边界处的梯度值达到无穷大这一要求。针对这种现状，我们引入一种简单、高效的广义模糊边界图，该边界图使水平集分割更为精确、有效且不易产生边界泄漏。

我们可以得到如下的广义模糊算子（GFO）

$$T = \mu_T(x) = GFO[\mu_A(x)] = \begin{cases} \sqrt[\beta]{1-[1+\mu_A(x)]^\beta}, & -1 \leqslant \mu_A(x) < 0 \\ [\mu_A(x)]^\beta, & 0 \leqslant \mu_A(x) < r \\ \sqrt[\beta]{1-\alpha[1-\mu_A(x)]^\beta}, & r \leqslant \mu_A(x) < 1 \end{cases} \tag{2-69}$$

和两个推论。

推论 1 当 $\beta \to \infty$，

$$\mu_T(x) = \begin{cases} 1, & -1 \leqslant \mu_A(x) < 0 \\ 0, & 0 \leqslant \mu_A(x) < r \\ 1, & r \leqslant \mu_A(x) < 1 \end{cases} \tag{2-70}$$

推论 2 当 $\beta > 1$,

$$\begin{cases} \mu_T(x) > \mu_A(x), & -1 \leqslant \mu_A(x) < 0 \text{ 或 } r \leqslant \mu_A(x) < 1 \\ \mu_T(x) < \mu_A(x), & 0 \leqslant \mu_A(x) < r \end{cases} \tag{2-71}$$

可见,可以通过映射将广义模糊集 A 映射为一个普通模糊集 T,即

$$T = \text{GFO}(A) \tag{2-72}$$

在本方法中,我们通过正弦变换将原始图像中每一像素的灰度值变换为广义模糊集 $P(i,j)$,即

$$P(i,j) = \sin\left\{\frac{\pi}{2}\left(1 - \frac{X(i,j) - X_{\min}}{D}\right)\right\} \tag{2-73}$$

其中,$\dfrac{X(i,j) - X_{\min}}{D} \leqslant D$;同时将式(2-69)按如下方式做适当修改,从而实现将广义模糊集 $P(i,j)$ 映射到一个新的普通模糊集 P':

$$P'(i,j) = \begin{cases} \sqrt[\beta]{1 - [1 + P(i,j)]^\beta}, & -1 \leqslant P(i,j) < \gamma \\ 0, & P(i,j) = \gamma \\ \sqrt[\beta]{1 - \alpha[1 - P(i,j)]^\beta}, & \gamma < P(i,j) \leqslant 1 \end{cases} \tag{2-74}$$

这里取 $\beta = 2$,至此,一个新的图像,即我们所需的边界图 $X'(i,j)$ 为

$$X'(i,j) = X_{\min} + D\left\{1 - \frac{\arcsin(P'(i,j))}{\pi/2}\right\} \tag{2-75}$$

分析式(2-74),我们可以得出普通模糊集 P' 是一个关于自变量为 P 在 $[-1,1]$ 上的"V"形曲线,且该曲线是通过三个不同的模糊条件得出的,作用宛如一个"带通"函数,使得边界区域的像素与非边界区域像素在灰度值上产生截然不同的效果。参数 γ 用于调节"V"形状在 $[-1,1]$ 上移动,体现出图像感兴趣区边界处的灰度值;而参数 α 则影响"V"形状右肩的陡峭程度。

因此,对一个图像中的所有像素实施 GFO 处理后,所有边界上的点均映射到 0 点附近,而匀质区域则被映射到 1 的附近,即处理过后图像表现为匀质区灰度的高密度和边界区的低密度值。现在我们从理论上讨论一下,经由 GFO 产生的边界图是如何被运用于水平集分割的,且独显其特有的优势:首先,该边界图与原始图像对比,更加突出边界区域与非边界区域的对比度;其次,与传统的基于梯度的边界图相对比,由于 GFO 通过类似"V"形的"带通"处理,保证边界图更加"干净",使得水平集分割算法在速度上更为高效;最后,将式(2-74)中的三个模糊条件和式(2-73)中参数 D 共同组合,可以灵活地运用于"V"形状的控制,使得对感兴趣边界区域的处理更加灵活方便。

3. 实验与结论

这一部分,我们采用可视化人数据库(visible human dataset)提供的正常人体头部图像作为实验数据,用于检验 GFO 边界图和传统的梯度边界图在水平集分割中产生的不同分割效果。在本实验中,两个眼眶的轮廓为该实验的分割目标。首先在每个眼眶内随意给定一个种子点,作为水平集分割的起始点;其次采用式(2-65)作为水平集分割的运动方程,当用梯度边界图进行水平集分割时,取 $\beta = 0.01, \varepsilon = 0.025$,而采用 GFO 边界图时取 $\beta = 2, D$ 值由如下经

验公式得出

$$D = 0.47 \times X_{\max} + 28 \qquad (2\text{-}76)$$

其中,$X_{\max}$为原始图像中的最大灰度值。

为了更好地说明两种不同边界图对水平集分割的影响,我们将对这两种边界图以及以它们为水平集速度场停止力的分割效果进行分析比较。图 2-12 显示两种不同性质的边界图以及相应的水平集分割结果。其中,图(a)为原始的灰度图像;图(b)为梯度边界图;图(c)为 GFO 边界图;图(d)为以梯度边界图(b)为速度场的水平集(level sets method,LSM)分割结果,记为 Grad-LSM;图(e)为以 GFO 边界图(c)为速度场的 LSM 分割结果,记为 GFO-LSM。

从图 2-12(b)和(c)可以清楚地看到,这两种边界图的共同特点是边界处的灰度值均被置为低密度,而在均匀区域则被置为高密度值;不同的是,图(c)提供的边界图比图(b)更为干净。具体表现为:针对眼眶内部的均匀区域(除眼球部位外),在梯度边界图上表现出明显的梯度变化,类似于噪声。相反地,在 GFO 边界图上能更好地反映出这种均匀特性,说明了 GFO 更适合于提供鲁棒的边界信息和稳定的匀质特性,使得 GFO-LSM 不仅更为高效,而且能更好地防止边界泄漏问题。

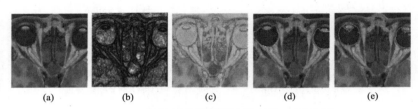

(a)   (b)   (c)   (d)   (e)

图 2-12　不同性质的梯度图及相应的 LSM 分割

2.5.6　基于区域的水平集分割模型

Chan-Vese(CV)模型是一种基于区域的分割方法,分割图像时没有考虑图像的边缘信息,对于具有非均匀性且结构复杂的医学图像常常不能准确分割。针对这一缺点,作者提出了基于局部邻域信息的 CV 模型[33]。通过将曲线附近点的局部邻域信息引入到图像分割过程中,提高了边缘的检测性能,并降低了区域内灰度不均匀等因素对曲线进化的影响。该方法较好地解决了 CV 模型不能分割非均匀图像的问题,可以实现图像的准确分割,且具有鲁棒性高、时间快的特点。

1. CV 模型及其存在的问题

设图像 I 的定义域为 Ω,闭合边界曲线 C 将图像划分为目标和背景两个区域 Ω_i 和 Ω_o,分别代表曲线 C 的内部和外部。CV 模型的能量函数为

$$E(C, c_1, c_2) = \mu L(C) + \nu S(C) + \lambda_a \int_{\Omega_i} |I - c_1|^2 \mathrm{d}z + \lambda_b \int_{\Omega_o} |I - c_2|^2 \mathrm{d}z \quad (2\text{-}77)$$

其中,$L(C)$为曲线 C 的长度,$S(C)$为曲线 C 的内部区域面积,$\mu, \nu \geqslant 0$,$\lambda_a, \lambda_b > 0$ 为各项能量的权值系数。c_1 和 c_2 分别为曲线 C 内部及外部的平均灰度。当曲线 C 位于两个区域的边界时,能量 $E(C)$ 达到最小值。能量函数的最小化可以通过水平集来实现。

设闭合曲线 C 是符号距离函数 ϕ 的零水平集,即 $C = \{x \mid \phi(x) = 0\}$,并设 ϕ 为内正外负,

即 $\phi(\Omega_i)>0$, $\phi(\Omega_o)<0$, 以水平集函数 ϕ 表示的能量函数和曲线进化方程为

$$E(\phi,c_1,c_2)=\mu\int_{\Omega}\delta(\phi)\,|\nabla\phi|\,\mathrm{d}z+\nu\int_{\Omega}H(\phi)\,\mathrm{d}z+\lambda_a\int_{\Omega}\,|I(z)-c_1|^2H(\phi)\,\mathrm{d}z+$$

$$\lambda_b\int_{\Omega}\,|I(z)-c_2|^2(1-H(\phi))\,\mathrm{d}z \tag{2-78}$$

其中, $\delta(\phi)$ 和 $H(\phi)$ 分别是 Dirac 函数和 Heaviside 函数。

利用变分法求解:

$$\begin{cases} c_1=\dfrac{\displaystyle\int_{\Omega}I(z)H(\phi)\,\mathrm{d}z}{\displaystyle\int_{\Omega}H(\phi)\,\mathrm{d}z}, \quad c_2=\dfrac{\displaystyle\int_{\Omega}I(z)(1-H(\phi))\,\mathrm{d}z}{\displaystyle\int_{\Omega}(1-H(\phi))\,\mathrm{d}z} \\[4mm] \dfrac{\partial\phi}{\partial t}=\delta(\phi)\left[\mu\,\mathrm{div}\left(\dfrac{\nabla\phi}{|\nabla\phi|}\right)-\nu-(\lambda_a\,|I(z)-c_1|^2-\lambda_b\,|I(z)-c_2|^2)\right] \end{cases} \tag{2-79}$$

由于医学图像的非匀质性和结构复杂性,传统 CV 模型不能找到合适的函数 c_1 和 c_2 拟合图像的目标和背景区域,作者提出一种改进的 CV 模型分割非均匀图像。

2. 改进的 CV 模型

在对非均匀图像进行分割时,我们采用 KL(Kullback-Leibler)距离代替 λ_a 和 λ_b 作为曲线内外部能量的权值系数。设 $p_i(x|\phi)$ 和 $p_o(x|\phi)$ 分别为图像中曲线内部区域和外部区域的概率密度函数,KL 距离定义为

$$\mathrm{KL}(p_i\,|\,p_o)=\int_{\Omega}p_i(x\,|\,\phi)\log\left(\frac{p_i(x\,|\,\phi)}{p_o(x\,|\,\phi)}\right) \tag{2-80}$$

同时,为了降低远离曲线区域对曲线的影响,只考虑曲线附近点的局部邻域信息,用这组点的局部能量之和作为能量函数中的内部能量。为了得到最优化的能量函数,计算这些局部能量时,需要考虑到每一个点。曲线进化过程中,将曲线附近每个点的邻域分成内外部局部区域,如图 2-13 所示,白的轮廓为进化曲线,黑色方框是曲线附近白色点的邻域轮廓,白色箭头指向邻域的内部区域,黑色箭头指向邻域的外部区域。直到每个局部区域都与模型匹配时,能量达到最优化。因此,曲线的进化只与附近点的邻域信息有关,不但加强了对边缘的检测,同时不再受区域内部的影响。模型对区域能量的计算改为对曲线邻域能量的计算,减小了计算量,提高了分割效率。

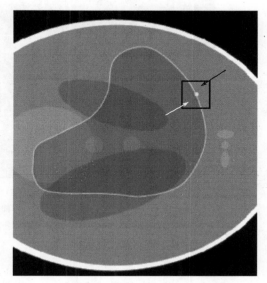

图 2-13 演化曲线上点的邻域,每个邻域被曲线
分为内部和外部两个区域

设图像中第 j 点的邻域为 Ω_j, u_j, v_j 分别为 Ω_j 的内外部局部区域的平均灰度,即

$$u_j = \frac{\int_{\Omega_j} I(x) H(\phi(x)) \, \mathrm{d}x}{\int_{\Omega_j} H(\phi(x)) \, \mathrm{d}x}, \quad v_j = \frac{\int_{\Omega_j} I(x)(1 - H(\phi(x))) \, \mathrm{d}x}{\int_{\Omega_j} (1 - H(\phi(x))) \, \mathrm{d}x} \tag{2-81}$$

改进的 CV 模型能量函数表示为

$$E(\phi) = \mu \int_\Omega \delta(\phi) |\nabla \phi| \, \mathrm{d}z + \nu \int_\Omega H(\phi) \, \mathrm{d}z + \int_\Omega \delta(\phi) \int F_j(\phi) \, \mathrm{d}x \, \mathrm{d}z \tag{2-82}$$

其中，$F_j(\phi) = \mathrm{KL}(p_\mathrm{o} \| p_\mathrm{i}) |I(x) - u_j|^2 H(\phi) + \mathrm{KL}(p_\mathrm{i} \| p_\mathrm{o}) |I(x) - v_j|^2 (1 - H(\phi))$。

曲线演化方程表示为

$$\frac{\partial \phi(z)}{\partial t} = \delta(\phi(z)) \left[\mu \mathrm{div} \left(\frac{\nabla \phi(z)}{|\nabla \phi(z)|} \right) + \nu - \int_\Omega \nabla_\phi F_j(\phi(x)) \, \mathrm{d}x \right] \tag{2-83}$$

其中，$\nabla_\phi F_j(\phi) = \delta(\phi)(\mathrm{KL}(p_\mathrm{o} \| p_\mathrm{i}) |I(x) - u_j|^2 - \mathrm{KL}(p_\mathrm{i} \| p_\mathrm{o}) |I(x) - v_j|^2)$。

为了更好地说明两种方法分割医学图像的准确性，图 2-14 显示了用两种方法分割肾脏图像的结果。图（a）为原图像和初始轮廓位置，图（b）为 CV 模型分割结果，图（c）为改进的 CV 模型分割结果。CV 模型分割肾脏时，将与肾脏灰度相近的组织误分割为目标，肾大盏误分割为背景，而改进的 CV 模型，由于引入了局部统计信息和局部邻域信息，能准确地分割出肾脏。

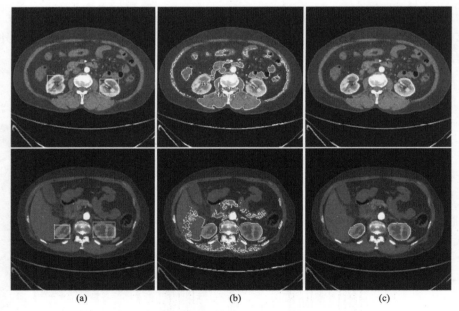

图 2-14　两种模型的分割结果

（a）初始轮廓位置；　（b）CV 模型分割结果；　（c）改进的 CV 模型分割结果

2.6　基于 TS-MRF 与模糊 MLL 模型的医学图像分割

基于马尔可夫随机场的分割方法在图像分割领域一直发挥着重要作用。其中，一类将 MRF 与树结构（tree structure）相结合的算法很值得关注[34,35]。文献[35]中提出一个基于二叉树的 MRF 模型（TS-MRF），该模型将一个多类分割转化为若干个二类分割，从而降低了问题的复杂度并提高了分割精度。同时,另一类将 MRF 模型与模糊理论相结合的算法也颇受重视。

本节基于 TS-MRF 与模糊 MLL(multi-level logistic)模型,提出了一个新的图像分割算法[16]。

2.6.1 TS-MRF 模型

给定二叉树 T,除根节点外,其余每个节点 t 均有父节点;除端点(叶子节点)外,每个内节点其左子树 $l(t)$ 或右子树 $r(t)$ 不为空。端点的集合可表示为

$$\widetilde{T} = \{t \in T : l(t) = r(t) = \phi\} \tag{2-84}$$

内节点的集合可表示为

$$\overline{T} = T - \widetilde{T} \tag{2-85}$$

文献[35]定义了基于树结构的 MRF(tree-structured MRF, TS-MRF)$X^{T[35]}$:

$$X^T = \bigcup_{t \in T} X^t \tag{2-86}$$

基于 TS-MRF 模型,Poggi 等提出了新的分割算法。实际上,TS-MRF 算法就是将一个多类的 MRF 分割问题转化为若干个二类 MRF 分割。

2.6.2 模糊 MLL 模型

为了克服 MLL 模型对先验信息描述欠精细的缺点,作者[16]提出了模糊 MLL 模型,该模型的势函数可表示为

$$U_F(x) = \sum_{i \in S} V_{F1}(x_i) + \sum_{i \in S} \sum_{i' \in N_i} V_{F2}(x_i, x_{i'}) \tag{2-87}$$

其中

$$V_{F1}(x_i) = q \cdot \alpha_I \cdot \text{GF}(i) \tag{2-88}$$

$$V_{F2}(x_i, x_{i'}) = q \cdot \beta_c \cdot \text{GF}(i, i') \tag{2-89}$$

q 是一平衡系数,可用下式表示:

$$q = \frac{1}{2 \cdot M_{0.5} - 1} \tag{2-90}$$

其中,$M_{0.5}$ 是所有大于 0.5 的 $\mu_1(i)$ 和 $\mu_2(i)$ 的均值($\mu_1(i)$ 和 $\mu_2(i)$ 的定义见式(2-93)),i 为任一像素。为简便(假定隶属度服从均匀分布),$q = 2$,GF($\cdot$)为广义模糊算子,其定义如下

$$\text{GF}(i) = \begin{cases} \mu_1(i) - \mu_2(i) = 2\mu_1(i) - 1, & x_i = 1 \\ \mu_2(i) - \mu_1(i) = 2\mu_2(i) - 1, & x_i = 2 \end{cases} \tag{2-91}$$

$$\text{GF}(i, i') = \begin{cases} \mu_1(i') - \mu_2(i') = 2\mu_1(i') - 1, & x_i = 1 \\ \mu_2(i') - \mu_1(i') = 2\mu_2(i') - 1, & x_i = 2 \end{cases} \tag{2-92}$$

其中 $\mu_k(j)(k=1,2)$ 是 x_j 归于第 k 类的隶属度,其定义如下:

$$\mu_k(j) = \frac{P(x_j = k \mid y)}{\sum_{m=1,2}(x_j = m \mid y)} \quad (k = 1, 2) \tag{2-93}$$

$P(x|y)$ 为条件后验概率,有

$$P(x \mid y) \propto P(y \mid x)P(x) \tag{2-94}$$

因该模糊 MLL 模型基于 TS-MRF,故分割类数为 2。

模糊 MLL 模型有两个明显的优点。其一,归一化的后验概率被用来计算隶属度函数。后验概率可以被视为一种距离尺度,并且在 MRF-MAP 模型中,是判断某个像素与某类之间距离的最佳尺度。并且,因为后验概率在该模型中事先计算,故计算耗时增加很少。其二,模型中采用了广义模糊算子,使得先验信息被刻画的更加精细。同时,其引入也更显合理。假定任一像素(邻域像素或待定像素自身),可被分割为两部分(子像素),一部分属于第 1 类,另一部分属于第 2 类,子像素的大小等比于该像素归属于各类的隶属度。

2.6.3 TSF-MRF 分割算法

1. 噪声分布

假定噪声服从正态分布(其参数为 $\{m_x, \sigma_x\}$),则有

$$P(y \mid x) = \frac{1}{Z'}\exp(-U(y \mid x)) \tag{2-95}$$

其中

$$U(y \mid x) = \sum_{i \in S} U(y_i \mid x_i) = \sum_{i \in S}\left[\frac{(y_i - m_{x_i})^2}{2\sigma_{x_i}^2} + \log(\sigma_{x_i})\right] \tag{2-96}$$

并且

$$Z' = (2\pi)^{N/2} \tag{2-97}$$

2. 参数估计与优化

在模糊 MLL 模型中,有以下参数需估计,即 m_{x_i}, σ_{x_i}, α_I 和 β_c。EM(expectation maximization)算法可被用来估计 m_{x_i} 和 σ_{x_i},而最大伪似然算法(maximum pseudo likelihood,MPL)可被用来估计 α_I 和 β_c。

实际上,因为新模型中引入了平衡系数,使得该模型可使用与 MLL 模型相同的参数(当然,也可使用 MPL 等算法重新估计参数)。同时,作者使用了 ICM 算法(与文献[35]相同)用来优化目标函数。

3. 算法过程

基于 TS-MRF 和模糊 MLL 模型,这里提出了 TSF-MRF(tree-structured fuzzy MRF)分割算法。其中初始化步骤采用了与文献[35]相同的 K-均值(K-means)算法,目的是为了便于比较实验结果。当然,使用 FCM 算法要给出初始的隶属度。

4. 实验结果

作者对多幅图像做了分割对比实验,包括 ellipse、logo、geom 和 MR(下载自哈佛大学 http://www.cma.mgh.harvard.edu/ibsr/)等图像[16]。

图 2-15 给出了 MR 脑部图像的分割结果,其中图(a)为原始图像,图(b)为专家的分割结果,图(c)为 MRF 分割(记为 flat-MRF),图(d)为 TS-MRF 分割,图(e)为采用改进算法的分

割结果（记为 TSF-MRF）。实际上，这里假定专家的分割图像为"真"图像，而原始图像为"真"图像加噪而得来。图 2-16 给出了使用 TSF-MRF 对 MR 图像进行分割的过程，其中图(a)为原始图像，图(b)为脑内部组织分割为"黑"与"白"两类的结果，图(c)为对"白"部分的再分割，得到"灰"和"白"两类，图(d)为对"灰"部分的再分割，得到"浅灰"和"深灰"两部分。

如文献所言，TS-MRF 算法是一个较有力的图像分割工具。从实验结果可以看出，其分割效果优于 MRF 分割。在文献[16]中，作者基于 TS-MRF 模型和模糊 MLL 模型，提出了一个新的分割算法。该算法的核心在于使用后验概率将势团函数模糊化。实验表明，该算法在耗时增加很少的情况下，使分割精度得到较大提高。事实上，模糊 MLL 模型可被视为一般的模型，它有望被应用于分割以外的领域。更为重要的是，作者提出了一种新颖而有效地将基于 MRF 的先验信息精确化的方法（并不局限于 MLL 模型），即采用后验概率将基于 MRF 的势团函数模糊化。

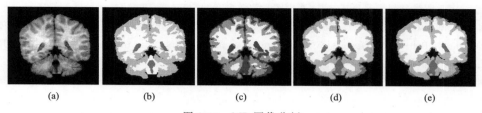

图 2-15　MR 图像分割

(a)原图；　(b)专家分割；　(c) flat-MRF 分割；　(d) TS-MRF 分割；　(e) TSF-MRF 分割

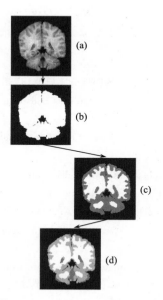

图 2-16　使用 TSF-MRF 对 MR 图像进行分割过程

(a)原图；　(b)分割为"黑"和"白"两部分；　(c)将"白"部分分割为"灰"和"白"两部分

(d)将"灰"部分分割为"浅灰"和"深灰"

（吕庆文，李　彬，林亚忠，卢振泰，郑　倩）

参 考 文 献

[1] 章毓晋. 图像分割. 北京:科学出版社,2001.

[2] 罗述谦,周果宏. 医学图像处理与分析. 北京:科学出版社,2003.

[3] Pham D L, Xu C, Prince J L. A survey of current methods in medical image segmentation. Annual Review of Biomedical Engineering, 2000, 2: 315-337.

[4] Liew A W C, Yan H. Current methods in the automatic tissue segmentation of 3D magnetic resonance brain images. Current Medical Imaging Reviews, 2006, 2(1): 91-103.

[5] 颜刚. 基于模糊马尔可夫场的图像算法研究. 广州:南方医科大学,2005.

[6] 赵荣椿,迟耀斌,朱重光. 图像分割技术进展. 中国体视学和图像分析,1998,3(2):121-128.

[7] 赵志峰,张尤赛. 医学图像分割综述. 华东船舶工业学院学报,2003,17(3):43-48.

[8] 聂斌. 医学图像分割技术及其进展. 泰山医学院学报,2002,23(4):422-426.

[9] 林亚忠. 基于 Gibbs 随机场模型的医学图像分割新算法研究. 广州:第一军医大学博士论文,2004.

[10] Dengler J, Behrens S, Desaga J F. Segmentation of microcalcifications in mammograms. IEEE Transactions on Medical Imaging, 1993, 12(4): 634-642.

[11] Kaus M, Warfield S, Jolesz F, Kikinis R. Adaptive template moderated brain tumor segmentation in MRI. Bildverarbeitung für die Medizin, Belin:Springer Verlag, 1999: 102-106.

[12] 李彬. 基于模糊随机模型的磁共振脑部图像分割算法研究. 广州:第一军医大学博士论文,2007.

[13] Zhang Y J. A survey on evaluation methods for image segmentation. Pattern Recognition, 1996, 29(8): 1335-1346.

[14] Otsu N. A threshold selection method from gray-level histograms. IEEE Transactions on Systems, Man, and Cybernetics. 1979, 9(1): 62-66.

[15] 卢振泰,吕庆文,陈武凡. 基于最大互信息量的图像自动优化分割. 中国图像图形学报,2008,(4): 658-661.

[16] 吕庆文. 基于互信息量与马尔可夫随机场的图像分割研究. 广州:第一军医大学博士论文,2007.

[17] Dunn J C. A fuzzy relative of the ISODATA process and its use in detecting compact well-separated clusters. Journal of Cybernetics, 1973, 3: 32-57.

[18] Bezdek J C. Pattern Recognition with Fuzzy Objective Function Algorithms. New York: Plenum Press, 1981.

[19] Geman S, Geman D. Stochastic relaxation, Gibbs distributions and the Bayesian restoration of images. IEEE Transactions on Pattern Analysis and Machine Intelligence, 1984, 6 (6):721-741.

[20] Li S Z. Markov Random Field Modeling in Image Analysis. 2nd ed. Belin: Springer Verlag, 2000.

[21] Besag J, Green P J, Higdon D, et al. Bayesian computationand stochastic system. Statistical Science, 1995, 10(1): 3-41.

[22] Deng H W, Clausi D A. Unsupervised image segmentation using a simple MRF model with a new implementation scheme. Pattern Recognition, 2004, 37(12): 2323-2335.

[23] Descombes X. Estimation of Markov random field prior parameters using Markov chain Monte Carlo maximum likelihood. IEEE Transactions on Image Processing, 1999, 8(7): 954-963.

[24] Zhang Y, Brady M, Smith S. Segmentation of brain images through a hidden Markov random field model and the expectation-maximization algorithm. IEEE Transactions on Medical Imaging, 2001, 20(1):45-57.

[25] Caillol H, Hillion A, Pieczynski W. Fuzzy random fields and unsupervised image segmentaion. IEEE Transactions on Geoscience and Remote Sensing, 1993, 31(4): 801-810.

[26]　Salzenstein F, Pieczynski W. Parameter estimation inhidden fuzzy Markov random fields. IEEE Transactions on Medical Imaging, 1987: 321-331.

[27]　Kass M, Witkin A, Terzopoulos D. Snakes: Active contour models. International Journal of Computer Vision, 1988, 1(4): 321-331.

[28]　Lobregt S, Viergever M A. A discrete dynamic contour model. IEEE Transactions on Medical Imaging, 1995, 14(1): 12-24.

[29]　Osher S, Sethian J A. Fronts propagation with curvature-dependent speed: Algorithms based on Hamiltons-Jacobi formulations. Journal of Computational Physics, 1988, 79 (1): 12-49.

[30]　Durikovic R, Kaneda K, Yamashita H. Dynamic contour: a texture approach and contour operations. The Visual Computer, 1995, 11: 277-289.

[31]　Sethian J A. Fast marching methods and level set methods for propagating interfaces. von Karman Institute Lecture Series, Computational Fluid Mechanics, 1998:1-60.

[32]　Suri J S, Liu K, Laxminarayan S N, Zeng X L. Shape recovery algorithms using level sets in 2D/3D medical imagery: a state of the art review. IEEE Transactions on Information Technology in Biomedicine, 2002, 6(2): 8-28.

[33]　刘燕杰,卢振泰,冯前进,陈武凡. 基于 KL 距离加权和局部邻域信息的 CV 模型. 电子学报,2001, 39(6):1447-1451.

[34]　Salembier P, Garrido L. Binary partition tree as an efficient representation for image processing, segmentation, and informationretrieval. IEEE Transactions on Image Processing, 2000, 9(4): 561-576.

[35]　Elia C D, Poggi G, Scarpa G. A tree-structured Markov random field model for Bayesian image segmentation. IEEE Transactions on Image Processing, 2003, 12(10): 1259-1273.

第3章　医学图像配准

近年来,现代大型医疗成像技术有了飞速发展,新的成像方法不断涌现,医学图像成为医学诊断和治疗中的关键环节之一,不仅在临床各科室的诊断中,而且也在治疗计划的设计、外科手术的评估以及放射治疗的评估当中,它几乎贯穿于诊断和治疗的每个重要阶段。医学图像处理和分析的作用日益为人们所认识。图像配准是图像处理和分析的关键步骤,是图像对比、数据融合、变化分析和目标识别的必要前提。它是其他图像处理算法和应用的基础,如图像分割、图像重建等。

3.1　图像配准的原理以及概念

3.1.1　配准概述

图像配准是指对不同时间、不同视场、不同成像模式的两幅或多幅图像进行空间几何变换,以使代表相同解剖结构的像素或体素在几何上能够匹配对应起来。医学图像可以提供病变组织或器官的大小、形状、空间关系等详细信息,如计算机断层扫描成像(computed tomography,CT)图像可以显示骨骼结构和组织密度分布情况;磁共振图像(magnetic resonance image,MRI)和超声图像(ultrasound image,US)提供的软组织的信息;正电子发射断层成像(positron emission tomography,PET)和单光子发射计算机断层成像(single photon emission computed tomography,SPECT)能反映人体的功能和代谢信息。多模态医学图像配准是目前临床诊断中的一个重要的基础性研究问题。在临床应用中,单一模态的图像往往不能提供给医生足够多的信息,通常需要将不同模态的图像融合在一起,得到更丰富的信息以便了解病变组织或器官的综合情况,从而做出准确的诊断或制定出合适的治疗方案,而配准则是进行融合的前提。此外配准还广泛应用于实际医学图像和图谱的比较、外科手术导航、心脏运动估计等许多方面。

对于在不同时间、不同视场、不同成像模式等不同条件下获取的两幅图像进行配准处理,就是要定义一个配准测度函数,寻找一个空间变换关系,使得经过该空间变换后,两幅图像间的相似性达到最大(或者差异性达到最小),即两幅图像得到空间几何上的一致。我们用 F 和 M 表示待配准的两幅图像,其中 F 为固定图像(fixed image),M 为浮动图像(moving image)。配准过程就是要找到一个空间变换 T,使固定图像与变形后的浮动图像达到空间上的一致性,即选择合适的相似性测度(simularity measure)使得它们的相似性达到最大:

$$E(T) = S(F, T(M)) \tag{3-1}$$

其中,$S(\cdot)$ 是相似性测度,也常常称为代价函数(cost function)或目标函数(object function),T 为固定图像与浮动图像之间的空间变换,如果这个变形函数表示线性关系,这种变形就称为刚性变形;如果表示非线性关系,则称为弹性变形。图像配准的过程可归结为寻求以下最佳空间变换

$$T^* = \arg \max_T S(F, T(M)) \tag{3-2}$$

max 表示求相似性测度的全局最大值。变换模型中参数可能的取值范围称为搜索空间,参数的个数称为变换模型的自由度。参数的个数与变换模型的特性有关,不同的变换模型,其自由度常常是不同的。对于二维刚体变换,$T = (\Delta x, \Delta y, \Delta \theta)$,只有三个自由度,分别为在 x, y 方向上的平移和旋转角度;对于三维刚体变换,$T = (\Delta x, \Delta y, \Delta z, \theta_x, \theta_y, \theta_z)$,其中 $(\Delta x, \Delta y, \Delta z)$ 是待配准的两幅图像相对于 x, y, z 坐标轴三个方向的偏移量,$\theta_x, \theta_y, \theta_z$ 是绕 x, y, z 坐标轴的相对旋转角度,参数的取值范围根据特定的应用和实际情况进行选取;而对于弹性配准而言,所含参数更多,有可能达到成千上万个,变换模型更加复杂。

常用的空间变换形式主要有仿射变换(affine transformation)、透视变换(projective transformation)、曲线变换(curve transformation)、薄板样条变换(thin plate spline,TPS)和弹性变换(elastic transformation),如流体扩散模型(diffusion flow)、光流模型(optical flow)和由 B 样条构成的自由形变模型(free-form deformation,FFD)等几种[1—6]。由于空间变换包含多个参数,图像配准是一个多参数最优化问题,优化算法又分为全局优化(gloabla optimal)算法和局部优化(local optimal)算法。

常用的全局优化算法有:模拟退火[7,8]、粒子种群优化[9,10]、图割[11,12]、遗传算法[13,14]等。模拟退火算法和粒子种群算法能够跳出局部极值但计算时间比较长,并且有时会进入错误的搜索方向而不能得到最优解;图割算法是一种高效的全局优化算法,已广泛地应用于图像分割、匹配,W. H. T. Tommy 将其应用于医学图像的弹性配准[15];遗传算法是基于进化论的原理发展起来的一种广为应用的、高效的随机搜索与优化的方法。遗传算法对所解的优化问题没有太多的限制和要求,且其鲁棒性和隐含的并行性使得遗传算法能够非常有效地进行概率意义下的全局搜索。但遗传算法存在着明显的缺点,即在经常实验的传统遗传算法的进化过程中,交叉算子产生新染色体的能力和种群的多样性不断降低,从而容易陷入早熟,出现"过早收敛"问题。为了加快配准速度,还提出了由粗到精的多分辨率策略和各种并行算法[16—19]。

对于相似性测度函数,是通过搜索函数的全局最大值来得到图像间空间几何变换的参数,常见的相似性测度函数有相关系数(correlation coefficient)、归一化的互相关函数(normalized cross correlation,NCC)、互信息量(mutual information,MI)[20,21]等;对于差异性测度函数,是通过搜索函数的全局最小值来得到图像间空间几何变换的参数,常见的差异性测度函数有距离函数(distance function)、总绝对差函数、总平方差函数等。

通常情况下,图像经过几何变换以后,像素的坐标不会和原来的采样网格完全重合,这就需要对变换后的图像进行重采样和插值处理。常用的插值算法有最近邻法(nearest neighboring interpolation)、线性插值法(linear interpolation)和薄板样条插值(interpolation using thin-plate spline)[22,23]。最近邻法具有计算量小、快速的优点,但是存在图像质量不高的缺点。线性插值效果较好,运算量也不大,故经常采用。薄板样条插值用于图像的弹性配准,实现非线性变换和插值。

图像配准的步骤可以总结为以下 5 个步骤:

(1) 选择基于特征或灰度值的配准方法;

(2) 选择合适的变形函数对浮动图像变形;

(3) 选择一种相似性测度建立目标函数;

(4) 通过优化目标函数得到变换参数值;

(5) 运用最后的变换参数得到配准图像。

图像配准的流程图如图 3-1 所示。

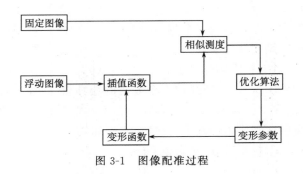

图 3-1 图像配准过程

3.1.2 图像配准在临床中的应用

医学图像配准具有很重要的临床应用价值。对使用各种不同或相同的成像手段所获得的医学图像进行配准不仅可以用于医疗诊断,还可以用于三维重建、手术计划的制定、放射治疗计划的制定、病理变换的跟踪和治疗效果的评价等各个方面。

依据其揭示的信息来分类,可以将医学图像分为解剖性成像模式和功能性成像模式两大类(表 3-1 和图 3-2)。

表 3-1 多种成像模式

解剖性成像	功能性成像
X 射线成像术	SPECT 单光子发射断层扫描像
CT 计算机断层成像术	PET 正电子发射断层扫描像
MRI 磁共振成像	fMRI 功能磁共振成像
US 超声成像	
DSA 数字减影血管造影术	
MRA 磁共振血管造影术	
光纤内窥镜图像各种组织切片图像	

解剖成像设备主要描述人体组织形态结构,用于诊断身体内部组织结构的病变。如 X 射线、CT、MRI、US 以及各种内窥镜产生的视频图像,如腹腔镜图像、关节镜图像等;还有一些以上面这些基本成像技术发展而来的相关成像技术,如 MRA(磁共振血管造影)、DSA(数字减影血管造影)、CTA(计算机断层血管造影)等。

功能成像设备主要描述人体组织的新陈代谢信息,它们能够在病变早期,身体器官组织还没有发生结构上的改变之前,通过对器官组织新陈代谢功能上的成像而发现早期病变。如SPECT(单光子发射计算机断层成像)、PET(正电子发射断层成像),这两种统称为核医学成像设备,还有 fMRI(功能 MRI)和近几年才出现的 DT-MRI(扩散张量磁共振成像)。传统的EEG(脑电)和 MEG(脑磁)也可以称为功能成像技术。还有很多功能成像设备使用较少或者还处于临床前的试验阶段,如 pMRI(灌注 MRI)、fCT(功能 CT)、EIT(电阻抗成像)和 MRE(磁共振流体弹性动力学成像)。

通常在临床过程中获得的两种图像所包含的信息不是孤立存在的,而是相互补充、相互说明的关系,在计算机辅助手术中,外科医生根据配准的 CT/MRI/DSA 图像精确定位病灶及周

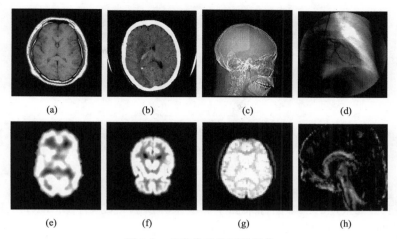

图 3-2　几种常见的医学图像

（a）MRI；　（b）CT；　（c）X 射线；　（d）DSA；　（e）SPECT；　（f）PET；　（g）fMRI；　（h）DT-MRI

围相关的解剖结构信息，设计出缜密的手术计划。X 射线 CT 图像表现人体的解剖结构信息，在空间分辨率方面，PET 图像比 CT 图像差，而 PET 独特的功能显像能力是 CT 所不具备的。利用^{18}F 标记的脱氧葡萄糖（^{18}FDG）来观察人脑的葡萄糖代谢，是当前诊断癫痫、阿尔茨海默病等疾病，进行人脑功能和药物成瘾研究的重要手段。在放射治疗中，应用 CT 和 MRI 图像配准和融合来制定放疗计划和进行评估，用 CT 图像精确计算放射剂量，用 MRI 图像描述肿瘤，用 PET 和 SPECT 图像对肿瘤的代谢、免疫及其他生理方面进行识别和特性化处理，整合的图像可用于改进放射治疗计划或立体定向活检或手术。此外，放射治疗后扫描的 MRI 图像中，坏死组织往往表现为亮区，很容易与癌症复发混淆。与配准的 PET 或 SPECT 图像一起使用，可以区分坏死组织（没有代谢）与肿瘤复发（通常表现为高代谢）。因此将不同模态的图像融合在一起，可以得到更丰富的信息以便了解病变组织或器官的综合情况，从而做出准确的诊断或制定出合适的治疗方案，而配准则是进行融合的前提。图 3-3 给出了一个 CT 与 MRI 图像融合在临床中实际应用的例子。在对脑部肿瘤进行立体定向放射治疗时，通常在 CT 图像上制定治疗计划。CT 图像空间分辨率高，骨骼成像非常清晰，为病灶的定位提供了良好的参照。但是，某些肿瘤和人脑的正常结构在 CT 图像上显示不清或根本没有显示。如果仅使用 CT 图像，对病变的范围和程度就会估计不足，达不到预期的疗效。其他一些成像模式，如 MRI、PET 等图像虽然空间分辨率比不上 CT 图像，但是它们对软组织成像清晰，能够清晰地显示肿瘤或者结构，有利于病灶范围的确定，它们的不足是缺乏刚性的骨组织作为定位参照，病灶的定位精度不高。图像融合技术可以解决这一难题。图 3-3（a）为患者的 CT 图像，可以清楚地显示骨结构，但不能清楚地看到肿瘤和需要重点保护的关键组织结构；图（b）为与 CT 图像相对应的 MRI 图像，能够清楚地看到脑干和肿瘤；图（c）显示在 MRI 图像中勾勒的关键组织和病灶映射到 CT 图像上。将 CT 与 MRI 图像融合后可以提供对肿瘤和关键结构的精确定位。可见，有效地利用两者的综合信息，可以提高诊断治疗的效果。

　　如何利用三维图像丰富的信息资源来帮助诊断和治疗也是当今研究的一大热点[24]。三维可视化技术利用二维图像的三维重建技术构造一个虚拟的三维手术环境，使得医生能够在真正的手术之前在计算机上就能模拟出手术中间将要遇到的情况，从而提高了医生的手术成

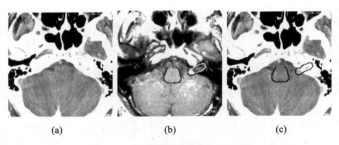

(a)   (b)   (c)

图 3-3　图像配准和融合的应用

(a)患者 CT 图像；　(b)与(a)对应的 MRI 图像；　(c)图像融合

功率。一般用于三维重建的二维图像来源于一次采样所获得的 CT 或 MR,由于扫描过程中患者的呼吸、移动可能会使得这些图像在方位和角度上发生变化,因此不能直接用于三维重建,首先需要进行配准以便得到真正的三维图像。另外用连续组织切片进行三维重建,从人体解剖到细胞内超微结构都能很好显示,在阐明生物体组织结构与生理功能之间的关系以及在形态学、比较解剖学、细胞化学定位等领域的研究中有着重要的意义[25],该项技术不但能精确地显示生物组织复杂的三维结构,并可进行任意旋转、剖切等操作以便观察,还可对重建的三维结构进行测量,可获得长度、面积、体积和角度等大量精确的形态学参数。在三维重建前,首先要对连续切片图像进行配准。

传统的介入手术过程中多采用二维图像来进行引导,这些图像包括 X 射线透视图像、二维超声图像等。二维图像能够实时方便地记录人体的一般信息,但不能记录人体的空间三维信息,不能确定不同器官在空间所处的位置,并且这些图像质量不高,空间分辨率较低、噪声大。这些都给手术导航带来很大的困难。如果能在手术前将高质量的三维图像与手术中的二维图像实时配准,即对高质量的三维 CT 图像进行旋转、平移和尺度变换后,由 CT 图像经过投影产生一幅二维的数字重建图像(digitally reconstruction radiography,DRR),通过二维 X 射线图像与 DRR 图像的配准[26],将当前的人体位置与 CT 图像在空间上达到目的一致,这样就可以用原有的三维 CT 图像来指导手术进行,大大提高了手术的成功率。

除了多模态的图像配准,还有一个重要的临床应用领域就是单一设备间图像的配准,它主要用来分析同一设备不同时期成像的差异,跟踪病情变化和评价治疗效果。因为不同病灶在身体不同部位的不同生长时期具有不同的生长规律,对它的这些生长规律性进行研究,将对疾病的诊断和治疗提供重要的先验信息。为了研究其生长规律,一般采取的方式为采集不同时期的图像数据(一般是 CT 或 MR)后,对两组图像数据进行图像配准,分析其中病灶随着时间的变化情况,再通过数学模型预测其生长规律,另外根据手术前后图像的差异可以对治疗的效果进行评价。

近年来,医学图像配准在神经医学诊断和治疗研究中的应用发展很快,在许多图像解释过程中扮演着越来越重要的角色。磁共振功能成像是一种安全的影像学检查手段,在完全无创伤的条件下可以对人脑进行功能定位分析。其优点是一次成像可同时获得解剖与功能影像,而且对人体无辐射损伤,时间和空间分辨率也优于 PET 成像。所以现在有许多研究机构采用 fMRI 代替价格昂贵的 PET 来进行大脑功能研究。在 fMRI 实验中,为了获取具有统计意义的结果,需要进行多次实验,获取多个时间序列。但是在不同的成像过程中,人体体位的不同以及呼吸、心跳等生理活动都会使获得的图像发生空间位置的变动,给进一步的处理和分析带来困难。所以在对脑功能图像进行统计分析时,有必要对时间序列脑功能成像中的图像进行配准,去除在图像采集过程中由于被试者运动而产生的影响。目前,fMRI 已广泛地用于人脑正常生理功能研究和脑肿瘤的术前评价[27],对手术计划的制定和最大限度地减小术后功能损伤有极大帮助。

生物体视学技术的兴起,显微、超微结构的三维重建和可视化、定量化研究,以及各种组织切片图像的处理,不断为医学图像配准技术提出新的问题,注入新的研究动力。

以上只是关于当前运用图像配准技术的几个较新的运用领域的简介,另外几种典型的应用还有实际医学图像和图谱的比较、基于配准的分割、心脏运动估计、数字减影血管造影、注射造影剂前后的图像配准等许多方面。其实图像配准技术是一种传统的处理方法,很多早期的图像处理技术中就用到了它,如遥感图像处理、医学图像处理、制图学、计算机视觉、目标识别和军事目的等。只是随着应用的加深,在理论上也有了突破,使得其内涵越来越广。相信随着配准技术的不断成熟,将会有更多的图像处理领域将用到此项技术。

目前,医学图像配准的两个研究方向是全自动化和高精度化。为了减小在临床实用中对影像专家的过度依赖并减轻其劳动强度,图像配准技术从复杂费时、费力的基于定位装置的成像前配准,到人机交互的半自动方式,直至完全由计算机自动完成的全自动配准,发展非常迅速,精度也逐步提高,当前的配准精度已经达到了"亚像素"级。这其中,得益于多种技术和理论的应用,如小波变换、薄板样条和信息理论等,各种新的方法也正在积极地探索研究之中。各种图像配准技术和相应的计算机软硬件系统,以其广泛的应用范围、良好的可靠性、灵活的可控制性、低廉的价格和宽广的适用性,也必将为 21 世纪的医学基础研究和临床实践做出重要的贡献。

3.1.3 医学图像配准方法分类

图像配准通常被认为是图像处理中的难点,在过去的几十年里,随着计算机技术的飞速发展和普及,图像配准技术也得到了快速的提高和广泛的应用。从 1992 年,Brown[1] 对当时已有的图像配准技术进行了比较全面的总结分类,到 2003 年 Zitova 和 Flusser[3] 等对配准技术的再次分类,图像配准技术又有了长足的发展和进步,新的技术和方法不断出现。但是由于成像方式、图像数据特性、配准精度要求和图像变形降质的原因多种多样,导致现有的图像配准技术常常是根据特定应用而提出来的,只能解决特定的问题,因此用简单标准对这些方法进行分类是非常困难的。一种配准技术常常是几种方法的综合运用,很难确切地把它们明确划归哪一类。根据不同标准,将得到不同的分类结果。按图像形变的本质特性可以分为刚体和非刚体配准;按照映射函数类型可以分为仿射、透视、弹性变换等;按照数据维度可以分为二维和三维;按照特征空间可以分为基于特征、基于灰度的方法;按照应用领域可以分为遥感图像配准、医学图像配准等;按照成像方式可以分为同模态图像配准和多模态图像配准;按照变换域可以分为空间域配准方法和频域配准方法等。

在最近十几年中,图像配准技术取得了很大的发展,下面介绍几种常用的配准方法。

1. 点法

点法[1-3](point method)又分内部点(intrinsic points)法及外部点(extrinsic points)法,在理论上可用于任何图像,但经常用在刚体和仿射变换中,如同一患者不同时刻的二维或三维图像的配准。如果标记点数目足够多,也能用于更复杂的非刚体变换。

内部点是从与患者相关的图像性质中得到的,如解剖标志点(anatomical landmark points)。解剖标志点的选取是一个很费事的交互过程,一般由影像学专家来完成。解剖标志点必须是在三维空间定义的,并在两种扫描模式的图像中可见。典型的解剖标志点可以是一个点状的解剖结构。例如,耳蜗尖端拐点处;两个线形结构的交点:血管的分叉或相交处;某一表面上特定拓扑属性:一个沟回的可识别部分;或者基于几何特性的基准点[28],如局部曲率极值、隅角等。内部点法对受试者比较友好,而且是全回顾式配准。缺点是内部点的寻找相当困难、费事,要求有一定的经验,这方法带有一些主观性,不同人选择的标志点可能不同,同一人不同时刻所选择的标志点有可能不同,这就给配准的结果造成了一定的影响。

外部点则是在受试者颅骨嵌入的螺钉、在皮肤上做的记号或其他在两幅图像都可检测到的附加标志物。例如,充有硫酸铜的管子、玻璃珠、铬合金球、明胶球等。原则上外部点法可用于配准任何模式的图像,而且外部点在医学图像中要比内部点好识别,通过比较图像中记号的位置对配准结果也易于视觉检测。缺点是在使用这些记号时,受试者都要在扫描装置内严格保持不动,有些还是介入性的。

无论内部点还是外部点,一经确定,基准标志点的坐标都用于确定两幅图像空间——映射的几何变换,两幅图像的配准问题就归结为求解对应点集间的变换参数,可以通过迭代最近点法(iterate closest point,ICP)[1]、计算 Hausdorff 距离[1]等方法求得。将求得的变换参数应用于整幅图像,两幅图像也就配准了。例如,在立体定向放射外科 X 刀中给患者佩戴的定位头环等,通常在患者的头部固定头戴式定位设备,使患者的头部在图像采集过程中保持固定的位置和方向。也可以使用在不同图像中均可见的外部基准标志以实现不同模态图像的配准。现在临床肿瘤放射治疗中通常使用这类方法。这类配准方法的优点是配准计算简单,定位可靠性高。缺点是这种方法是非自动的,技术上在每一次扫描时都需要大量的操作,并且定位装置的固定给患者带来痛苦和不便。这是一种需要在成像前进行操作的配准方法,无法做回溯性的研究和应用[1]。

2. 曲线方法

对二维投影放射照片首先用人工的方法在两幅图像中寻找对应的开曲线(open curve),再在两条开曲线局部曲率最佳拟合的线段用相同的采样率找出一组对应点来。以后继续用点法匹配两幅图像。配准 CT 体积图像系列时,用图像强度的导数自动提取脊线(ridge or crest)[29],然后用连续的样条近似这些离散的曲线并计算曲率和扭矩。曲线的对应关系可以用几何散列表(geometric hashing)检索和表决技术确定[30]。

3. 薄板样条

样条最初是指用长的柔性木条或金属条模拟船和飞机的表面,这些样条通过沿着它的长度附加不同的权重发生弯曲。类似地,可以将样条函数用于模拟图像的空间变换。采用样条的配准方法大部分基于假设源图像和目标图像中能够确定一组对应点或标志,这些对应点称为控制点。控制点可以是两幅图像中都能识别的解剖点或几何标志,在这些控制点上,基于样条的变换不管是插值还是估计位移,需要将固定图像中的控制点映射到浮动图像中的对应点。在控制点之间,它们提供一种光滑变化位移场。薄板样条(thin plate spline,TPS)是基于径向基函数的样条家族中的一部分,它们最初由 Duchon 和 Meiguet 在 1976 年用于散乱数据的表面插值[31],它是弹性形变中弹性薄片应力最小的一种插值模型。薄板样条首先被

Bookstein[32]用于医学图像配准中,来描述二维平面内发生的形变,是目前使用较多的一种样条配准方法。采用薄板样条进行变形建模有许多优点,如它们可以将诸如刚性体约束或方向约束等附加的约束结合到模型中,提高配准精度。当在标志点的估计次数依赖于标记点位置系数时考虑标记点误差,Rohr 等[33]提出了薄板样条弹性配准的近似方法(approximating thin plate spline,ATPS)。采用近似薄板样条,能够克服控制点对之间的各向同性及各向异性误差。

薄板样条具有计算简便,效率高的特点。但是,插值算法将对应点完全匹配起来的前提是所提取的特征点非常精确,没有误差,而且相互之间的位移不大。但是点的提取过程一般都会有一定的误差,将特征点的定位误差考虑进去,就有了近似薄板样条插值算法[14—16]。近似薄板样条插值算法可以根据特征点位置的准确程度给予相应的权重,从而达到控制点定位误差对配准结果控制的效果。

4. 自由形变模型

基于 B 样条的自由变形模型(free-form deformation,FFD)[34, 35]由于基于局部控制函数,在计算机图形学中广泛用于动画,可以有效地模拟三维变形物体,在图像配准中也得到了成功的应用。自由变形的基本原理是将物体嵌入一个空间中,当所嵌的空间变形时,物体随之变形。B 样条可以控制局部变形,改变控制点只影响它附近局部邻域的形状改变。控制点网格的分辨率确定了变形的自由度,同时也确定了计算复杂度。大间距的控制点能够模拟全局的非刚性变形,小间距的控制点可以模拟高度的局部变形,但是小间距的精细网格计算复杂度很大。为了在非刚性变形程度和计算代价之间达成最好的折中,可以采用分级多分辨率方法,控制网格的分辨率随图像分辨率由粗到细增加。

5. 矩和主轴法

借用经典力学中物体质量分布的概念,计算两幅图像像素点的质心和主轴,再通过平移和旋转使两幅图像的质心和主轴对齐,从而达到配准的目的。该方法对缺失数据较敏感,即要求整个物体必须完整地出现在两幅图像之中。此外,该方法还对神经医生感兴趣的某些病案效果不佳。例如,PET 图像中大的周边低代谢肿瘤可能引起较大的 MR-PET 配准误差。更多的是使用主轴变换法作粗配准,使两幅图像初步对齐,可以减少后续主要配准方法的搜索步骤[36]。

6. 互相关法

互相关方法[1—3](correlation method)是通过计算图像内窗口间互相关函数的极大值实现的。如果要求达到像素的精度,需要对互相关矩阵进行插值。互相关配准方法可以非常精确的对齐平移变化,对于带有小角度的旋转和小尺度缩放的图像,配准也很成功。互相关法主要限于单模图像配准,特别是对一系列图像进行比较,从中发现由疾病引起的微小改变。对于同一个物体由于图像获取条件的差异或物体自身发生的小的改变而产生的图像序列,采用使图像间相似性最大化的原理实现图像间的配准,即通过优化两幅图像间相似性准则来估计变换参数。主要是刚体的平移和旋转。对照相序列,考虑到棱镜系统的使用,还要作必要的尺度变换。还需对曝光时间不同引起的强度差异作修正。对核医学图像也要作强度换算来修正因获取时间、注入活性及背景等因素产生的影响。所使用的相似性测度可以是多种多样的,如相关函数、相关系数、差值的平方和或差的绝对值和等。

互相关方法有两个主要的缺点:一是相似性测度极大值处比较平坦,这是由于图像的自相似性;另一个主要缺点就是计算量太大,由于要对每种变换参数可能的取值都要计算一次相似性测度。一些学者在这方面进行了研究,如通过预处理或者使用边缘检测、矢量相关可以使极大值得到尖锐化;用相位相关傅里叶法估算平移和旋转参数;用遗传算法和模拟退火技术减少搜索时间和克服局部极值问题;用傅里叶不变性和对数变换分解变量的互相关技术。互相关方法的配准方法在目前仍然有着广泛的应用,这是由于它在硬件上易于实现,这一点在实时处理中非常有用。

7. 最大互信息配准法

互信息起源于 Shannon 信息论,是两组数据间依赖程度的统计性度量,它测量两个变量中相互包含对方的信息量。Frederik Maes 等[20]将信息论中互信息量的概念应用于多模态医学图像的配准,提出以图像间的互信息量作为配准准则的全自动图像配准方法。虽然两幅图像来源于不同的成像设备,但是它们基于人体共同的解剖信息,所以当两幅图像的空间位置完全一致时,它们的对应像素的灰度互信息达到最大值。

互信息方法几乎可以用于任何不同模态图像的配准,特别是当其中一幅图像的数据存在部分缺失时也能得到很好的效果。该方法由于不需要对多模态图像灰度间的关系作任何假设,不需要预先对图像做分割、特征提取等预处理,所以配准过程可以实现全自动化,且配准精度可以达到"亚像素"水平,目前被广泛应用在多模态图像配准。研究人员提出了各种改进算法。

医学图像配准过程中,坐标变换往往使图像间的重叠部分发生变化。而互信息量与配准图像间的重叠部分的多少有关,图像重叠部分的大小会从两个方面影响互信息的测量。重叠区域的减小会减少采样数量,这将会降低概率分布估计的统计能力。随着误配准的增加(通常同重叠区域的减小一致),互信息量实际上可能会增加。为了消除重叠区域变化对互信息的影响,使目标函数能更加准确地反映互信息量和配准参数之间的关系,Studholme 提出的归一化互信息测度[37]改进了互信息方法对图像重叠窗口大小敏感的缺点。荷兰学者 Pluim[38]提出将互信息量与图像梯度相结合的方法,融入了图像的空间位置信息,提高了配准的准确率。

8. 图谱法与非线性变换技术

立体脑图像的非线性配准是近几年来医学图像处理领域的研究热点。许多重要的临床应用需要非线性变换来描述图像之间的空间关系。例如,在图像引导的神经外科和立体定向放射治疗中,为了提高定位的准确性和自动化程度,需要将患者的图像和标准图谱进行配准。在比较不同个体或人群大脑的形状和功能的研究中,以及建立大脑的统计模型和图谱时,需要将不同患者的图像进行配准。不同人脑图像的配准远比同一个人的不同模式图像的配准困难得多,这是因为不同人脑的形状、尺寸有很大的差异。如果将脑图像作一定的尺度变换,并对深度内部结构适当取向后,就会发现不同人脑的解剖结构的大小和形状方面还是具有一定的共性的,这就有可能构造一个解剖图谱,其前提是受试者间脑的拓扑结构具有不变性。HAMMER[39, 40]是一种基于像素的弹性配准算法,它的特点是在每个点上定义一个属性向量,着重于解剖结构之间的对应关系,而不是像同类型的其他算法那样仅把灰度值作为唯一属性来确定两幅图像之间的点对应关系。HAMMER 中的属性向量包括灰度值、边界信息以及各种在该点的领域内计算出来的能够反映该点解剖结构信息的几何不变矩(geometric moment invariants,GMI)。由于在脑图谱构建过程中有神经解剖学专家直接参与,利用脑图谱进行配准,就可以用图谱所包含的先验知识来对患者或其他人的图像自动识别和正确分割。

9. 基于小波的方法

多分辨率小波分解变换是傅里叶和空域的结合[41],在空域和频域都能提供良好的局部特性。与标准的主成分分析法(principal component analysis,PCA)和 HIS 法相比,基于小波的方法(wavelet-based method)能更好地保持多谱图像的光谱特征。基于小波的方法有两条途径:①由每个波段的多谱图像和高分辨率图像的最大小波系数绝对值来选择小波系数;②用这些多谱低分辨率图像的系数来重置高分辨率图像的部分系数。利用小波变换做图像配准时,首先要对图像进行小波变换,由变换后的模局部极大值点得到图像的边缘。在此基础上,进一步提取边缘上满足一定条件的点作为特征点,如其模大于一个阈值,或者其模是周围某个邻域内的极大值点。这些点的性质对比例缩放、平移和旋转等具有不变性。此外小波变换可以得到每个特征点处的幅度和方向角度。

小波变换生成的是图像数据的多分辨率表示,即使在低分辨率下也保留了原始数据的绝大部分重要特征,而且在突出强的特征时可以压制或削弱高分辨率下较弱的特征。应用这些多分辨率的数据,采用由粗到细的参数搜索和优化策略,开始时在低分辨率下搜索,然后在较高分辨率下优化和校正,这样可以大大缩小搜索的范围,加快配准的速度。

基于小波的多分辨率图像配准方法不需要任何先验知识就可以实现自动配准。Fonseca 和 Manjunath[42]提出的利用图像灰度和小波变换极大模的多分辨率图像配准方法包含以下主要步骤:首先分别对平滑后图像做小波分解,提取特征点;然后进行特征点匹配;最后在较高分辨率下进一步改善配准。对于无噪声的图像,这种配准方法的配准误差可以小于一个像素。然而,对于有畸变的图像,这种配准方法可能失败。相似性度量是基于归一化的互相关。Pinzon[43]提出了一种基于点匹配的自动小波配准技术,自动提取小波压缩图像中的点,配准的结果取决于这些控制点的匹配精度。

基于特征的方法中,采用小波分析的特征提取及其在图像配准中的应用技术是近来研究的热点,目前主要存在的问题如下:

(1) 特征匹配规则不完善;

(2) 用于特征提取的小波基的选择问题;

(3) 优化搜索运算量大。

3.2 基于特征的配准方法

3.2.1 基于点的图像配准

基于点的配准算法通过手动选择两组图像之间的相应点,并把这些点的坐标作为图像配准的特征值,用于求解最佳配准变换之中。但是由于需要手动选择点,这样使得这种方法存在着很大局限性,不过由于人的参与,使得此算法稳定性较高[6]。

用于配准的特征点通常包括反映组织结构的特征点和外部头套在图像上形成的对应点。为了获取结构特征点,对操作者的专业要求较高,通常需要由经验丰富的医生根据其丰富的解

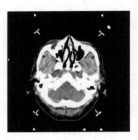

图 3-4　手动获取特征点(黑点)

剖知识来确定。由于人为的参与,此算法受到主观性的影响,点的选取准确性往往不够或者重复性不好,即同一个点在不同时候选择都会有所不同。这将给搜索最佳变换带来误差。另外在点的选取中还可通过在患者头颅上固定标记点,当患者在 CT 和 MR 扫描仪中成像时,这些标记点也能成像,那么选择这样的标记点就可以用于配准。但是这样不仅非常不方便,而且给患者带来了很大痛苦。手动选择配准点如图 3-4 所示。

从理论上讲,只需获取两对配准点就可获得一个最佳刚性变换,但是由于点的选择必然含有误差,为了提高精确度,通常选择多于两点的配准点集。有关文献实验证明,选择点的个数应为 4～25 个。配准的均方误差随着点的个数 N 的增加而减少,但是当点的个数超过 25 以后,配准效果将不再明显改变。

将待配准的两幅图像中的一幅保持不动,设在其上选择的特征点集 $Y_i = \{y_i \mid y_i = (a_i, b_i), a_i, b_i$ 为直角坐标值$\}, i = 0, 1, 2, \cdots, N, N$ 为点的个数。而另一幅图像将做一个刚性变换,$X_i = \{x_i \mid x_i = (a_i, b_i), a_i, b_i$ 为直角坐标值$\}, i = 0, 1, 2, \cdots, N$ 为在上面选择的特征点集。由于 X_i 和 Y_i 上的点都是一一对应的,所以它们的点数必然是相同的。设刚性变换 F 为待求的最佳变换,刚性变换 F 可表示为一个旋转变换 R 和一个平移变换 T 的组合。R 和 T 可表示为

$$R = \begin{pmatrix} \cos\theta & -\sin\theta \\ \sin\theta & \cos\theta \end{pmatrix} \tag{3-3}$$

可获得下式

$$y_i = F(x_i) + \varepsilon_i, \quad i = 0, 1, 2, \cdots, N \tag{3-4}$$

ε_i 为误差矢量项,那么求取最佳变换 F 可表示为最小化下面的均方误差。

$$\min_F E = \min_F \frac{1}{N} \sqrt{\sum_{i=0}^{N} \| y_i - F(x_i) \|^2} \tag{3-5}$$

式(3-5)称为代价函数。为了获得最佳变换 F,选择奇异值分解算法 SVD 来解此问题。此方法在选取的配准点误差较大时,仍能保持较好的配准效果,且所需运算量较小。一般当配准点选择较准时,只需一次搜索就可获得最优值。

通过式(3-5)可获得一个变换值 F',并且可获得最小均方误差 E。考虑到在选取特征点时,有些点的偏差可能过大,影响配准精度。因此,在一次搜索完成后,计算各点误差项 ε_i 的范数 $\| \varepsilon_i \|$,设定域值 τ,并判断下面筛选条件

$$\| \varepsilon_i \| \leqslant \tau \tag{3-6}$$

删除不满足筛选条件的点,保留剩余点重新进行奇异值分解优化处理,获得一个新的最佳变换 F',并计算最小均方误差 E。域值 τ 的选择要适中,如果过小,则会过多地删除掉一些有效点;如果过大,则起不到删除无效点的作用。如此直到所有剩余点都能满足筛选条件(3-6),则可结束搜索,此时的变换 F 为最优变换。对含点集 X_i 的图像做变换 F,则可完成配准过程。

选择一幅 CT 图像,并将其做一已知变换后,用此两幅图作为配准图进行基于点的配准操作。配准结果如表 3-2 和图 3-5 所示。

表 3-2 CT 图像基于点的配准数据结果

	角度/(°)	X 方向平移/像素	Y 方向平移/像素
实际值	13.5	9.0	11.0
搜索值	13.69	7.948	12.648

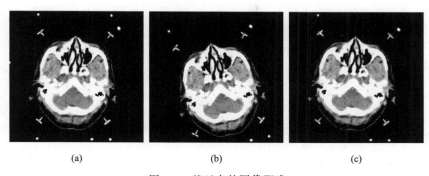

(a)   (b)   (c)

图 3-5 基于点的图像配准

(a)(b)待配准的图像; (c)配准后的图像

从上面实验可以看到,基于点的配准算法能够较好地配准图像。这与 CT 图像的结构特征较明显有关,因为这样可以较准确地选择配准点。下面选择一幅 MR 和一幅 PET 图像进行配准,其结果如图 3-6 所示。

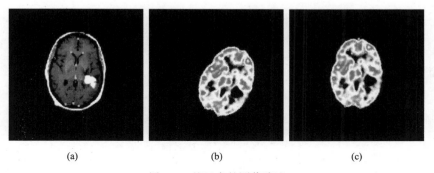

(a)   (b)   (c)

图 3-6 基于点的图像配准

(a)MR 原图; (b) PET 原图; (c) 配准后 PET 图

从上面一个实验可以看到,由于 PET 图像的像素分辨率低,结构特征不像 MR 那样明显,使得在 PET 上选择与 MR 相对应的特征点较困难,这样必然造成较大的配准误差。然而尽管其精度不是太高,但是一般来说,他搜索到的结果都是接近实际值的,即其稳定性非常好。因此可用此搜索结果作为后面要介绍的两种配准方法的初始值,以便取长补短。

下面介绍如何利用奇异值分解求解配准问题。奇异值分解 SVD 是矩阵分析中的一种有力方法。它对于最小二乘法和矩阵求逆有重要的作用。

为了最小化均方误差,即式(3-5),令所求变换 F 为

$$F = R + T \tag{3-7}$$

为方便推导,将最小化均方误差改为对下式最小化

$$\frac{1}{N}\sum_{i=0}^{N} \| y_i - Rx_i - T \|^2 \tag{3-8}$$

令 $\bar{X}$ 和 $\bar{Y}$ 分别表示 x_i 和 y_i 的坐标中心点

$$\bar{X} = \frac{1}{N}\sum_{i=0}^{N} x_i, \quad \bar{Y} = \frac{1}{N}\sum_{i=0}^{N} y_i \tag{3-9}$$

展开式(3-8),将式(3-9)代入得

$$\frac{1}{N}\sum_{i=0}^{N} \| y_i - Rx_i\|^2 + \| T\|^2 - 2T^{\mathrm{H}} \cdot (\bar{Y} - R\bar{X}) \tag{3-10}$$

这里 T^{H} 为 T 的转置。由于上面三项中,T 和 R 都处在两项之中,为此继续简化之,得

$$\frac{1}{N}\sum_{i=0}^{N} \| y_i - Rx_i\|^2 - \| \bar{Y} - R\bar{X}\|^2 + \| T - (\bar{Y} - R\bar{X})\|^2 \tag{3-11}$$

这样,上式中包含 T 的只有第三项,因此,可令

$$T = \bar{Y} - R\bar{X} \tag{3-12}$$

式(3-12)将成为最小化均方误差的一个条件。从这里可以看到,平移变换 T 的最优值为点集 X_i 和 Y_i 的中心坐标点做旋转后的平移值,这也很符合配准的物理意义。将式(3-12)代入式(3-11),则第三项为零,式(3-11)变为

$$\frac{1}{N}\sum_{i=0}^{N} \| y_i - Rx_i\|^2 - \| \bar{Y} - R\bar{X}\|^2 \tag{3-13}$$

式(3-13)的第一项为 $\mathrm{mean}(\| y_i - Rx_i\|^2)$,而第二项为 $\| \mathrm{mean}(y_i - Rx_i)\|^2$,所以式(3-11)可化为

$$\frac{1}{N}\sum_{i=0}^{N} \| y_i - Rx_i - (\bar{Y} - R\bar{X})\|^2 \tag{3-14}$$

为了简便,设

$$y'_i = y_i - \bar{Y}, \quad x'_i = x_i - \bar{Y}, \quad i = 0,1,2,\cdots,N \tag{3-15}$$

则式(3-14)化为

$$\frac{1}{N}\sum_{i=0}^{N} \| y'_i - Rx'_i\|^2 \tag{3-16}$$

展开式(3-16)得

$$\frac{1}{N}\sum_{i=0}^{N} \| x'_i\|^2 + \frac{1}{N}\sum_{i=0}^{N} \| y'_i\|^2 - \frac{2}{N}\sum_{i=0}^{N} (y'_i)^{\mathrm{H}} \cdot (Rx'_i) \tag{3-17}$$

可以看到,最小化式(3-17)等价于最大化式(3-18)

$$\sum_{i=0}^{N} (y'_i)^{\mathrm{H}} \cdot (Rx'_i) \tag{3-18}$$

综上所述,最小化代价函数式(3-5),就等价为

$$\max_R \sum_{i=0}^{N} (y'_i)^{\mathrm{H}} \cdot (Rx'_i), \quad T = \bar{Y} - R\bar{X} \tag{3-19}$$

下面分析如何用奇异值分解来最大化式(3-18),首先式(3-18)可写成

$$F = \sum_{i=0}^{N} (y'_i)^{\mathrm{H}} \cdot (Rx'_i) = \mathrm{Trace}\left(\sum_{i=0}^{N} Rx'_i (y'_i)^{\mathrm{H}}\right) = \mathrm{Trace}(RH) \tag{3-20}$$

这里

$$H = \sum_{i=0}^{N} x'_i (y'_i)^{\mathrm{H}} \qquad (3\text{-}21)$$

引入如下定理。

定理 对任意正定矩阵 $Q = AA^{\mathrm{H}}$ 和任意正交规范矩阵 B,

$$\mathrm{Trace}(Q) \geqslant \mathrm{Trace}(BQ) \qquad (3\text{-}22)$$

定义 对任意矩阵 $A \in \mathbf{C}^{m \times n}$,存在酉矩阵 U, V,使得

$$A = U \Lambda V^{\mathrm{H}} \qquad (3\text{-}23)$$

$$\Lambda = \begin{pmatrix} \sqrt{\lambda_1} & & & & \\ & \ddots & & & \\ & & \sqrt{\lambda_r} & & \\ & & & 0 & \\ & & & & 0 \end{pmatrix}$$

称式(3-23)为 Λ 的奇异值分解,称 $\sigma_i = \sqrt{\lambda_i}$ 为矩阵 A 的奇异值。其中,λ_i 为矩阵 $A^{\mathrm{H}} A$ 的特征值,$U_{m \times m}$ 为矩阵 AA^{H} 的完全特征向量系所构成,$V_{n \times n}$ 为矩阵 $A^{\mathrm{H}} A$ 的完全特征向量系所构成。

设式(3-20)中的矩阵 H 有奇异值分解

$$H = U \Lambda V^{\mathrm{H}} \qquad (3\text{-}24)$$

令旋转矩阵 R 为

$$R = VU^{\mathrm{H}} \qquad (3\text{-}25)$$

则

$$RH = VU^{\mathrm{H}} U \Lambda V^{\mathrm{H}} = V \Lambda V \qquad (3\text{-}26)$$

这样 RH 就为一个正定矩阵,根据定理式(3-22)必然有最大值。

3.2.2 基于形状的图像配准

形状作为图像的重要特征可以用于图像配准,本节利用霍特林变换[44]进行配准。霍特林变换是建立在统计特性基础上的一种变换,它的突出优点是相关性好,是均方误差意义下的最佳变换,它在数据压缩技术中占有重要地位。

对于大小为 $N \times N$ 的数字图像,可以用一个含 N^2 个元素的向量 X_i 表示,则 M 幅图像可以表示为 $(X_1, X_2, \cdots, X_M)$,其平均值向量 u 和协方差矩阵 C 可由下述方法近似求得

$$u = E\{X\} \approx \frac{1}{M} \sum_{i=1}^{M} X_i \qquad (3\text{-}27)$$

和

$$\begin{aligned} C &= E\{(X-u)(X-u)^{\mathrm{T}}\} \\ &\approx \frac{1}{M} \sum_{i=1}^{M} (X-u)(X-u)^{\mathrm{T}} \approx \frac{1}{M} \sum_{i=1}^{M} X_i X_i^{\mathrm{T}} - uu^{\mathrm{T}} \end{aligned} \qquad (3\text{-}28)$$

根据线性代数理论,可以求出协方差矩阵的特征向量和对应的特征值。假定 $\lambda_i (i = 1,$

$2,\cdots,N^2$)是按递减顺序排列的特征值,对应的特征向量

$$e_i = (e_{i1}, e_{i2}, \cdots, e_{iN^2})^{\mathrm{T}}, \quad i = 1, 2, \cdots, N^2$$

则霍特林变换矩阵 E 定义为

$$E = \begin{pmatrix} e_{11} & e_{12} & \cdots & e_{1N^2} \\ e_{21} & e_{22} & \cdots & e_{2N^2} \\ \vdots & \vdots & & \vdots \\ e_{i1} & e_{i2} & \cdots & e_{iN^2} \\ \vdots & \vdots & & \vdots \\ e_{N^21} & e_{N^22} & \cdots & e_{N^2N^2} \end{pmatrix}$$

霍特林变换的表达式为

$$Y = E(X - u) \tag{3-29}$$

对于二维平面上的点列,霍特林变换可以确定点列的特征矢量。第一特征矢量为穿过点集的最好直线,即点集中所有的点到该直线的距离的平方和最小。与之正交的直线即为第二特征矢量,如图 3-7(a)所示,浅灰色为第一特征矢量,涤灰为第二特征矢量,交点即为点列的中心。三维数据点列中,与第一、二特征矢量均正交的矢量即为第三特征矢量,如图 3-7(b)所示。

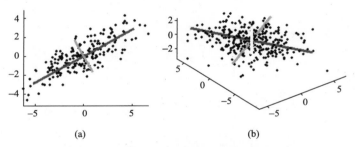

图 3-7 数据点集及特征矢量(分别用涤灰、浅灰和白色表示)

(a) 二维; (b) 三维

对于三维图像的配准,首先将图像进行阈值分割,找出待配准物体所在的区域,则区域内点集可以表示为三维向量 $X = \{(x_i, y_i, z_i)^{\mathrm{T}} | i = 1, 2, \cdots, n\}$,这里 x_i, y_i, z_i 是 x 轴、y 轴和 z 轴方向的坐标值。点集的均值 u 和协方差矩阵 C 表示为

$$u = \frac{1}{n} \sum_{i=1}^{n} X_i \tag{3-30}$$

和

$$C = \frac{1}{n} \sum_{i=1}^{n} X_i X_i^{\mathrm{T}} - uu^{\mathrm{T}} \tag{3-31}$$

然后对协方差矩阵 C 进行特征值分解,得到特征向量矩阵 E 和特征值矩阵 V。E 的第一行为最大特征值对应的特征向量,最后一行为最小特征值对应的特征向量,则有

$$Y = E(X - u) \tag{3-32}$$

式(3-32)即为霍特林变换。它的作用是以点集的中心为原点,以协方差矩阵 C 的特征向量所指方向为 x 轴、y 轴和 z 轴的方向建立一个新的坐标系统,将物体沿着特征矢量对准。该变换

实质上是一种旋转变换，E 即为旋转矩阵。

若 A,B 为待配准图像，则利用下式可以将图像 B 映射到图像 A 所在空间：

$$X_A = (E_A E_B^{\mathrm{T}}(X_B - u_B)) + u_A \tag{3-33}$$

图 3-8 是利用头部三维模型说明配准的过程。图 3-8(a)为头部三维图像；图 3-8(b)为旋转后图像，分别用浅灰色和深灰色表示；图 3-8(c)为图(a)和图(b)叠加后图像；图 3-8(d)为配准后叠加的结果。

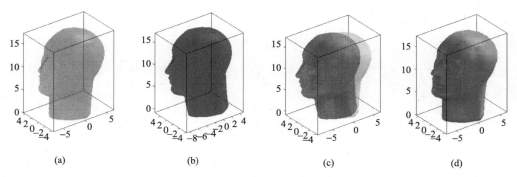

图 3-8　头部三维模型及其变换后的结果

(a)模型 1；　(b)模型 2；　(c)配准前叠加情况；　(d)配准后叠加情况

该算法主要步骤描述如下：

(1) 给定待配准图像 A,B，分别对其进行阈值分割，得到向量表示：

$$X = \{(x_i, y_i, z_i)^{\mathrm{T}} \mid i = 1, 2, \cdots, n\}$$

(2) 分别计算分割图像的中心 u_A, u_B 和协方差矩阵 C_A, C_B；

(3) 对协方差矩阵 C_A, C_B 进行特征值分解，得到旋转矩阵 E_A, E_B；

(4) 利用公式(3-33)配准图像。

为了验证算法的有效性，我们对以下七套由专家配准好的图像数据进行了实验。对原图像先绕 x,y 和 z 轴分别进行旋转，再沿 x,y 和 z 轴分别进行平移(单位：像素)。旋转角度和平移量是随机产生的。如果计算出的变换参数与真实值相差 1 个像素或 1°，即认为配准成功。表 3-3 为实验所用数据信息。

表 3-3　实验所用数据信息

实验	模态	维数	体素/mm³
1	T1	$181 \times 217 \times 181$	1.0^3
	PD	$181 \times 217 \times 181$	1.0^3
2	T1	$256^2 \times 62$	$0.94^2 \times 3.0$
	T2	$256^2 \times 124$	$0.94^2 \times 1.5$
3	MR	$128^2 \times 63$	$2.10^2 \times 2.4$
	PET	$128^2 \times 67$	$2.10^2 \times 2.4$
4	MR	$256^2 \times 124$	$0.94^2 \times 1.5$
	SPECT	$256^2 \times 124$	$0.94^2 \times 1.5$

续表

实验	模态	维数	体素/mm³
5	CT	$512^2 \times 35$	$0.59^2 \times 5.0$
	PET	$128^2 \times 35$	$2.34^2 \times 4.3$
6	CT	$512^2 \times 35$	$0.98^2 \times 5.0$
	PET	$128^2 \times 35$	$3.91^2 \times 4.3$
7	CT	$512^2 \times 35$	$0.59^2 \times 5.0$
	PET	$128^2 \times 35$	$2.34^2 \times 4.3$

每组数据进行 100 次实验,配准后在各个方向的平均误差和成功率见表 3-4(平移误差单位:像素,旋转误差:°)。

表 3-4　配准结果

实验	t_x	t_y	t_z	θ_x	θ_y	θ_z	成功率/%
1	0.0625	0.0792	0.0810	0.1084	0.0951	0.0704	100
2	0.1929	0.1910	0.1283	0.1077	0.0703	0.4862	96
3	0.2109	0.1752	0.1021	0.1223	0.1305	0.4605	92
4	0.1137	0.0958	0.3928	0.2287	0.7692	0.2027	92
5	0.9359	0.0956	0.4162	0.3090	0.7212	1.1457	82
6	0.8971	0.8540	0.4123	0.3337	0.5524	0.9467	86
7	0.2473	0.1260	0.0721	0.1270	0.2247	1.0626	86

图 3-9 是利用本算法配准后的结果,由上至下分别为 T1,T2 图像和将 T2 边缘加到 T1 后的图像。从左到右依次为第 24,28,32 层横断面。图 3-10 为同一患者脑部 MR 图像与 PET 图像的配准结果。由上至下分别为 MR 和 PET 图像和将 MR 边缘加到 PET 后的图像,从左到右依次为横断面、矢状面和冠状面。由于 PET 图像成像质量差,空间分辨率比较低,所以利用本算法存在一定的误差。

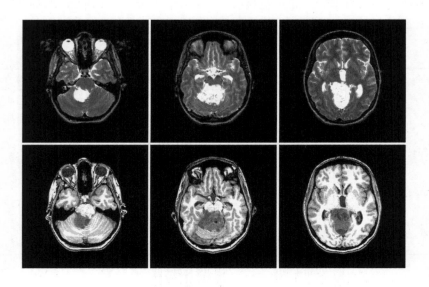

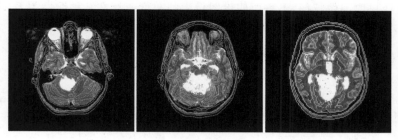

图 3-9　T1,T2 加权图像的配准结果

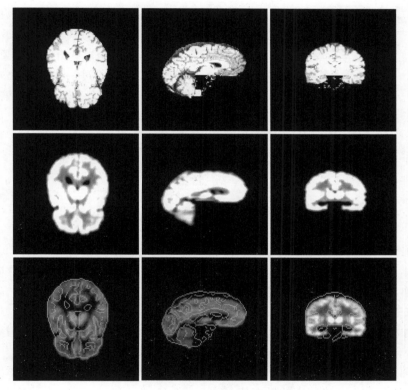

图 3-10　MR,PET 图像的配准结果

　　本节提出了一种新的基于霍特林变换的三维医学图像快速配准算法,并对不同模态的三维医学图像进行了实验,从实验结果可以看出,本算法能够准确、快速地处理刚性配准问题,特别适用于三维医学图像的配准。

3.3　基于图像灰度的配准

3.3.1　基于互信息量的配准

　　互信息量技术是最近几年提出的进行多模态图像配准的一种有效方法。互信息量源于信息论,用于度量两个随机变量之间的相似性。它是一种自动的,基于像素灰度的方法,它不需要选择标志点或提取图像特征,不需要假设图像中的灰度值存在某种线性关系,因而得到广泛应用,特别是医学图像处理领域[4]。

基于互信息量的刚性配准可以表示为

$$T_0 = \arg \max_T \mathrm{MI}(A, T(B)) \qquad (3\text{-}34)$$

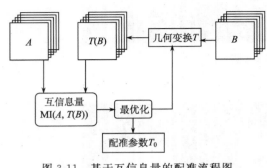

图 3-11 基于互信息量的配准流程图

即找到一个最优变换 T 使互信息量达到最大,其流程如图 3-11 所示。

虽然互信息量是关于坐标变换的函数,但由于概率分布函数的存在,且概率分布函数并不是一个可解析的函数。这使得互信息量不能显式地表示为坐标变换的函数。因此最大化互信息量的搜索过程无法用最大梯度法等方法来搜索,因为这些方法都需要用到函数的解析性质,只能通过一些直接法来求解,这使得搜索计算量加大。下面以二维图像配准为例,变换 T 可表示为

$$T = R + V \qquad (3\text{-}35)$$

$$R = \begin{pmatrix} \cos\theta & -\sin\theta \\ \sin\theta & \cos\theta \end{pmatrix}, \quad \theta \text{ 为旋转角度}$$

$$V = \begin{pmatrix} V_x \\ V_y \end{pmatrix}, \quad V_x, V_y \text{ 为 } x \text{ 和 } y \text{ 方向的平移量}$$

这样一个二维变换值由三个参数 $\{\theta, V_x, V_y\}$ 决定。取一个初始变换 $T_0 = \{\theta_0, V_{x0}, V_{y0}\}$,设定变换改变的步长为 $\Delta T = \{\Delta\theta, \Delta V_x, \Delta V_y\}$,对于每个变换参数,都有两个变换方向。因此,每进行一次变换都可能出现六种情况 $\{\pm\Delta\theta, \pm\Delta V_x, \pm\Delta V_y\}$,分别用 $(\Delta T_1, \Delta T_2, \Delta T_3, \Delta T_4, \Delta T_5, \Delta T_6)$ 来表示。图像配准的搜索算法过程总结如下。

(1) 在初始变换 T_0 时,通过双线性插值法获得变换后图像的直方图分布,并规范化后得到 $P_{AB}(a, b)$,计算互信息量,设为 V_0;

(2) 对 $(\Delta T_1, \Delta T_2, \Delta T_3, \Delta T_4, \Delta T_5, \Delta T_6)$ 中每一个变换做上面相同的操作,得到六个值 $(V_1, V_2, V_3, V_4, V_5, V_6)$,取其中的最大值 $V_{\max} = \max V_i$,$i = 1, 2, \cdots, 6$,并设 $V_{\max}$ 对应了变换 $\Delta T_{\max}$。如果 $V_0 \geqslant V_{\max}$,说明 T_0 为最优变换,则跳到第四步;

(3) 把 V 取最大值时的变换方向 $\Delta T_{\max}$ 作为此次搜索的局部最优值,即它可使得相似性测量变化最明显。由此可得变换 $T_1 = T_0 + \Delta T_{\max}$。用 T_1 代替第一步中的 T_0,重复执行上面步骤;

(4) 改变变换步长为 $\Delta T/2 = \{\Delta\theta/2, \Delta V_x/2, \Delta V_y/2\}$,以步骤(3)搜索结果作为此次搜索初值继续上面搜索,直到步长满足精度要求为止。

由于互信息量的函数无法显示给出,我们无法分析其单调性,但是由于图像本身的复杂性以及互信息量的统计性,将使得在搜索过程中遇到很多局部最优值,这些值会影响到全局最优值的搜索。所以在设定上面的搜索步长时,应该先设定一个较大值,以避免陷入局部最优值,然后逐渐减小步长以增加搜索精度。另外,由于角度步长和位移步长将影响互信息量改变的大小,为了使互信息量的改变具有可比性,应该设定适当的步长值,使这些改变数值上相当。

一般图像在 x 和 y 方向近似各向同性,所以可令 $\Delta V_x = \Delta V_y$,另外,我们通过实验发现,当角度步长 $\Delta\theta$ 以度数为单位时的数值和位移步长相同时,其互信息量的改变具有可比性,所以我们在实验中令 $\Delta\theta = \Delta V_x = \Delta V_y$。

首先我们对一幅 CT 图像做已知变换,用变换后的图像与原图进行配准,配准数据见表 3-5,配准结果如图 3-12 所示。

表 3-5   基于互信息量的 CT 图像配准

迭代次数	步长		搜索的变换值			互信息量
	角度/(°)	位移/像素	角度/(°)	X 轴方向位移	Y 轴方向位移	
1	4	4	16	13.3	15.0	0.807
2	2	2	16	11.3	13.0	1.146
3	1	1	17	11.1	13.2	1.474
4	0.5	0.5	17	11.1	13.2	1.474
5	0.1	0.1	16.8	11.1	13.3	1.536
实际值			16.8	11.0	13.0	1.637

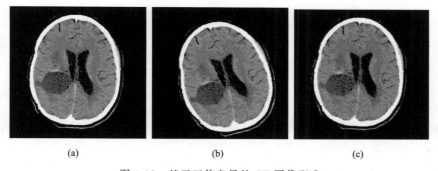

图 3-12   基于互信息量的 CT 图像配准

(a)(b) 待配准图像; (c) 配准后图像

从表 3-5 可以看出,最后的搜索精度误差小于一个像素点大小。当步长为 4 时,尽管搜索结果的精度不够,但是已经很接近实际值,这样使得后面高精度搜索范围不会很大。实际上,大部分计算时间都是在第一步完成的。当然第一步配准过程所需时间仍然较长。下面我们用一幅 CT 和一幅 MR 图像作配准,以进一步检验此方法,配准数据见表 3-6 和配准结果如图 3-13 所示。

表 3-6   基于互信息量的 CT 和 MR 图像配准

迭代次数	步长		搜索的变换值			互信息量
	角度/(°)	位移/像素	角度/(°)	X 轴方向位移	Y 轴方向位移	
1	4	4	24	25.20	2.453	0.620
2	1	1	24	26.20	1.453	0.652
3	0.5	0.5	23.5	26.21	1.224	0.656
4	0.1	0.1	23.6	26.10	1.270	0.657

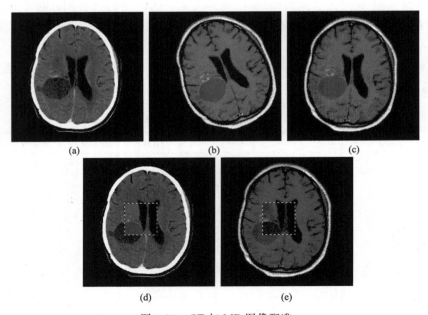

图 3-13 CT 与 MR 图像配准

（a）（b）待配准的 CT，MR 图像；　（c）配准后的 MR 图像；　（d）（e）配准效果显示

3.3.2 互信息量的局部极值

1. 部分体积分布插值方法对互信息量的影响

部分体积分布插值方法（partial volume distribution，PV 法）[20]根据线性插值的权重分配原则，将每对像素对联合直方图的贡献分散到联合直方图上与之相邻的各个像素对上。这样，插值过程不会产生新的灰度值。更为重要的是，联合直方图上各个位置的值以小数增加，而不再以整数 1 增加，从而可以得到比较光滑的目标函数，有利于最优化搜索。但是目标函数在整数平移点上却会出现局部极值，使优化过程可能终止在局部的极值点上，得到错误的结果。图 3-14（a）为一幅 CT 图像，图（b）和图（c）为图（a）与自身配准时，互信息量随平移量变化的曲线，插值采用 PV 法。图（c）为图（b）过原点的 X 方向上的剖面曲线。显然，互信息量在整数平移点上存在局部极值。

2. 灰度级对互信息量的影响

有些文献中采用多分辨率的策略来提高配准速度。但是，随着图像分辨率的降低，联合直方图的统计项总数会急剧减少，这就像统计样本变小一样，使得随机涨落变得明显起来。这样，联合直方图就会成为一个稀疏矩阵，对配准参数的变化变得极为敏感。同时，由联合直方图近似得到的配准图像灰度间的联合分布和边缘分布的精度就会变差，从而严重影响到目标函数的平滑程度，导致产生更加明显的局部极值，增加了配准优化搜索失败的概率。我们认为，对于较低分辨率的图像（例如，256×256 以下）应尽可能使用原始的图像信息直接配准；对于较高分辨率的图像（例如，512×512 以上），可以酌情降低其空间分辨率来提高配准速度。

另外一种方法是通过压缩图像灰度的动态范围，来相对提高联合直方图的统计样本，从而得到更加平滑的目标函数,以保证优化结果的正确性。图 3-15 为一幅图像(大小:256×256)在不同灰度分辨率下,经在 X 轴方向平移后与原图像自身配准时的互信息量图形。由图(a)到图(h)依次分别对应的灰度动态范围为 256,128,64,32,16,8,4,2。从图中可以看到,随着灰度范围的压缩,互信息量曲线的平滑程度逐步改善,灰度范围达到 32,16 时,局部极值已经看不到了。同时,随着灰度范围不断的压缩,互信息量全局极值的幅度是一个先变大,后变小的过程。较大的全局极值对应于其附近较大的梯度,有利于优化过程的快速收敛。

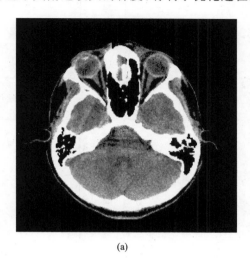

(a)

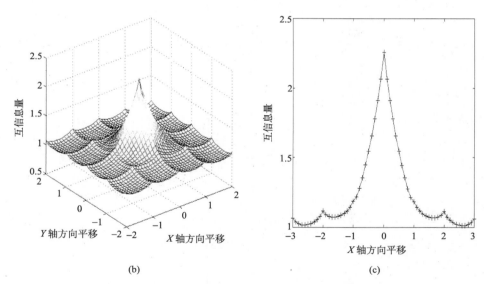

(b)　　　　　　　　　　　　　　　　　(c)

图 3-14　互信息量在整数平移点上存在局部极值

(a)原 CT 图像;　(b)配准过程中互信息量变化曲线;　(c)互信息量变化剖面曲线

3. 局部极值出现的原因

当图像平移量为像素尺寸的整数倍时,两幅图像的采样网格出现大量重合的情况。这时,联合直方图的非零项和小概率项数较少,联合直方图总体上分布较规整、联合熵较小。当平移量不是像素尺寸的整数倍时,两幅图像的采样网格不相重合。此时,变换后的图像需要插值。

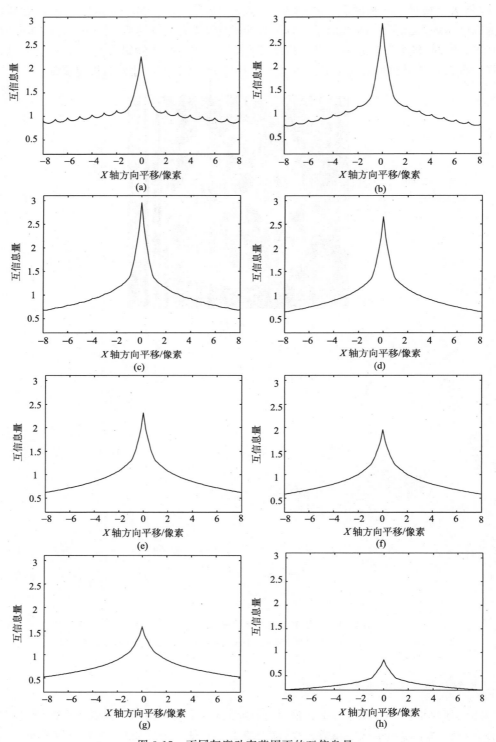

图 3-15　不同灰度动态范围下的互信息量

在 PV 插值过程中,由于联合直方图的几项被进行了小幅度的更新,所以造成了联合直方图的分散和杂乱,表现为非零项和小概率项的增加。这种在非采样网格点上的插值造成的离散甚至比位移更大些的整数点上的平移造成的离散还要大。联合直方图的这种杂散程度的增大,使得概率分布的联合熵增加。根据互信息量的定义:$MI(A,B) = H(A) + H(B) - H(A, B)$,联合熵的增加将导致互信息量的减小。互信息量的定义中另外两项分别为待配准图像的熵。对于医学图像,待配准的图像经几何变换后,可以用背景灰度填充由于几何变换造成的空缺。这样,参考图像和浮动图像的熵的变化可以忽略不计。联合熵的变化情况就决定了互信息量的变化。目标函数的这种波浪形局部极大值的形成,主要可以归结为 PV 插值过程中造成的联合直方图分布的杂散,不妨将这种情况称为插值假象(interpolation artifacts)。

根据以上的分析,在基于互信息量的图像配准中采用 PV 插值算法会引起插值假象,使配准函数在整数平移处出现局部极值。如果不采用有效的优化方法来避开局部极值的干扰或者消除目标函数函数的这些局部极值,有可能得到错误的配准结果,更不用说达到"亚像素"级的精度了。

采用模拟退火算法和遗传算法等现代优化方法可以解决局部极值问题。但是这些优化方法也有许多缺点:算法本身比较复杂;参数的确定与优化问题自身密切相关,不易确定;收敛速度慢,要求的迭代次数较多,以及无法保证一定收敛到全局最优等。我们的研究从消除配准函数的局部极值入手,着眼于提高目标函数的光滑程度,从而保证了经典的优化方法结果的正确性,达到了快速、准确的效果。

4. 目标函数局部极值的克服

基于以上对局部极值产生原因的分析,并充分考虑解决此问题的算法应具有的特性,本节提出了两种简单的互信息量局部极值克服方法,下面分别予以介绍。

1) 先验联合概率法

Bostjan[45]提出在估计联合概率分布时,结合先验联合概率 $p^*(A,B)$,可以增加其准确性,即

$$p(A, TB) \leftarrow \lambda p(A, TB) + (1 - \lambda) p^*(A, B) \tag{3-36}$$

其中,$\lambda \in [0,1]$ 为权重因子。当 $\lambda = 1$ 时,联合概率就是原来的定义,没有包含联合分布的任何先验知识和信息。当 $\lambda = 0$ 时,联合分布与几何变换 T 无关,这时,最大互信息量的方法失效。计算过程中令 $\lambda \in [0,1]$,可以得到原始的联合分布和先验联合分布的组合。这样,既保证了最大互信息量的有效性,又引入了与几何变换无关的先验分布,增加了联合分布的稳定性,使得互信息量随配准参数的变化更加平滑。

先验联合概率可以由一组预先配准的与待配准图像灰度分布相似的训练图像得到,也可以由经粗配准的图像估计得到。在实际应用中,选择灰度分布相似的训练图像和粗配准通常需要人的干预和介入,增加了处理步骤和算法的复杂性,破坏了最大互信息量法本身具有的全自动、简洁的优点,所以较少采用。

2) 随机扰动法

随机扰动法就是将变换得到的待配准图像中的每一个像素的坐标做一个微小的随机扰动,使坐标值成为实数:

$$(i, j) \leftarrow (i + \alpha, j + \beta) \tag{3-37}$$

其中，α,β服从$[-0.5,0.5]$上的均匀分布。这样，配准过程中，就不会出现大量的像素采样网格重合的情况，从而显著地减少插值假象。

如图3-16所示为采用随机扰动法前后的结果，左边一列为未采用随机扰动法的互信息量，右边一列为采用随机扰动法后的互信息量。图像大小为256×256，图(a)、图(b)为256级灰度；图(c)、图(d)为128级灰度；图(e)、图(f)为64级灰度；图(g)、图(h)为32级灰度。从图3-16上可以看到，采用随机扰动方法后，互信息量曲线得到了很好的光滑，几乎看不到局部极值，全局极值的位置保持在原处，起到了良好的效果。缺点是经处理后，全局的极值幅度有较大幅度的降低，而且，全局的极值附近函数的变化率大大减小，这样，优化时的搜索速度会降低，增加优化时间。

3) 二次插值平均法

我们发现，采用线性插值（三维情况下称为三线性法，简称 TRI）和 PV 插值算法，在整数平移点上都会形成局部极值。所不同的是，TRI 算法表现为局部极小值，目标函数呈周期性的"凸包"状。而 PV 算法表现为局部极大值，目标函数呈周期性的"凹坑"状。根据插值过程，在采样格点上不需要进行插值处理，两种插值算法得到的联合直方图是一致的，这时，两种插值方法得到的互信息量的局部极小值和极大值一一对应，并且相等。

为了得到更为光滑的目标函数，从而提高最优化搜索的速度和正确性。考虑到两种插值算法下目标函数的这种"互补"的特性，我们不妨将配准目标函数定义为

$$\mathrm{MI}_{\mathrm{average}}(A,B)=\frac{\mathrm{MI}_{\mathrm{TRI}}(A,B)+\mathrm{MI}_{\mathrm{PV}}(A,B)}{2} \tag{3-38}$$

其中，$\mathrm{MI}_{\mathrm{TRI}}$为采用 TRI 算法得到的互信息量，$\mathrm{MI}_{\mathrm{PV}}$为采用 PV 插值得到的互信息量。显然，这样增加了目标函数的计算量。通过分析可以发现，图像几何变换对两种插值方法是相同的，只要计算一次。增加的运算量只有联合直方图和互信息量的计算，而且，插值线性权重也可以共用。所以不会成倍增加运算时间。重要的是通过这样的操作，达到了消除配准函数局部极值的目的。

图3-17详细展示了以上的分析。其中，图(j)为一幅典型的 MRI 图像，图(a)～图(i)为图(j)与自身配准时互信息量的变化情况。图(a)、图(c)分别为 TRI 插值时二维和一维情况下互信息量与平移（单位:像素）的关系，图(e)为互信息量与旋转角度（单位:°）的关系。图(b)、图(d)为 PV 插值时二维和一维情况下互信息量与平移的关系，图(f)为旋转与互信息量的关系。图(g)、图(h)分别为图(a)和图(b)以及图(c)和图(d)的平均，图(i)为图(e)和图(f)的平均。从图3-17上可以明显地看出，采用平均法后平移时，原来不平滑的曲线经简单平均以后，去除了局部极值，变得非常平滑。原本光滑的旋转曲线依旧保持平滑。

为了检验上述方法的有效性，取一幅 CT 图像（图3-18(a)），经旋转平移后得到图(b)，对图(a)和图(b)依据最大互信息量准则进行配准。先用 PV 插值方法配准，然后再用本节提出的平均法配准。优化算法采用 Powell 算法，搜索起始矢量定为零矢量。实验结果见表3-7。

从实验结果中可以看到，采用 PV 算法时，并没有得到正确的配准结果，优化过程在一个局部极值处终止。这个局部极值在整像素平移量$t_x=7$和$t_y=11$处取得。而我们提出的平均法则给出了准确的结果，并且达到了"亚像素"的精度。实验中，采用 PV 插值法时，由于搜索过程过早地在局部极值处终止，所以所耗的时间比平均法要少。如果 PV 法能收敛到正确的结果，则和本节提出的方法在时间消耗上将不会有显著的差异。以增加少量的时间开销来换取正确的结果，无疑是可取的。

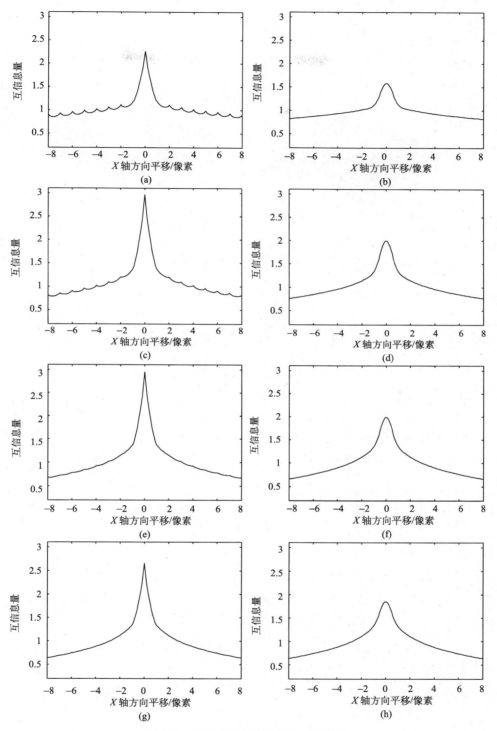

图 3-16　随机扰动处理前后的互信息量

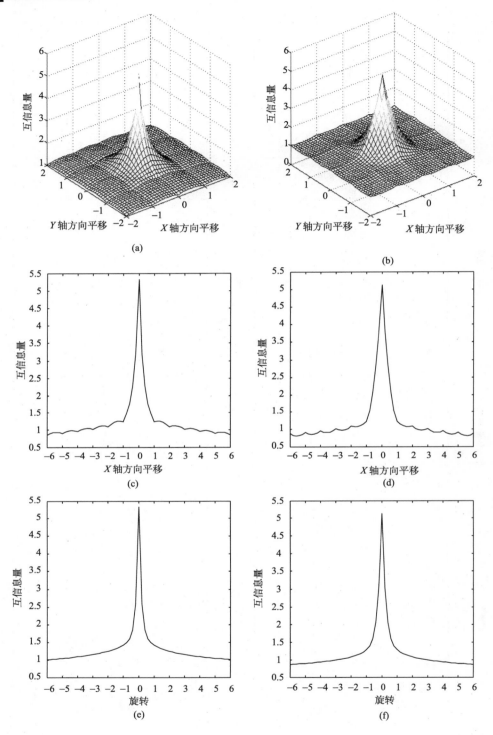

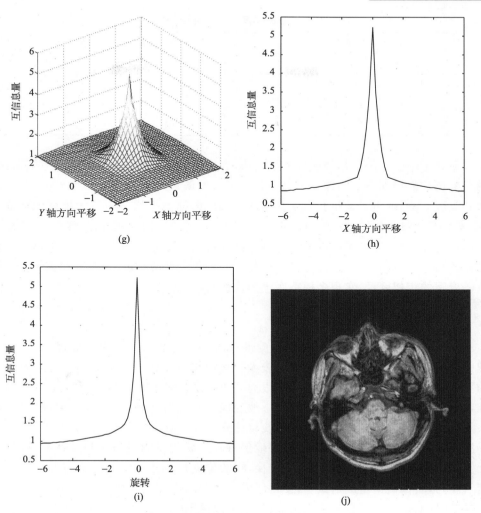

(g)

(h)

(i)

(j)

图 3-17 不同插值算法下目标函数的性状

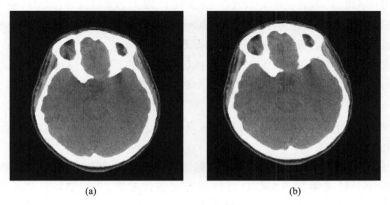

(a)

(b)

图 3-18 待配准的实验图像

表 3-7　两种不同插值方法下的图像配准结果

插值方法	配准参数（单位：像素，°）			误差（单位：像素，°）			时间/s
	t_x	t_y	ϕ	$\vert\Delta t_x\vert$	$\vert\Delta t_y\vert$	$\vert\Delta\phi\vert$	
PV 法	7.000	11.000	0.000	1.000	0.000	4.700	95.962
平均法	7.920	10.898	4.705	0.080	0.102	0.005	197.724
真实值	8.000	11.000	4.700	—	—	—	

　　本节研究了基于互信息量的图像配准方法，详细分析了其优缺点，特别是影响配准结果正确性的目标函数的局部极值问题。本书中分析了目标函数局部极值的产生原因，并提出了两种有效的克服方法：随机扰动法和插值平均法。其中的插值平均法在不大量增加运算量的情况下，在基于互信息量的图像配准过程中有效地消除了配准目标函数的局部极值，得到了光滑程度很高的目标函数，提高了配准的正确性和准确性。通过分析和实验可以发现，有效地克服互信息量的局部极值问题后，互信息量可以作为一种集良好的精度、速度和稳健性于一体的不同模式图像间的相似度量，实现多模态医学图像的自动配准。

3.3.3　小波空间内的互信息量的配准

　　3.3.2 节介绍了基于互信息量的图像配准算法。在上面的分析中我们提到，此算法的大部分搜索时间集中在第一步长中，当设定较大步长时可以节省很多的时间。然而由于此算法固有的特征量计算方式，使得计算量仍然很大。当数据量较大时更为明显，如在三维空间内进行配准，则所需时间难以接受。本节利用小波变换的良好时频特性，在小波空间中进行配准，这样大大减少了实际参与运算的数据量，使得计算量大大减少。

　　小波变换由于其对信号分解时能较好地保持和反映信号的时域和频域特征，近年来得到了广泛使用。同样在这里我们通过小波变换，将图像变换到小波空间内进行配准。由于在小波尺度空间内，图像数据量成倍减少，使得所需计算时间也大大减少。另外由于图像信息保存较好，其统计特征量即互信息量意义仍很明显，可以保证较好的搜索精度。

　　在选择小波基时应注意以下特点：

　　（1）由于图像配准要求信号的相位不发生变化。但是理论上已经证明，除了 Meyer 正交基外，其他所有紧支集正交小波基，即 Daubechies 基都不具有线性相位。另外，一些非对称小波基常使图像相位发生中心偏移，这也不能满足配准的要求。

　　（2）为了保证配准精度，我们要求小波变换后信号的空间局部性较好，因为这样可以保留信号的空间统计特性。这就必须使用支集较小的小波基。当然这同时也使其分频能力有所下降。

　　由于上述两点我们选择了一组双正交小波基。此小波基解决了正交小波基非线性相位问题，它的滤波器系数见表 3-8。

　　实验仍然用图 3-19 的两幅 CT 和 MR 图像实验。我们对其做一次小波变换，在小波空间中对变换后的低频分量采用基于互信息量的配准方法做搜索，并调整步长到适当精度，获得一个配准结果，其实验数据见表 3-9。

　　由于小波空间内进行了二进采样，所以 x 和 y 方向的位移为实际图像位移的一半。将小波空间内的搜索结果作为实际图像搜索的初始值，即 $T_0 = \{23.5, 12.847 \times 2, 0.535 \times 2\} = \{23.5, 25.694, 1.07\}$，在实际图像空间进行搜索就可获得与 3.3.2 节中实验相同的结果。在上面的搜索过程中,大部分时间也被用于第一次的搜索中,然而由于小波空间内数据量减少,使得搜索时间大大减少。在实验最后结束所需时间只需 30s,基本为上一实验的一半。而对于三维配准情况,计算时间将更为明显地减少。

下面是 MR 图像和 PET 图像的配准结果,如图 3-19 所示。

表 3-8　用于配准的双正交小波基

$h(n)$	$g(n)$	$\overline{h}(n)$	$\overline{g}(n)$
0.037828	0.0	0.0	−0.037828
−0.023849	−0.064539	−0.064539	−0.023849
−0.110624	0.040689	−0.040689	0.110624
0.377402	0.418092	0.418092	0.377402
0.852699	−0.788486	0.788486	−0.852699
0.377402	0.418092	0.418092	0.377402
−0.110624	0.040689	−0.040689	0.110624
−0.023849	−0.064539	−0.064539	−0.023849
0.037828	0.0	0.0	0.037828

表 3-9　小波空间内的配准

迭代次数	步长		搜索的变换值			互信息量
	角度	位移	角度	X 轴方向位移	Y 轴方向位移	
1	2	2	24	12.644	0.345	1.225
2	0.5	0.5	23.5	12.647	0.735	1.226
3	0.1	0.1	23.5	12.847	0.535	1.232

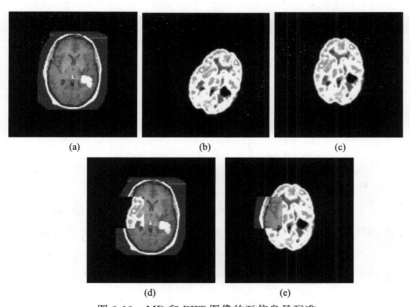

(a)　　　　　　　(b)　　　　　　　(c)

(d)　　　　　　　(e)

图 3-19　MR 和 PET 图像的互信息量配准

(a)(b) 待配准图像;　(c) 配准后的 PET 图像;　(d)(e) 配准效果显示

然而不可忽视的一个问题在于,尽管我们采取了设定较大初始步长的方法来克服局部最优值,但并不能确定其不会陷入局部最优值,在对其他图像的实验中发现,不同的初始变换将影响后续的搜索路径,为了克服此问题,一方面可以通过调整初始变换的方法来解决;另一方面,我们还可以采用基于点的配准方法以获得一个较好的初始变换。

3.4 基于马尔可夫模型的图像配准

本节所提出的算法是基于马尔可夫模型和 B 样条弹性算法的综合。首先,算法的整体框架是基于先验知识的马尔可夫模型,然而算法的先验知识是针对变形模型构成的变形场所提出的,但实际的变形场不是任意变化的,对变形场可以提出很多约束条件,相应的先验模型也就有很多种。本章采用的是平滑约束条件,具体的先验模型采用 DA 模型的先验形式[46]。对于能量函数的最大似然项,本节是用 B 样条弹性算法来实现的,具体实现方法将在 3.5 节有详细介绍。这种配准算法相对于单纯的 B 样条弹性模型配准算法,因为多了先验项的约束,可以使变形场平滑,有利于克服优化过程中的局部极值。

本节配准算法使用基于最大后验概率的 MAP-MRF 模型[46,47]。设参考图像为 $f_y(x)$,试验图像为 $f_b(x)$,变形函数为 $g(x)$,变形函数的系数矩阵为 C。如果把试验图像作为参考图像的一种退化形式,则图像的恢复过程是一病态过程,相应的变形函数计算也为一病态过程。因为试验图像和参考图像产生的过程是独立的,并且在产生过程中不可避免受到各种噪声干扰,即使在理想情况下参考图像和试验图像恢复后的图像也不可能完全相等,而是存在一种随机误差。假设这种误差 e 是服从零均值方差为 δ^2 的高斯白噪声 $N(0,\sigma^2)$,则参考图像和试验图像的关系可以表示为

$$f_y(x) = f_b(g(x)) + e \tag{3-39}$$

在通常弹性配准模型中,配准的过程也就是变形函数的计算过程。在 MAP-MRF 模型中,配准的过程就是在 f_y,f_b 已知的情况下,求 B 样条变形函数系数矩阵 C 的最大后验条件概率,即 $C^* = \text{argmax} \, P(C/f_y, f_b)$。下面介绍能量函数的具体计算过程。

系数矩阵 C 的后验条件概率可表示为

$$P(C/f_y, f_b) = \frac{P(C, f_y, f_b)}{P(f_y, f_b)} = \frac{P(f_y/f_b, C) P(f_b, C)}{P(f_y, f_b)} \tag{3-40}$$

因为 f_b 和 C 是相互独立的,即 $P(f_b, C) = P(f_b) \cdot P(C)$,所以

$$P(C/f_y, f_b) = \frac{P(f_y/f_b, C) \cdot P(f_b) \cdot P(C)}{P(f_y, f_b)} \tag{3-41}$$

由式(3-41)可知,能量函数由三部分组成,即

$$E(C) = U(C/f_y, f_b) = U(f_y/f_b, C) + U(C) + U(f_b) \tag{3-42}$$

因为 f_b 是已知的,所以 $U(f_b)$ 为常数,把它从能量函数中删去,最后能量函数可表示为

$$U(C) = U(C/f_y, f_b) = U(f_y/f_b, C) + U(C) \tag{3-43}$$

由 f_y,f_b,C 的关系可知在 f_b 和 C 已知的情况下,f_y 的条件概率服从均值为 $f_b(g(x))$、方差为 δ^2 的高斯白噪声,所以 $U(f_y/f_b, C)$ 可以表示为

$$U(f_y/f_b, C) = \frac{1}{2\delta^2} \sum_{x \in I} (f_y(x) - f_b(g(x)))^2 \tag{3-44}$$

对于先验项，我们加的是平滑约束，采用的是 DA 模型的先验项[1]，这种先验项假设变形函数构成的变形场基本是平滑的，但保留剧烈变化的部分，事实上变形场有可能出现撕裂的情况。先验项 $U(C)$ 可表示为

$$U(C) = \lambda \cdot \sum_i \sum_{i' \in N_i} K(C_i - C_{i'}) \tag{3-45}$$

其中 $i \in I_C$，N_i 取 i 的 8-邻域，λ 为权值。函数 K 满足不等式

$$\lim_{\eta \to \infty} |K'(\eta)| = \lim_{\eta \to \infty} |2\eta h(\eta)| = c (\text{常数}) \tag{3-46}$$

函数 K 有多种形式，取

$$K(\eta) = \ln(1 + \eta^2) \tag{3-47}$$

$$h(\eta) = \frac{1}{(1+\eta)^2} \tag{3-48}$$

把式(3-44)和式(3-45)代入式(3-43)，可得能量函数的表达式为

$$E(C) = U(C/f_y, f_b) = \frac{1}{2\delta^2} \sum_{x \in i} (f_y(x) - f_b(g(x)))^2 + \lambda \cdot \sum_i \sum_{i' \in N_i} K(C_i - C_{i'}) \tag{3-49}$$

在不影响全局解的情况下，为简化计算，取

$$E(C) = U(C/f_y, f_b) = \sum_{x \in i} (f_y(x) - f_b(g(x)))^2 + \lambda \cdot \sum_i \sum_{i' \in N_i} K(C_i - C_{i'}) \tag{3-50}$$

我们注意到，先验项对整个能量函数的曲线形状及似然项的配准精度都有影响，但如果选择的先验项形式符合变形场的实际情况（这时先验项的值很小，甚至为零），则先验项对最后配准精度的影响是很小的。

对于能量函数的一个全局最优解 $C^* = \arg \min_C E(C)$，能量函数对于 C 是个非凸的函数，可以使用模拟退火算法、遗传算法等来求解，但非常耗时。本书使用梯度下降法求解 C 的极值，虽然这种方法只能得到局部极值，但速度快，并且由于有平滑约束，在计算变形场的过程中能有效克服局部极值的问题，配准效果也不错。

系数矩阵 C 的计算因为采用梯度下降法，所以计算过程较简单，主要是计算能量函数的梯度。变形函数系数 C 的迭代算法如下

$$C_i^{(t+1)} = C_i^{(t)} - \Delta C_i = C_i^{(t)} - \mu \frac{\partial E(C)}{\partial C_i} \tag{3-51}$$

其中，$i \in I_C$，t 为迭代的次数，μ 为迭代步长。梯度 $\frac{\partial E(C)}{\partial C_i}$ 可表示为

$$\frac{\partial E(C)}{\partial C_i} = 2 \cdot \sum_{x \in I} (f_b(g(x)) - f_y(x)) \cdot \frac{\partial f_b(g(x))}{\partial C_i} + 2 \cdot \sum_{i'} (C_i - C_{i'}) h(C_i - C_{i'}) \tag{3-52}$$

$\frac{\partial f_b(g(x))}{\partial C_i}$ 的计算结果为

$$\frac{\partial f_b(g(x))}{\partial C_i} = \sum_{j \in I} b_i \beta'(g(x) - j) \cdot \beta_n(x/2^w - i) \tag{3-53}$$

梯度 $\frac{\partial E(C)}{\partial C_i}$ 的计算结果为

$$\frac{\partial E(C)}{\partial C_i} = 2 \cdot \sum_{x \in I} (f_b(g(x)) - f_y(x)) \cdot \sum_{j \in I} b_i \beta'(g(x) - j) \cdot \beta_n(x/2^w - i) +$$
$$2 \cdot \sum_{i'} (C_i - C_{i'}) h(C_i - C_{i'}) \tag{3-54}$$

式(3-54)因为是离散信号的计算,所以第一项可以转化为计算卷积的形式,并且整个梯度场可以采用计算矩阵的形式,这样可以大大简化计算过程,需要注意的是图像和变形场都是 2D 向量。

因为在变形已知的条件下可以更好地检验本书算法的试验效果,我们采用人工变形的方法来产生试验图像。参考图像的尺寸是 256×256 像素,变形的内容包括沿 X 和 Y 轴分别平移 10 个像素、顺时针旋转 $10°$ 以及用 photoshop 实现的扭曲弹性变形。随机从本实验室图库中选取了 16 幅图像作为参考图像,其中 CT 图像 8 幅、MR 图像 8 幅,分别对它们进行相同的变形处理。

在实验过程中,我们分别对参考图像和试验图像使用 B 样条多分辨率算法进行缩减,得到三组 256×256、128×128 和 64×64 像素的图像。配准过程从分辨率最低的一组图像开始,依次过渡到分辨率最高的一组图像,变形函数同时也进行相应的转化,在这三组配准过程中,相应的配准参数也要发生变化,迭代步长在同一组配准过程中可以是可变步长,也可以是固定步长,本节考虑到配准效果,采用的是固定步长,步长在三组配准过程中依次为 0.6,0.2 和 0.1;能量函数中的参数 λ 依次为 0.2,0.1 和 0.05;系数矩阵 C 的初始值为 0,当 ΔC 小于某一预定门限时,就停止算法的迭代过程。本实验中,门限定为 0.01,分别利用本书算法和单纯 B 样条弹性配准算法对这 16 组图像进行配准,结果见表 3-10。

表 3-10　16 组实验的结果对比

	CT 图像	MR 图像	总和
实验样本数量	8	8	16
配准正确数量(本书算法)	6	5	11
准确率(本书算法)/%	75	62.5	68.75
配准正确数量(参考算法)	3	2	5
准确率(参考算法)/%	37.7	25	31.25

从 16 组对比实验的结果可以看出,本算法准确率为 68.75%,而单纯 B 样条弹性配准算法配准效果较差,准确率只有 31.25%,本书算法的配准效果明显好于单纯 B 样条弹性配准算法。对比这两种算法的能量函数和代价函数,本书算法多了一个先验项,所以先验平滑项对配准效果的提高起到了主要作用。

为了更好地说明先验平滑项对克服局部极值,提高配准鲁棒性的作用,我们从上面 16 组实验中选择了一组 CT 图像来做进一步的说明。在使用单纯 B 样条弹性配准算法的情况下,优化算法没有越过局部极值,配准失败;本书算法由于先验平滑项的原因,顺利地越过了局部极值,收敛于全局最小。我们对这两组图像分别使用本书算法和单纯 B 样条弹性配准算法进行配准,参数设定和过程同前,配准后的图像对比如图 3-20 所示。CT 图像的原图和试验图像如图 3-21 所示。

我们还对本书算法进行了 3D 配准实验。为了提高计算速度,选取了一幅 $128 \times 128 \times 128$ 的 MRI 图像,人工变形由仿射变形加弹性变形组成,其中仿射变形的变形函数为 $(x+y+z)/16$,

弹性变形的变形函数为

$$(\sin(2\pi(x/64 - 1/2)) + \sin(2\pi(y/64 - 1/2)) + \sin(2\pi(z/64 - 1/2)))/3$$

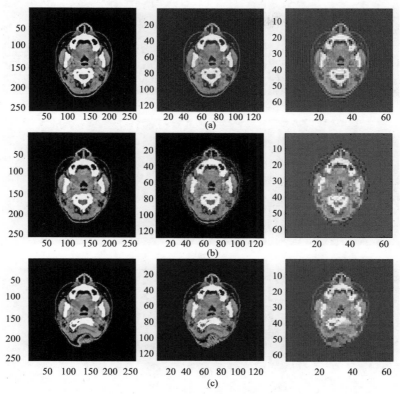

图 3-20 不同算法的配准结果对比

（a）不同分辨率的参考图像； （b）使用本算法配准后的试验图像； （c）使用参考算法配准后的试验图像

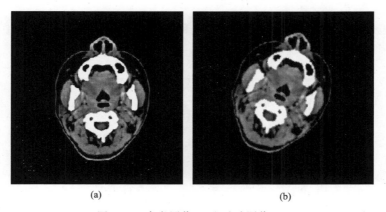

图 3-21 参考图像（a）和试验图像（b）

　　为了方便 3D 图像的显示，我们用三个面来表示 3D MRI 图像，从左到右依次为横断面、冠状面和矢状面。为了更清楚显示参考图像与试验图像和配准后的试验图像的差别，把参考图像用深色表示，试验图像和配准后的试验图像都用浅色表示，把参考图像和配准前后的试验图像分别叠加在一起可以清楚地显示配准前后的图像变化，配准的结果如图 3-22 所示。

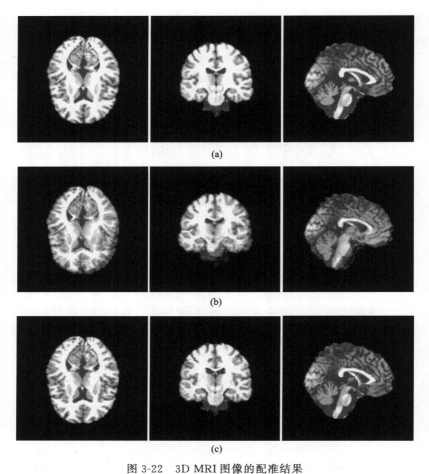

图 3-22　3D MRI 图像的配准结果

（a）原 3D 图像；　（b）变形的 3D 图像与参考图像的对比；　（c）配准后的 3D 图像与参考图像的对比

我们把试验图像和配准后试验图像的方差和（SSD）作为误差，配准过程中的误差曲线如图 3-23 所示。

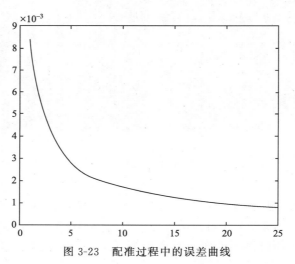

图 3-23　配准过程中的误差曲线

从实验结果和误差曲线可以看出,本书算法的误差比较平滑,基本矫正了所加的人工变形,配准后的误差较小,平滑先验项抑制了局部极值对优化过程的影响,在算法优化过程中的作用是明显的。

3.5 基于模糊集的图像配准

医学图像存在着模糊性,主要表现在两个方面:一是图像像素灰度的模糊。因为误差、噪声及成像原理的局限性,图像中相同的组织可能表现为不同的灰度,相同的灰度也可能对应不同的组织,并呈一定的分布,所以在图像处理中引入"模糊"的概念是很有必要的。二是空间位置的模糊性。由于各种误差和插值运算可以引起空间位置的不确定性。另一个造成空间模糊性的原因由构造多分辨率算法引起的。一个像素点在不同的分辨率图像中对应哪个像素点具有一定的模糊性。模糊的概念在图像的分割[48-53]、增强[54]等方面有广泛的应用,其中一种应用是把模糊集理论与信息论中的熵的概念相结合,提出了模糊最大熵的概念,并成功应用于图像分割。我们把模糊集理论与互信息量概念相结合,提出模糊互信息量的概念,并把它用于图像的配准方面,取得了不错的结果。本书还运用模糊集构造了基于模糊集的多分辨率算法,应用于我们所构造的弹性配准算法中,并与基于 B 样条的多分辨率弹性配准算法进行了比较[55]。

3.5.1 传统的基于互信息量的配准算法

设 $f_t(x)$ 为试验图像,$f_r(x)$ 为参考图像,$g(x,y,C)$ 为变形函数,L_t,L_r 为试验和参考图像的灰度集合,则联合离散 Parzen 直方图为

$$h(l,k,C)=\frac{1}{h_e h_r}\sum_{x\in I}\sum_{y\in I}W\left(\frac{l-f_t(g(x,y,C))}{h_t}\right)\cdot W\left(\frac{k-f_r(x,y)}{h_r}\right) \tag{3-55}$$

其中,$l\in L_t$,$k\in L_r$,$W(x)$ 为核函数,且 $\int W(x)\,\mathrm{d}x=1$。

Parzen 概率密度函数为

$$p(l,k,C)=\alpha(C)\cdot h(l,k,C) \tag{3-56}$$

其中,正则化项 $\alpha(C)=\dfrac{1}{\sum_{l\in L_t}\sum_{k\in L_r}h(l,k,C)}$。

图像的互信息量为

$$S=-\sum_{l\in L_t}\sum_{k\in L_r}p(l,k,C)\cdot\log\frac{p(l,k,C)}{p_t(l,C)\cdot p_r(k,C)} \tag{3-57}$$

其中,$p_t(l,C)=\sum_{k\in L_r}p(l,k,C)$,$p_r(k,C)=\sum_{l\in L_t}p(l,k,C)$。

变形函数和差值函数都用 B 样条来构造。变形函数为

$$\begin{cases}g_x(x,y)=\sum_{i\in I_C}\sum_{j\in I_C}C_{x,i,j}\beta_n(x/2^w-i)\beta_n(y/2^w-j)\\[2mm]g_y(x,y)=\sum_{p\in I_C}\sum_{q\in I_C}C_{y,p,q}\beta_n(x/2^w-p)\beta_n(y/2^w-q)\end{cases} \tag{3-58}$$

插值函数为

$$f^c(x,y) = \sum_{i \in I} \sum_{j \in I} b_{i,j} \beta_n(x-i) \beta_n(y-j) \tag{3-59}$$

对于使用 Parzen 窗构造的互信息量,使用梯度下降法实现优化过程:

$$C_{i+1} = C_i - \mu \nabla_C S(C_i) \tag{3-60}$$

互信息量的导数为

$$\nabla_C S(C) = \frac{\partial S}{\partial C} = -\sum_{l \in L_t} \sum_{k \in L_r} \frac{\partial p(l,k,C)}{\partial C} \text{lb}\left(\frac{p(l,k,C)}{p_t(l,C)}\right) \tag{3-61}$$

其中

$$\frac{\partial p(l,k,C)}{\partial C_{x,i,j}} = \frac{1}{h_r h_t \parallel I \parallel} \sum_{x \in I} \sum_{y \in I} \beta_m\left(\frac{f_r(x,y)-k}{h_r}\right) \beta'\left(\frac{f_t(g_x(x,y),g_y(x,y))-l}{h_t}\right)$$

$$\cdot \frac{1}{h_t} \sum_{m \in I} \sum_{n \in I} b_{m,n} \beta'_m(g_x(x,y)-m) \beta_m(g_y(x,y)-n)$$

$$\cdot \beta_m(x/h-i) \beta_m(y/h-j) \tag{3-62}$$

3.5.2 基于模糊集的配准算法

因为 $\sum_{i \in I} \beta_m(x-i) = 1$,用 B 样条作为隶属度函数可以实现灰度空间 I 的一个模糊划分,所以我们使用 B 样条作为隶属度函数来定义模糊集。

我们定义模糊集 A,B 为试验图像和参考图像的灰度的模糊划分,对 A 和 B 的模糊概率和模糊互信息量的定义相同。模糊集 A_i 的概率为

$$p(A_i) = \sum_{i \in A_i} \mu_{A_i} p(x) \tag{3-63}$$

其中,K_i 为模糊集 A_i 的隶属度函数,$\sum_{i \in A_i} \mu_{A_i}(x) = 1$。 在本节中,取 μ_{A_i} 为 B 样条 β_m。

模糊集 A_i 的模糊熵为

$$H(A_i) = p(A_i) \cdot \log p(A_i) = \left(\sum_{x \in A_i} \mu_{A_i}(x) p(x)\right) \cdot \log\left(\sum_{x \in A_i} \mu_{A_i}(x) p(x)\right) \tag{3-64}$$

模糊集 A 的模糊熵为

$$H(A) = \sum_{i=1}^{n} H(A_i) \tag{3-65}$$

模糊集 A 和 B 的联合模糊熵为

$$H(A,B) = \sum_{i=1}^{n} \sum_{j=1}^{m} p(A_i,B_j) \log p(A_i,B_j) \tag{3-66}$$

其中定义

$$p(A_i,B_j) = \sum_{x \in A_i} \sum_{y \in B_j} \mu_{A_i,B_j}(x,y) p(x,y) = \sum_{x \in A_i} \sum_{y \in B_j} \mu_{A_i}(x,y) \mu_{B_j}(x,y) p(x,y) \tag{3-67}$$

我们定义模糊集 A_i 的模糊熵为

$$H(A_i) = p(A_i) \cdot \log p(A_i) = \left(\sum_{x \in A_i} \mu_{A_i}(x) p(x)\right) \cdot \log\left(\sum_{x \in A_i} \mu_{A_i}(x) p(x)\right) \tag{3-68}$$

对于模糊集 A_i 的模糊熵有另外两种不同的定义:

$$H(A_i) = \sum_{x \in A_i} \mu_{A_i}(x) p(x) \log p(x) \tag{3-69}$$

$$H(A_i) = \sum_{x \in A_i} \mu_{A_i}(x) p(x) \log(\mu_{A_i}(x) p(x)) \tag{3-70}$$

从以上求模糊集 A_i 的模糊熵定义可以看出,共同点是式(3-68)～式(3-70)都是用隶属度函数 μ_{A_i} 作为权值,区别在于:式(3-68)是用隶属度函数加权求模糊集 A_i 的模糊概率,再求这个模糊概率的信息量;式(3-69)是求模糊集中的每一个元素的信息量,再求这些信息量的加权和;式(3-70)是对模糊集中的每一个元素的概率用隶属度函数进行加权,然后求这些加权后概率的信息量的和。我们定义的模糊熵有两个优点:一是比其他两种方法计算量小。定义的方法只使用一次对数运算,而其他两种方法要使用对数运算的次数与模糊集的大小成正比。二是定义模糊熵的方法和传统熵的定义方法是一致的,只是把传统熵中的灰度的概率换成了灰度的模糊集 A_i 的概率。

与传统的互信息量最优化方法类似,我们用 B 样条构造配准过程中的变形函数和插值函数,使用梯度下降法来求互信息量的极值:

$$C_{i+1} = C_i - \mu \nabla_C S(C_i) \tag{3-71}$$

互信息量的导数为

$$\frac{\partial S}{\partial C} = -\sum_{A_i \in A} \sum_{B_i \in B} \frac{\partial p(A_i, B_i, C)}{\partial C} \mathrm{lb}\left(\frac{p(A_i, B_i, C)}{p_t(A_i, C)}\right) \tag{3-72}$$

其中

$$\frac{\partial p(A_i, B_i, C)}{\partial C_{x,i,j}} = \frac{1}{h_r h_t \|I\|} \sum_{x \in I} \sum_{y \in I} \beta_m\left(\frac{f_r(x,y) - B_i}{h_r}\right) \beta\left(\frac{f_t(g_x(x,y), g_y(x,y)) - A_i}{h_t}\right)$$
$$\cdot \frac{1}{h_t} \sum_{m \in I} \sum_{n \in I} b_{m,n} \beta'_m(g_x(x,y) - m) \beta_m(g_y(x,y) - n)$$
$$\cdot \beta_m(x/h - i) \beta_m(y/h - j) \tag{3-73}$$

因为 $\sum_{i \in I} \beta_m(x-i) = 1$,我们使用 B 样条作为隶属度函数可以实现坐标空间 I 的一个模糊划分,在把图像以 B 样条作为隶属度函数对坐标空间 I 进行模糊划分后,我们可以将像素的模糊集为作为基本处理单元,图像的配准、插值等各种原来基于像素的操作现在都可以基于模糊集来进行,具体的计算过程和前面基于像素的方法类似,只要把像素的灰度值以模糊集的模糊灰度值代替即可。模糊集的灰度值为

$$f(A_i) = \sum_{x \in A_i} \beta_m(x - i) f(x) \tag{3-74}$$

把模糊集隶属度函数的形式稍加变化,以 $f(x) = \beta_m(x/2^w - i)$ 作为隶属度函数,当 $W \in Z$ 从 0 逐渐增加时,隶属度函数 β_m 的值域按 2 的倍数逐渐扩大,模糊集 A_i 的数量按 2 的倍数逐渐减少,可以对图像实现基于模糊集的多分辨率算法。基于模糊集的多分辨率图像为

$$f(A_i) = \sum_{i \in A_i} \beta_m(x/2^w - i) f(x) \tag{3-75}$$

相似度准则采用模糊互信息量,基于空间模糊的优化算法与传统的基于互信息量的优化算法相似。

因为在变形已知的条件下可以更好的检验本书算法的实验效果,我们采用人工变形的方法来产生试验图像。参考图像的尺寸是 256×256 像素,变形的内容包括沿 X 轴和 Y 轴分别平移 10 个像素、顺时针旋转 10°以及用 photoshop 实现的扭曲弹性变形。我们随机从本实验

室图库中选取了 16 幅图像作为参考图像,其中 CT 图像 8 幅、MR 图像 8 幅,分别对它们进行相同的变形处理。在试验过程中,当 ΔC 小于某一预定门限时,就停止算法的迭代过程,本实验中,门限定为 0.1,分别利用本书算法和单纯 B 样条弹性配准算法对这 16 组图像进行配准实验,结果见表 3-11。

表 3-11   16 组实验的结果对比

实验	CT 图像	MRI 图像	总和
实验样本数量	8	8	16
配准正确数量(本书算法)	6	5	11
准确率(本书算法)/%	75	62.5	68.75
配准正确数量(参考算法)	3	2	5
准确率(参考算法)/%	37.7	25	31.25

从 16 组对比实验结果可以看出,本书算法准确率为 68.75%,而单纯 B 样条弹性配准算法配准效果较差,准确率只有 31.25%,本书算法的配准效果明显好于单纯 B 样条弹性配准算法。对比这两种算法的能量函数和代价函数,本书算法多了一个先验项,所以先验平滑项对配准效果的提高起到了主要作用。

为了更好地说明先验平滑项对克服局部极值,提高配准鲁棒性的作用,我们从上面这组实验中选择了一组 MRI 图像来做进一步的说明。在使用单纯 B 样条弹性配准算法的情况下,优化算法没有越过局部极值,配准失败;本书算法由于先验平滑项的原因,顺利的越过了局部极值,收敛于全局最小。对上面两幅图像使用 B 样条多分辨率算法进行缩减,分别得到 128×128 和 64×64 像素的图像,对这两组图像分别使用本书算法和单纯 B 样条弹性配准算法进行配准。MRI 图像的原图和试验图像如图 3-24 所示,配准后的图像对比如图 3-25 所示。

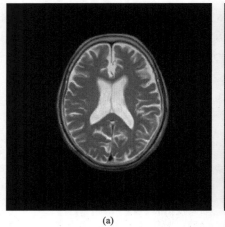
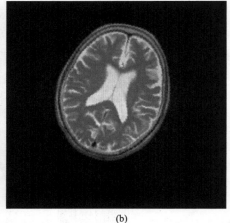

(a)   (b)

图 3-24   MRI 参考图像(a)和试验图像(b)

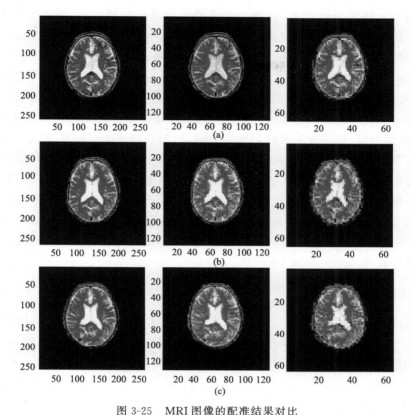

图 3-25　MRI 图像的配准结果对比

（a）参考图像；　（b）利用本书算法变形后的试验图像；　（c）用参考算法变形后的试验图像

3.6　基于自由形变模型的配准

对包含骨骼等刚性结构的胸腹部图像弹性配准是目前图像配准的热点与难点问题，许多重要的临床应用需要对胸腹部图像进行非刚性配准来描述图像之间的空间关系。如在图像引导的神经外科和立体定向放射治疗中[1-3]，为了提高定位的准确性和自动化程度，需要将患者不同时间扫描的图像进行配准以观察器官、病灶或软组织的位置、形状、大小和变化情况。另外它还可以用来分析同一设备不同时期成像的差异，进行病情变化的跟踪和治疗效果的评价。因为不同病灶在身体不同部位的不同生长时期具有不同的生长规律，对这些生长规律性进行研究，将对疾病的诊断和治疗提供重要的先验信息。为了研究单一设备间图像的非刚性配准，一般采取的方式为采集不同时期的图像数据（一般是 CT 或 MR）后，对两组图像数据进行图像配准，分析其中器官、病灶或软组织随着时间的变化情况，再通过数学模型预测其规律，另外根据手术前后图像的差异可以对治疗的效果进行评价。由于呼吸、心跳、运动、设备等因素的影响，胸腹部图像非常复杂，而且其中既包含骨骼等刚性结构又包含心脏、肝脏等软组织，这就使得胸腹部图像的配准十分困难，如何在保证弹性配准的同时又保持刚性结构的形状、大小不变是当前医学图像配准的热点与难点。

许多学者在这方面做了大量研究，Little 等[56]利用改进的薄板样条函数对这种包含刚性结构的头颈部 MR 图像进行配准,这种方法需要手工选择控制点,不能实现全自动的配准;Tanner 等[57]利用基于 B 样条的自由形变模型(free form deformation,FFD)对图像进行非刚性配准,而对感兴趣区域如骨骼、病灶部位进行刚性配准;Rohlfing 等[58]通过对局部雅可比行列式(local Jacobian determinant)的约束作为惩罚项加入到目标函数中,来保持肿瘤等局部组织的形状、大小不变,与 Tanner 等的方法相比,该方法不需要对感兴趣区域分割。

本节提出了一种针对同一患者不同时间扫描的胸腹部 CT 图像的刚-弹性混合配准算法。我们首先从周围的软组织中分割骨骼等刚性结构,在配准过程中保持它们的形状、大小不变;每块骨骼通过软对应匹配方法[59](soft correspondence matching)达到局部刚性配准,然后通过薄板样条插值得到所有刚性结构的全局变换;然后利用改进的基于 B 样条的自由形变模型对软组织进行配准,该模型在对软组织进行弹性配准的同时可以保持骨骼等结构的刚性变换,另外这种先对骨骼进行刚性配准,再对软组织进行弹性配准的刚-弹性配准策略可以加快配准的速度、减少陷入局部极值的可能性,提高配准的精度。最后,通过多组临床数据的实验表明该方法能够满足临床医生的需求[60]。

3.6.1 局部刚性变换

该配准方法首先需要分割出 CT 图像的骨骼部分,我们采用根据局部邻域内像素的均值和差自适应调节阈值的全自动分割技术进行分割,利用形态学中的腐蚀、膨胀、填充等算子除去骨骼以外的部分,通过三维的区域生长法提取出骨骼。

将每块骨骼边缘上的点作为控制点,通过软对应匹配算法可以估计出每对骨骼间的刚性变换 T_i,$i=1,2,\cdots,N$,N 为骨骼的个数,即可以估计出 N 个独立的刚性变换,而整幅图像的变换可以通过薄板样条函数插值得到。$\{(x_i,y_i,z_i)\}_{i=0,1,\cdots,n}$ 表示浮动图像中骨骼边缘上的 n 个控制点,$\{(x_i',y_i',z_i')\}_{i=0,1,\cdots,n}$ 为通过刚性变换 T_i 计算得到的在固定图像中的对应点,这些点的位移量表示为 $\Delta(x_i,y_i,z_i)=\{(x_i'-x_i,y_i'-y_i,z_i'-z_i)\}_{i=0,1,\cdots,n}$,则以位移量为函数值,薄板样条插值可以表示为

$$\Delta(x,y,z)=a_0+a_1x+a_2y+a_3z+\sum_{i=1}^{n}b_iU_i(r) \tag{3-76}$$

其中

$$U(r)=r^2\log(r^2)，\quad r^2=(x-x_i)^2+(y-y_i)^2+(z-z_i)^2$$

r 表示 (x,y,z) 到控制点 (x_i,y_i,z_i) 的距离,U 为径向基函数。为了便于求解写成以下矩阵的形式:

$$\begin{pmatrix} b_1 \\ b_2 \\ \vdots \\ b_n \\ a_0 \\ a_1 \\ a_2 \\ a_3 \end{pmatrix} = \begin{pmatrix} K & P \\ P' & 0 \end{pmatrix}^{-1} \begin{pmatrix} \Delta_1 \\ \Delta_2 \\ \vdots \\ \Delta_n \\ 0 \\ 0 \\ 0 \\ 0 \end{pmatrix} \tag{3-77}$$

其中, K 为 $n \times n$ 矩阵:

$$K = \begin{pmatrix} 0 & U(r_{12}) & \cdots & U(r_{1n}) \\ U(r_{12}) & 0 & \cdots & U(r_{2n}) \\ \vdots & \vdots & & \vdots \\ U(r_{n1}) & U(r_{n2}) & \cdots & U(r_{nn}) \end{pmatrix}$$

P 为 $n \times 4$ 矩阵:

$$P = \begin{pmatrix} 1 & x_1 & y_1 & z_1 \\ 1 & x_2 & y_2 & z_2 \\ \vdots & \vdots & \vdots & \vdots \\ 1 & x_n & y_n & z_n \end{pmatrix}$$

确定了薄板样条函数的系数后就可以计算出图像中任意一点 $x(x,y,z)$ 处的位移量 $f(x)$

$$f(x) = x + a_0 + a_1 x + a_2 y + a_3 z + \sum_{i=1}^{n} b_i U_i(r) \tag{3-78}$$

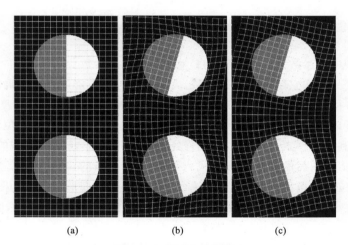

图 3-26　模拟实验结果

（a）原图像；　（b）利用分段刚性变换得到的变形网格；　（c）新算法得到的变形网格

这样就得到了包含刚性结构的图像的整体变换。如图 3-26 所示，我们对一幅包含两个刚性灰-白圆形的模拟图像进行了实验，分别对圆旋转 $+15°$ 和 $-15°$，计算整幅图像的变形网格，以观察配准效果，并与经典的分段刚性变换[56]作比较。新算法在保证刚性结构区域为刚性变换的同时，在背景区域得到的变形更加平滑，并且没有出现断开现象。

3.6.2　基于 B 样条的自由形变模型

虽然基于薄板样条函数插值的局部刚性配准在对刚性体完全配准的同时可以对软组织进行一定程度的配准，但精度还远远不够，因为软组织有独立于骨骼的运动，其运动形式比较复杂，这就需要更加精确的模型来实现对软组织的配准。我们采用基于 B 样条的自由形变模型在保证骨骼的刚性变换的同时，不断迭代更新薄板样条插值得到的位移场，从而完成对软组织的精确配准。

　　基于 B 样条的自由形变模型是一种灵活的可以控制整体形变的参数模型,已成功应用在脑部、心脏及增强前后乳腺 MR 图像的配准,而且还应用在全身 PET、CT 图像的配准,并取得了较好的效果[61]。

　　自由形变模型的基本思想就是移动控制点来实现局部变形,而控制点以外部分的位移可以通过 B 样条插值得到。控制点网格的分辨率确定了变形的自由度,同时也确定了计算复杂度。对于任意一点 $x=(x,y,z)$,通过 B 样条变形后的点可以通过 $4\times4\times4$ 范围内的控制点表示为

$$T(x)=x+a\sum_{l=0}^{3}\sum_{m=0}^{3}\sum_{n=0}^{3}B_l(u)B_m(v)B_n(w)\phi_{i+l,j+m,k+n} \tag{3-79}$$

$\phi_{i+l,j+m,k+n}$ 表示每个控制点的位移,i,j,k 表示控制点的下标,u,v,w 表示 x,y,z 在 $4\times4\times4$ 范围内控制点中的相对位置。$i=\lfloor x/\delta\rfloor-1,u=x/\delta-(i+1)$,$\delta$ 表示控制点间的距离。B 样条基函数从 0 次到 3 次分别为

$$\begin{aligned}B_0(t)&=(-t^3+3t^2-3t+1)/6\\B_1(t)&=(3t^3-6t^2+4)/6\\B_2(t)&=(-3t^3+3t^2+3t+1)/6\\B_3(t)&=t^3/6\end{aligned} \tag{3-80}$$

　　自由形变模型中的参数就是控制点的位移量,即样条系数。由于 B 样条是局部紧支的,所以控制点的改变只影响它附近的局部邻域,大间距的控制点能够模拟全局的非刚性变形,小间距的控制点可以模拟高度的局部变形,但是小间距的精细网格计算复杂度很大。薄板样条插值得到的位移可以作为自由形变模型中控制点的初始位移,同一器官的位移方向可能不同,但大小应该相近,利用这一点可以大体将器官分割成不同区域,将这一区域的均值作为区域内每一点的位移量;将更新后的初始位移场代入到基于 B 样条的自由形变模型中,得到新的位移场;对这个新的位移场重复上面的操作,一直迭代下去直到变形后的浮动图像与固定图像的相似性测度变化很小为止,这里我们采用归一化的互信息量作为相似性测度,该方法称为分割-配准迭代模型。

　　本节构造了一种针对同一患者不同时间扫描的胸腹部 CT 图像的刚-弹性混合配准算法,其流程总结如下:

　　(1) 首先分别分割出两组 CT 图像中的骨骼结构,利用形态学中的腐蚀、膨胀、填充等算子除去骨骼以外的部分并提取出骨骼;

　　(2) 抽取骨骼边缘上的点作为标志点,利用软对应匹配算法计算出每一个骨骼与其对应骨骼的刚性变换矩阵;

　　(3) 通过薄板样条插值得到整幅图像的变形场,完成对骨骼的精确配准;

　　(4) 位移相近的点划分为一个区域,将这一区域的均值作为区域内每一点的位移量;

　　(5) 为了对软组织进行配准,以 B 样条为变形函数,在保证骨骼等刚性结构不变的同时,不断迭代直到归一化互信息量值达到最大。

3.6.3　实验结果与分析

　　为了验证本书算法的有效性,我们对三组真实的胸腹部 CT 数据进行了实验,数据均由飞利浦 64 排螺旋 CT(Philips Brilliance 64-Slice CT)扫描得到。图像大小为 $512\times512\times397$,像

素大小为 0.68 mm×0.68 mm×0.50 mm，其中一组未配准图像如图 3-27 所示。

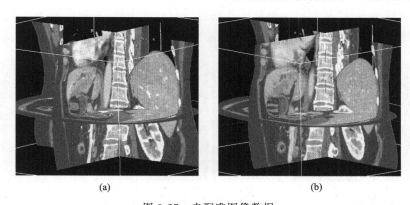

(a) (b)

图 3-27　未配准图像数据
(a)第一次采集的数据，实验中作为固定图像；　(b)第二次采集的数据，实验中作为浮动图像

　　图 3-28 为经过局部刚性变换得到的结果，第一行为冠状面，第二行为矢状面。从图 3-28 中所标线条可以看出骨骼处都已经对准，而骨骼周围的软组织尚未对准，特别是肝、胃、肠等形变比较大的器官。

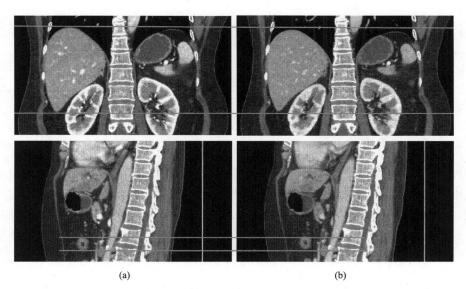

(a) (b)

图 3-28　经过局部刚性变换，即薄板样条插值得到的结果，分别为冠状面(第一行)，矢状面(第二行)
(a) 固定图像；　(b) 经过局部刚性配准后的浮动图像

　　为了提高在软组织处的配准精度，我们利用基于 B 样条的自由形变模型进行精细配准，同时在配准的过程中保持骨骼处刚性变换。由于待求参数比较多，计算量十分庞大，为了计算出控制点上的 B 样条系数，本章采用了一种更有效、更鲁棒的优化算法——LBFGSB算法[62,63]，该算法比较适合高维参数空间的优化问题。为了在非刚性变形程度和计算代价之间达成最好的折中，我们采用分级的多分辨率方法，控制网格的分辨率随图像分辨率由粗到细增加，这就可以对图像进行灵活的变形同时减少了大量的计算时间。
　　图 3-29 为经过改进的自由形变模型配准后得到的结果，第一行为冠状面，第二行为矢状

面。为了评估配准的精度,我们邀请了两位影像科专家,分别在浮动图像和固定图像中选择比较明显的 30 个标志点对,与利用本书算法找到的标志点相比较,平均误差为 1.5 mm,方差为 0.6 mm。从图 3-29 中所标横线可以看出肝、胃、肠等形变比较大的器官处都已经对准。

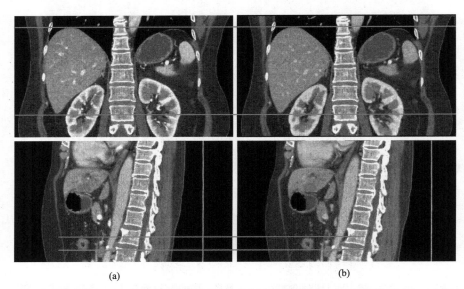

(a)   (b)

图 3-29   配准后得到的结果,第一行为冠状面,第二行为矢状面
(a) 固定图像; (b) 配准后的浮动图像

3.7   医学图像 2D-3D 配准

3.7.1   数字影像的重建

随着计算机技术的不断发展,出现了数字影像重建(digitally reconstructed radiography,DRR)技术[64],即采用序列 CT 断层数据重建放射摄影图像,模拟实际成像的物理过程。因此,DRR 是一种实现虚拟模拟与虚拟摄影成像技术,目前 DRR 已经应用于 2D-3D 医学图像配准[65-69]和放疗计划设计,它的优点是可实现对患者在任意空间角度下的"透视"模拟,实现对治疗计划、定位和验证的可视化;可省略实际上的模拟放射摄影图像成像环节,从而降低临床费用,减少对患者的辐射机会,降低了辐射危害。

一束 X 射线射出后,被射线路径中的结构不断吸收和散射。吸收的能量决定于这些结构以及 X 射线的能量,记录在 X 射线探测器(通常为底片)上的正是这种透射 X 射线束在穿过组织时形成的衰减图形。X 射线穿过某材质均一薄板时的衰减表示为

$$I = I_0 e^{-\mu d} \tag{3-81}$$

式中,I_0 是输入射线的强度,μ 是该材质的线性衰减系数,d 是射线穿过的距离。在实际的临床中,患者身体有不同的器官组织,线性衰减系数也不同。所以,式(3-81)可改写为

$$I = I_0 e^{-\sum_i \mu_i d_i} \tag{3-82}$$

其中,μ_i 表示组织 i 的线性衰减系数,d_i 表示射线穿过组织 i 的距离,式(3-82)为计算 DRR 的关键公式。

由 X 射线 CT 扫描系统产生的 CT 值是用 X 射线对组织的衰减与对水的衰减的比值来表示,通常用 Houndsfield 单位(H),规定水的 CT 值为 0,空气的 CT 值为 -1000。Houndsfield 值定义为

$$H = \frac{\mu - \mu_{\text{water}}}{\mu_{\text{water}}} \cdot 1000 \tag{3-83}$$

其中,μ 为组织衰减系数,μ_{water} 为水的衰减系数。

DRR 是为了模拟 X 射线片,包括从 X 光源到胶片之间的 X 射线的衰减,以及几何散射等信息它可以从那些反映空间电子密度分布的图像集合中获得但基本的方法是从 CT 横断面图像集合来获得 DRR 图像。计算 DRR 图像常采用射线跟踪法,它是基于图像空间顺序的体绘制算法,任何光线跟踪算法的关键都是要找到射线与图元的交点,任意一条射线可表示为

$$R(t) = O + tD \tag{3-84}$$

其中,O 是光线起点,D 是光线的方向向量。在具体计算 DRR 图像时,射线穿过 CT 数据。选择虚拟 X 射线源的位置作为射线起点,X 射线从虚拟的射线源穿过 3D CT 体数据集 CT Volume(由 CT 断层产生),向垂直于射线中轴的平面进行投射,射线源与投影面上像素点的位置决定了光线的方向,如图 3-30 所示。

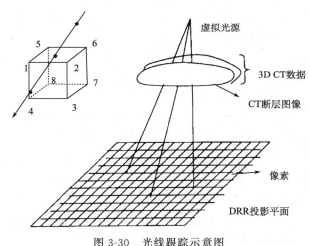

图 3-30   光线跟踪示意图

这些横断面的图像集合,在 Z 方向可以是非均匀的(如不同的层厚),但在 X 和 Y 方向必须均匀采样,DRR 上每一个像素点对应着源到它路径上的衰减。因为线性衰减是 X 射线光子和电子密度的函数,在任何能量下,运用适当的 CT 数据转换可以得到 DRR 中的衰减,从这些衰减中可以计算出供显示的伪可见光密度值,然后像 X 射线片一样在屏幕上显示出来。

射线追踪算法将其行进过程分割为一定大小的步长,在每个步长中,射线与体元相交位置的 CT 值将被用来计算光线的连续线性衰减,这些步长中的衰减将被累加,直到该光线穿出数据立方体。计算射线与体元相交位置的 CT 值时需要进行插值运算,常用的插值方法有:最近邻插值、双线性插值、三线性插值。三线性插值得到图像质量高、精度好,但执行时间是最近邻插值的 6~8 倍,有时最近邻插值得到的图像质量已经足够好。

线性衰减系数可以由 CT 值计算出来,从式(3-83)可推导出一般计算公式:

$$H = \frac{H \cdot \mu_{\text{water}}}{1000} + \mu_{\text{water}} \tag{3-85}$$

采用查表法计算衰减时,此表的计算公式由式(3-85)改写为

$$\mu = (H/1000 + 1) \cdot \mu_{\text{water}} \cdot F \tag{3-86}$$

其中,F 为转换因子。

由图 3-31 中可以看出,整个函数分为四段,其中:空气＜组织＜骨骼＜金属,每段都有自己的转换因子,空气中的衰减在任何能量模式下都可以忽略,转换因子可以设为 0。表 3-12 为不同模式下对应的转换因子。

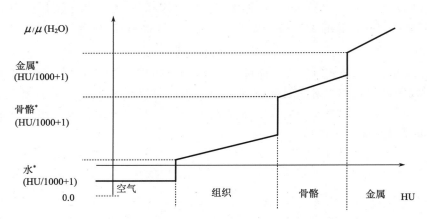

图 3-31　CT 值到衰减的转换

表 3-12　KV 和 MV 光源参数列表

	骨骼阈值	金属阈值	μ_{water}	F 水	F 骨骼	F 金属
KV	200	900	0.194	1	1.65	7
MV	0	900	0.034	1	0.5	0.5

CT 体元对衰减的贡献是可以修改的,适当的修改不同介质的转换因子可以得到不同介质的增强或削弱图像,即所谓的骨骼增强或组织增强。骨骼增强是增加骨骼的转换因子,而组织增强是减少骨骼的转换因子。这样,光子在骨骼之外的衰减没有变化,也就是说,组织没有得到任何增强和削弱,仅仅骨骼被增强或削弱了,结果组织相对于骨骼也发生了变化。

由 X 射线衰减到图像灰度的转换通常使用伪伽玛因子(pseudo-optical density,OD),用下式表示:

$$\text{Flim intensity(OD)} = \mu^{\text{gamma}/2.7183}, \quad 0.1000 \leqslant \text{gamma} \leqslant 6.000 \tag{3-87}$$

其中,gamma 的缺省值为 e,gamma 值的变化将会引起 DRR 图像对比度的变化。大的 gamma 值使图像对比度增强,小的 gamma 值使图像暗淡。首先我们采用一组脊柱的 CT 数据来进行实验,CT 图像大小为 $512 \times 512 \times 202$,像素间距为 0.27734 mm,层厚 1 mm。在做 DRR 投影时,生成 256×256 的射线矩阵,射线采样步长 1 mm。一组按照包含软组织图像处理;另一组按突出骨组织处理,即采用增强技术。第二组实验采用膝关节的 CT 数据,图像大小 $512 \times 512 \times 175$,像素间距为 0.60742 mm,层厚 0.625 mm。同样由 256×256 的射线矩阵来生成 DRR 图像,射线采样步长 0.625 mm。一组采用最近邻插值法,另一组用三线性插值

法。两组实验结果如图 3-32 所示。

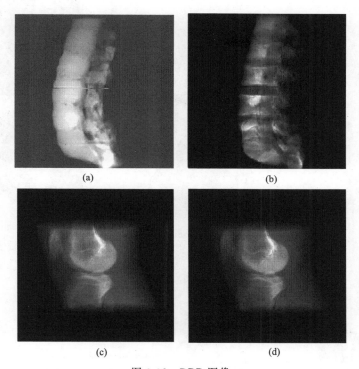

(a)　　　　　　　　　　　(b)

(c)　　　　　　　　　　　(d)

图 3-32　DRR 图像

(a)包含软组织；　(b)突出骨组织；　(c)最近邻插值；　(d)三线性插值

3.7.2　医学图像 2D-3D 配准

2D-3D 配准是集成外科手术系统中的一项十分关键的技术。医学数据的配准使得外科医生能够利用所有有用信息进行手术计划，引导手术。该配准技术对制定手术计划、实施临床手术以及安排手术后的康复具有重要作用，该方法还能提高手术精度和一致性，降低手术的侵入性，减少手术带来的损伤，克服传统手术的许多缺点。

2D-3D 医学图像配准的目的是从术前扫描的 3D 数据和术中拍摄的 2D 图像信息中得到术中患者某结构的位置参数，如图 3-33 所示，患者的头部在此成像系统中的位置和方向是未知的。每个成像板均生成一幅图像，如图 3-33 中右边所示。配准的任务就是从这些 2D 图像和 3D 扫描数据信息中找到手术目标的位置。

基本步骤如下，其过程如图 3-34 所示：

（1）根据 2D X 射线影像可初步估计 3D 数据在坐标系中的方位。

（2）对 3D 数据进行处理，生成浮动图像。

（3）采用定义的相似性测度对浮动图像和参考图像进行比较。

（4）所定义的空间坐标系内对 3D 数据进行刚性变换，即平移、旋转；重复（2），（3）步，使相似性测度达到最大，表示模拟图像与实际图像配准。

在骨科手术导航的配准研究中，涉及骨结构在不同状态下的配准问题。我们将骨结构的 3D 模型与相应的不同状态下的 X 线片 2D 图像进行配准，就可得到不同状态时各个骨结构的

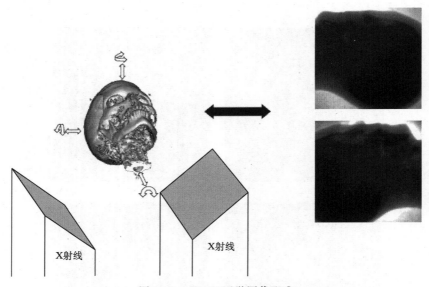

图 3-33 2D-3D 医学图像配准

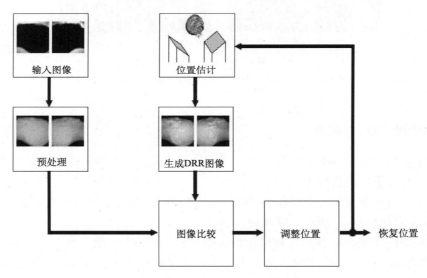

图 3-34 2D-3D 配准步骤

位置改变,从而引导手术的进行。其方法如下:

患者于术前进行 CT 或 MR 扫描,利用图像分割及重建等技术对所需骨组织进行三维重建。患者进入手术室后固定好手术体位后,在手术床上固定安装好空间定位架。利用 C 型臂 X 线机拍摄手术部位的正侧位 X 线片,此 X 射线正侧位片既包含了患者手术部位骨组织,又包含了空间定位架,将 C 型臂 X 线机拍摄的 2 张互成直角的 2D X 射线影像导入虚拟 X 射线摄像系统内,并将其赋值于虚拟 X 射线摄像系统的屏幕上。

将重建好的骨 3D 模型导入虚拟 X 射线摄像系统内,摄像机光源模拟的 C 型臂 X 线机发射源对 3D 模型在屏幕上产生投影,通过与屏幕上赋予的 C 型臂 X 线机真实影像相配准,建立手术环境下患者骨结构与 C 型臂 X 线机 2D 影像之间的位置映射关系。再将空间定位架的三维模型导入虚拟 X 射线摄像系统中,采用相同方法实现空间定位架与 C 型臂 X 射线 2D 维影像之间的位置映射关系,最终实现患者骨结构与空间定位架之间的位置映射关系,完成导航系统的位置注册。

本节以膝关节手术为例来说明 2D/3D 配准技术的应用方法。通过 3D 数据获得膝关节的 3D 结构,然后拍摄患者不同屈曲状态下的膝关节 X 射线片,如图 3-35 所示。将各种屈曲状态的 X 射线片与 3D 重建的膝关节相配准,就可得到不同屈曲角度时膝关节各个骨结构的位置改变。由于在获取 3D 数据与 2D 数据时,膝关节的屈曲状态不一致。在配准时要得到各个骨结构的位置改变,需将膝关节结构的股骨、胫骨和膑骨分割开来,再分别进行配准。

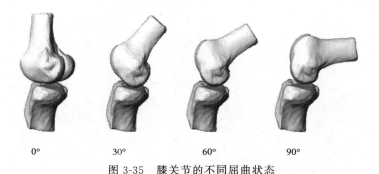

0°　　　30°　　　60°　　　90°

图 3-35　膝关节的不同屈曲状态

因此,2D-3D 配准技术在膝关节手术导航中应用时可将其基本步骤稍作修改,增加对 2D 数据和 3D 数据的预处理过程,下面将详细描述该过程。

2D 数据的获取采用骨科手术中经常使用的 C 型臂 X 线机(如 GE 公司的 OEC 9800 ESP)和 G 型臂 X 线机(如 BIPLANAR 500)拍摄骨结构在不同状态下的正侧位各两幅图像。在采用 C 型臂 X 线机时,若只运用一台,则需转动 C 型臂先后拍摄正侧位片;若同时运用两台,则可以同时拍摄正侧位片,如图 3-36 所示。OEC 9800 ESP 所拍摄图像分辨率为 1024×1024,相应的视野大小为 315×315,8 位存储,焦屏距为 990 mm。

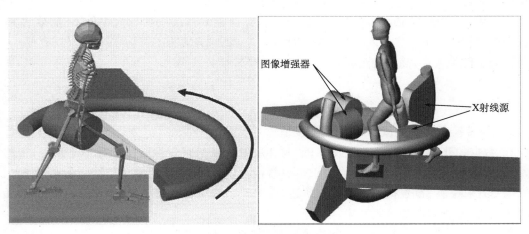

图 3-36　C 型臂 X 线机拍摄

若采用 G 型臂,则只需一台设备即可。它可同时拍摄正侧位两幅图像,相对于采用两台 C 型臂,不仅减少了财务上的消耗,也节省了占用的空间。如图 3-37 所示为 Biplanar 500 G 型臂。它所拍摄的图像分辨率为 1024×1024,相应的视野大小为 230 mm×230 mm,16 位存储,焦屏距可调范围为竖直方向 760~1060 mm,水平方向为 1870~2470 mm。

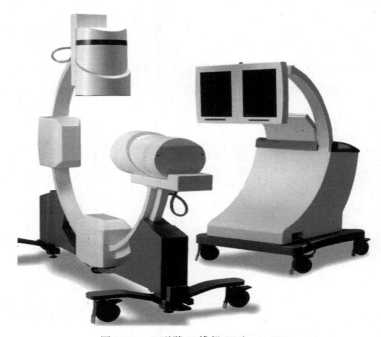

图 3-37　G 型臂 X 线机 Biplanar 500

拍摄前要记录下拍摄物在设备中的方位和相对于设备焦屏连线中的大致位置,作为初始估计。C 型臂拍摄的图像比较大,为 1024×1024,加大了后期配准运算的负担,因此我们对该图像进行重采样,使其变为 256×256,方便以后计算。如图 3-38 所示为 C 型臂原图和重采样后结果的对比。

若采用 G 型臂(以 Biplanar 500 为例),除了需要重采样改变图像大小外,还需要将其 16 位灰度存储转换为 8 位,减少后续步骤的计算量。虽然 G 型臂图像为 16 位,但只有低 11 位才用来表示图像灰度,高 5 位另做他用。因此灰度转换公式为

$$H = \begin{cases} h \cdot 255/2048, & h \leqslant 2048 \\ 255, & h > 2048 \end{cases} \tag{3-88}$$

其中,H 为转换后的灰度值,h 为原图灰度值。

3D 数据的获取通常采用 CT 或 MR。MR 成像清晰但对骨性结构的显影不理想,价格昂贵,一般患者难以承受,并且拍摄时要求金属器械必须防磁,考虑到成本及骨科手术的特点,我们采用 CT 来获取 3D 数据。正如前面所述,膝关节手术导航中配准技术的应用需要将膝关节结构的股骨、胫骨和髌骨分割开来。

在 CT 中,骨结构与其他组织的边界明显,灰度值差别较大,因此我们可利用阈值分割的方法,将属于骨结构的部分作一标记,从 CT 图像中分割出来。为方便进一步的分割,阈值分割尽量精确。如图 3-39 所示,图中亮色部分为阈值选择 1140 到 2045 时分割出的骨骼,同时,

我们生成一个与原始 3D 数据相对应的空图像网格,对分割出的骨骼作一标记,如记为 0。

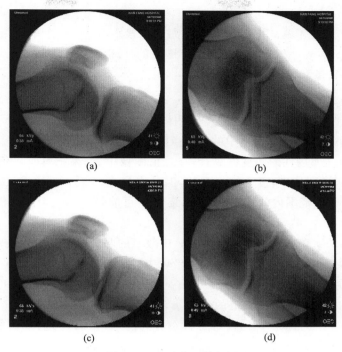

图 3-38　C 型臂 X 线机图

(a)侧位片；　(b)正位片；　(c)侧位片重采样；　(d)正位片重采样

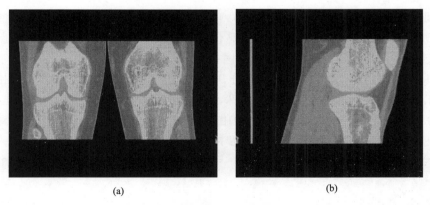

图 3-39　阈值分割结果

　　在骨结构标记出来以后,进一步分割的任务是将股骨、胫骨和膑骨分割开来。由于这三块骨结构之间存在着缝隙,并非直接接触,因此对图像标记的骨组织区域作连通域搜索,即区域增长法分割。像素间的连通性是一个基本概念,它简化了许多图像概念的定义,如区域和边界。为了确定两个像素是否连通,必须确定它们是否相邻及它们的某一值是否满足特定的相似性准则。例如,在具有 0,1 值的二值图像中,两个像素可能是 4 邻接的,但仅当它们具有同一灰度值时才能说是连通的。

设位于坐标(x,y)的一个像素p有4个水平和垂直的相邻相素,其坐标如下:

$$(x+1,y),\quad(x-1,y),\quad(x,y+1),\quad(x,y-1)$$

这个像素集称为p的4邻域,用$N_4(p)$表示。每个像素距(x,y)一个单位距离,如果(x,y)位于图像的边界,则p的某一相邻像素位于数字图像的外部。

p的4个对角邻像素有如下坐标:

$$(x+1,y+1),\quad(x+1,y-1),\quad(x-1,y+1),\quad(x-1,y-1)$$

并用$N_D(p)$表示。与4邻域点一起把这些点叫做p的8邻域,用$N_8(p)$表示。如果(x,y)位于图像的边界,则$N_D(p)$和$N_8(p)$中的某些点落入图像的外边。

令V是用于定义邻接性的灰度值集合,在二值图像中,如果把具有1值的像素归入邻接的,则$V=\{1\}$;在灰度图像中,概念是一样的,但是集合V一般包括更多的元素。例如,对于具有灰度值在0到255范围内的像素邻接性,集合V可能是这256个值的任何一个子集。考虑三种类型的邻接:

(a) 4邻接:如果q在$N_4(p)$集中,具有V中数值的两个像素p和q是4邻接的。

(b) 8邻接:如果q在$N_8(p)$集中,则具有V中数值的两个像素p和q是8邻接的。

(c) m邻接(混合邻接):如果①q在$N_4(p)$中,或者②q在$N_D(p)$中且集合$N_4(p)\bigcap N_4(q)$没有V值的像素,则具有V值的像素p和q是m邻接的。

从具有坐标(x,y)的像素p到具有坐标(s,t)的像素q的通路(或曲线)是特定像素序列,其坐标为:$(x_0,y_0),(x_1,y_1),\cdots,(x_n,y_n)$,这里$(x_0,y_0)=(x,y)$,$(x_n,y_n)=(s,t)$并且像素$(x_i,y_i)$和$(x_{i-1},y_{i-1})$(对于$(1\leqslant i\leqslant n)$)是邻接的(可根据需要规定为4邻接、8邻接或$m$邻接)。

令S代表一幅图像中像素的子集,如果在S中全部像素之间存在一个通路,则可以说两个像素p到q在S中是连通的。根据上述关于像素连通的定义,我们在做连通域搜索时的方法是:在已分割出的骨骼组织,即图3-39中亮色部分上用鼠标选取一点作为种子点。在上一步中,我们已将亮色部分的点在对应的图像网格上标记为0。令$V=\{0\}$,可做4邻域或8邻域的搜索,并做不同的标记,可将各骨结构分开。如图3-40所示为分别在股骨与胫骨上选一种子点后,作8-邻域连通性搜索后得到的结果。图中灰色部分为左腿股骨并在对应的图像网格上标记为1,亮色部分左腿胫骨并在对应的图像网格上标记为2。因此我们通过对应图像网格上的标记就可分辨出股骨与胫骨,为下一步的数字影像重建做好准备。

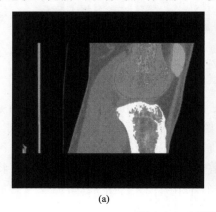 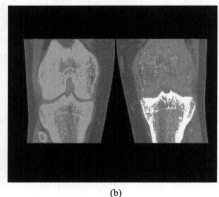

(a)   (b)

图3-40　左腿股骨与胫骨分割结果

建立虚拟 X 射线摄像系统模拟 C 型臂 X 线机拍摄正侧位片的场景时用两个互成直角的摄像机模拟 C 型臂 X 线机的发射源,两个互成直角的屏幕模拟 X 射线的目标靶,自定义一个空间坐标系,将摄像机与屏幕放置于此空间坐标系中,确定其坐标值。一个摄像机对应一个屏幕,并保证摄像机正对与屏幕且两者的空间距离等与 C 型臂 X 线机的实际发射源到目标靶的距离。将 C 型臂 X 线机拍摄的 2 张互成直角的 2D X 射线影像导入虚拟 X 射线摄像系统内,并将其赋值于虚拟 X 射线摄像系统的屏幕上,将 3D 数据导入虚拟 X 射线摄像系统内,方位和位置由获取二维数据时所记录的决定。

正如 3.7.1 节所述,DRR 图像是利用基于射线追踪算法从 3D 数据如 CT 中获得的 2D 虚拟 X 射线图像。DRR 的获取方法一种是平行投射法,即设定无穷远视点,用平行光投射到平面上;另一种是透视投影法,即设定虚拟点光源,射线通过连接虚拟点光源和像平面上的像素点得到。为模拟 C 型臂 X 线机的拍摄,我们采用更接近真实拍摄情况的透视投影法。射线起点相当于发射源,它与虚拟屏幕上的像素点相连,决定射线的方向,即穿过 3D 数据的路径。其成像原理已在 3.7.1 节中详细说明,这里不再赘述。

由于在配准时需要对股骨和胫骨分别进行配准,因此我们在进行影像重建时也需要对股骨和胫骨分别进行投影。若是对股骨投影,则在射线穿过体数据时查询对应的图像网格。如果经过了标记为 1 的像素,则把衰减的结果作为灰度值;如果没有经过则直接赋一约定的灰度值。同理,在对胫骨投影时,查询标记是否为 2(表 3-13)。

真实 X 射线影像与 DRR 图像的比较是我们配准算法的关键部分。当浮动图像的位置参数估计与真实图像的位置相匹配时,目标函数应达到极值。选择一个好的目标函数能充分提高图像的配准精度。骨科手术中,需要配准的是刚性骨骼组织,符合最大互信息算法的刚体模型,因此本文以互信息作为 X 射线影像与 3D 数据配准的目标函数。

配准的目的就是寻找到一组对 3D 数据进行刚性变换的最优参数,获得手术环境下 3D 结构与 C 型臂 X 线机 2D 影像之间的位置关系。3D 结构的位置和方位由 3D 结构本身的局部坐标系与全局坐标系的相互关系来决定,涉及 6 个自由度参数,即平移向量 $t = (t_x, t_y, t_z)$,旋转向量 $r = (r_x, r_y, r_z)$。因此,局部坐标系中点的坐标 p 转换到全局坐标后,记为 p_w,可表示为

$$p_w = R_p + t \qquad (3-89)$$

其中,R 为旋转矩阵,由旋转向量 r 决定,表示沿 x, y, z 各轴的旋转,当这组参数 $(r_x, r_y, r_z, t_x, t_y, t_z)$ 改变时,DRR 图像也随之改变。在进行图像比较后,目标函数的值也随之变化。为找到一组最优参数,使得式(3-89)的值最大,我们采用 Powell 优化算法。该算法的原理是将多维参数搜索分解为多次的一维搜索,由于该算法无需计算梯度,因而可加快最大互信息的搜索速度。

表 3-13　配准结果误差

实验	X/deg	Y/deg	Z/deg
1	1.6393	0.7330	0.1731
2	3.6612	3.6654	1.6393
3	2.1984	4.7449	1.8124
4	2.6563	1.6017	2.6523
5	1.4031	1.7502	2.1792

为验证该方法的精度，我们将膝关节标本冷冻成长方体，因此在拍摄过程中，标本各结构的位置在局部坐标系中是固定的。所以，可以确定局部坐标系到全局坐标系的旋转变换参数，在 Powell 算法搜索时，误差范围限定在 5°之内。

（卢振泰，刘新刚，刘　洋）

参 考 文 献

[1] Brown L G. A survey of image registration techniques. ACM Computing Survey, 1992, 24: 325-376.

[2] Maintz J B A, Viergever M A. A survey of medical image registration. Medical Image Analysis, 1998, 2(1): 1-37.

[3] Zitova B, Flusser J. Image registration methods: a survey. Image and Vision Computing, 2003, 21: 977-1000.

[4] Pluim J P W, Maintz J B A, Viergever M A. Mutual information based registration of medical images: a survey. IEEE Transactions on Medical Imaging, 2003, 23(6): 1-21.

[5] 刘哲星. 医学图像回溯性配准研究. 广州：第一军医大学博士论文,2002.

[6] 陈明. 医学图像中的配准技术研究. 广州：第一军医大学硕士论文,2002.

[7] He R, Narayana P A. Global optimization of mutual information: application to three-dimensional retrospective registration of magnetic resonance images. Computerized Medical Imaging Graphics, 2002, 26: 277-292.

[8] Jenkinson M, Smith S. A global optimization method for robust affine registration of brain images. Medical Image Analysis, 2001, 5: 143-156.

[9] Wachowiak M P, Smolikova R, Zheng Y, et al. An approach to multimodal biomedical image registration utilizing particle swarm optimization. IEEE Transactions on Evolutionary Computation, 2004, 8 (3): 289-301.

[10] Shi Eberhart R. A modified particle swarm optimizer. Evolutionary Computation Proceedings of IEEE World Congress on Computational Intelligence, 1998: 69-73.

[11] Boykov Y, Kolmogorov V. An experimental comparison of min-cut/max-flow algorithms for energy minimization in vision. IEEE Transactions on Pattern Analysis and Machine Intelligence, 2004, 26(9): 1124-1137.

[12] Kolmogorov V, Zabih R. Computing visual correspondence with occlusions using graph cuts. Proceedings of the International Conference on Computer Vision, 2001: 508-515.

[13] Chow C K, Tsui H T, Lee T. Surface registration using a dynamic genetic algorithm. Pattern Recognition, 2004, 37: 105-117.

[14] Matsopoulos G K, Mouravliansky N A, Delibasis K K, et al. Automatic retinal image registration scheme using global optimization techniques. IEEE Transactions on Information Technology in Biomedicine, 1999, 3(1): 47-60.

[15] Tommy W H T, Albert C S C. Non-rigid image registration using graph-cuts. Proceedings of MICCAI, 2007, 10: 916-924.

[16] Warfield S K, Jolesz F A, Kikinis R. A high performance computing approach to the registration of medical imaging data. Parallel Computing, 1998, 24 (9-10): 1345-1368.

[17] Ourselin S, Stefanescu R, Pennec X. Robust registration of multi-modal images: Towards real-time clinical applications. Proceedings of MICCAI, 2002: 140-147.

[18] Robertson C, Fisher R B. Parallel evolutionary registration of range data. Computer Vision and Image Understanding, 2002, 87: 39-50.

[19] Matsopoulos G K. Multiresolution morphological fusion of MR and CT images of the human brain. IEEE Proceeding on Vision, Image and Signal Processing, 1994, 141(3): 338-346.

[20] Maes F, Vandermeulen D, Suetens P. Comparative evaluation of multiresolution optimization strategies for multimodality image registration by maximization of mutual information. Medical Image Analysis, 1999, 3(4): 373-386.

[21] Pluim J P W, Maintz J B A, Viergever M A. Interpolation artefacts in mutual information based image registration. Computer Vision and Image Understanding, 2000, 77 (9): 211-232.

[22] Bookstein F L. Principal warps: Thin-plate splines and the decomposition of deformation. IEEE Transactions on Pattern Analysis and machine Intelligence, 1989, 11(6): 567-585.

[23] Thevenaz P, Unser M. Optimization of mutual information for multiresolution image registration. IEEE Transactions on Image Processing, 2000, 9(12): 2083-2099.

[24] Zhan Y, Shen D, Zeng J, et al. Targeted prostate biopsy using statistical image analysis. IEEE Transactions on Medical Imaging, 2007, 26(6): 779-788.

[25] Makrogiannis S, Verma R, Davatzikos C. Anatomical equivalence class: a morphological analysis framework using a lossless shape descriptor. IEEE Transactions on Medical Imaging, 2007, 26(4): 619-631.

[26] Livyatan H, Yaniv Z, Joskowicz L. Gradient-based 2D/3D rigid registration of fluoroscopic X-ray to CT. IEEE Transactions on Medical Imaging, 2003, 22(11): 1395-1406.

[27] Bannister P R, Brady J M, Jenkinson M. Integrating temporal information with a non-rigid method of motion correction for functional magnetic resonance images. Image and Vision Computing, 2007, 25(2): 311-320.

[28] Van den Elsen P A, Maintz J A, Pol E D, et al. Automatic registration of CT and MR brain images using correlation of geometrical features. IEEE Transactions on Medical Imaging, 1995, 14 (2): 384-398.

[29] Maintz J B, van den Elsen P A, Viergever M A. Comparison of edge-based and ridge-based registration of CT and MR brain images. Medical Image Analysis, 1996, 1(2): 151-161.

[30] Maintz J B, van den Elsen P A, Viergever M A. Evaluation of ridge seeking operators for multimodality medical image matching. IEEE Transactions on Paaern Analysis and Machine Intelligence, 1996, 18(4): 353-365.

[31] Duchon J. Splines minimizing rotation invariant seminorms in Sobolev spaces. Constructive Theory of Functions of Several Variables, 1976, 1: 85-100.

[32] Bookstein F J. Principlewarps: thin-plate splines and the decomposition of deformations. IEEE Transactions on Pattern Analysis and Machine Intelligence, 1989, 11(6): 567-585.

[33] Rohr K, Stiehl H S, Sprengel R, et al. Point-based elastic registration of medical image data using approximating thin-plate splines. Proceedings of 4th Internat Conf Visualization in Biomedical Computing, Hamburg, Germany, 1996: 297-306.

[34] Masutani Y, Kimura F. Modally controlled free form deformation for non-rigid registration in image-guided liver surgery. Proceedings of MICCAI, 2001, 2208: 1275-1278.

[35] Rohlfing T, Maurer C R Jr, O'Dell W G, et al. Modeling liver motion and deformation during the respiratory cycle using intensity-based free-form registration of gated MR images. Medical Physics, 2004, 31(3): 427-432.

[36] Gonzales R C, Woods R E. Digital Image Processing. 2nd ed. Prentice Hall: Upper Saddle River, 2002.

[37] Studholme C, Hill D L G, Hawkes D J. An overlap invariant entropy measure of 3D medical image alignment. Pattern Recognition, 1999, 32(1): 71-86.

[38] Pluim J P W, Maintz J B A, Viergever M A. Image registration by maximization of combined mutual information and gradient information. IEEE Transactions on Medical Imaging, 2000, 19(8): 809-814.

[39] Shen D, Davatzikos C. HAMMER: hierarchical attribute matching mechanism for elastic registration. IEEE Transactions on Medical Imaging, 2002, 21(11): 1421-1439.

[40] Shen D, Davatzikos C. Very high resolution morphometry using mass-preserving deformations and HAMMER elastic registration. NeuroImage, 2003, 18: 28-41.

[41] 陈武凡. 小波分析及其在医学图像处理中的应用. 北京:科学出版社,2002.

[42] Fonseca M G, Manjunath B S. Registration techniques for multisensor remotely sensed imagery. Journal of Photogrammetry Engineering & Remote Sensing, 1996, 62 (9): 1049-1056.

[43] Pinzon J, Ustin S, Castaneda C. Image registration by non-linear wavelet compression and singular value decomposition. Proceedings of IRW, NASA GSFC, 1997: 1-6.

[44] 卢振泰,陈武凡. 基于霍特林变换的三维医学图像快速配准算法. 计算机工程与应用,2007,43(5): 15-17.

[45] Likar B. Registration and restoration of medical images. University of Ljubljana, 2000.

[46] Li S Z. Markov Random Field Modeling in Image Analysis. Tokyo: Springer-Verlag, 2001.

[47] Winkler G. Image Analysis, Random Field and Dynamic Monte Carlo Methods. Berlin: Springer-Verlag, 1995.

[48] 吴薇. 基于最大模糊熵的多阈值图像分割新算法. 系统工程与电子技术,2005,27(2):357-360.

[49] Salzenstein F, Pieczynski W. Parameter estimation in hidden fuzzy Markov random fields and image segmentation. CVGIP: Graphical Models and Image Processing, 1997, 59(1): 205-220.

[50] Caillol H, Hillion A, Pieczynski W. Fuzzy random fields and unsupervised image segmentation. IEEE Trans Geoscience and Remote Sensing, 1993, 31(4): 801-810.

[51] Caillol H, Pieczynski W, Hillion A. Estimation of fuzzy Gaussian mixture and unsupervised statistical image segmentation. IEEE Transactions on Image Processing, 1997, 6(3): 425-439.

[52] Pham D L, Prince J L. An adaptive fuzzy c-means algorithm for image segmentation in the presence of intensity inhomogeneities. Pattern Recognition Letters, 1998, 20: 57-68.

[53] Pham D L, PrinceJ L. Adaptive fuzzy segmentation of magnetic resonance image. IEEE Transactions on Medical Imaging, 1999, 18(9): 737-752.

[54] Cheng H D, Chen Y H, Sun Y. A novel fuzzy entropy approach to image enhancement and thresholding. Signal Processing, 1999, 75(3): 277-301.

[55] 刘新刚. 医学图像弹性配准新算法的研究. 广州:第一军医大学博士论文,2007.

[56] Little J A, Hill D L G, Hawkes D J. Deformations incorporatingrigid structures. Computer Vision and Image Understanding, 1997, 66, 223-232.

[57] Tanner C, Schnabel J A, Chung D, et al. Volume and shape preservation of enhancing lesions when applying non-rigid registration to a time series of contrast enhancing MR breast images. Lecture Notesin Computer Science, 2000, 1935: 327-337.

[58] Rohlfing T, Maurer C R Jr, Bluemke D A, et al. Volume-preserving nonrigidregistration of MR breast images using free-form deformation with an incompressibilityconstraint. IEEE Transactions on Medical Imaging, 2003, 22(6): 730-741.

[59] Rangarajan A, Chui H, Mjolsness E, et al. A robust point-matching algorithm for autoradiograph alignment. Medical Image Analysis, 1997, 4(1): 379-398.

[60] 卢振泰. 医学图像配准算法研究. 广州:南方医科大学博士论文,2008.

[61] Maes F, Collignon A, Vandermeulen D, et al. Multimodality image registration by maximization of mutual information. IEEE Transactions on Medical Imaging, 1997, 16, 187-198.

[62] Byrd R H, Lu P, Nocedal J, Zhu C. A limited memory algorithm for bound constrained optimization. SIAM Journal on Scientific and Statistical Computing, 1995, 16(5): 1190-1208.

[63] Zhu C, Byrd R H, Lu P, Nocedal J. Algorithm778: L-BFGS-B, FORTRAN routines for large scale bound constrained optimization. ACM Transactions on Mathematical Software, 1997, 23(4): 550-560.

[64] 崔智,张良震,朱淼良. 基于光线跟踪的数字影像重建技术. 小型微型计算机系统,2001,22(10): 1258-1260.

[65] 刘洋. 医学图像 2D/3D 配准及可视化研究. 广州:南方医科大学硕士论文,2007.

[66] Tomazevic D, Likar B, Slivnik T, et al. 3-D/2-D registration of CT and MR to X-ray Images. IEEE Transactions on Medical Imaging, 2003, 22(11): 1407-1416.

[67] LaRose D, Bayouth J, Kanade T Transgraph: interactive intensity-based 2D/3D registration of X-ray and CT data. Proceedings of SPIE, Medical Imaging, 2000, 3979: 385-396.

[68] Hipwell J H, Penney G P, McLaughlin R A, et al. Intensity-based 2D-3D registration of cerebral angiograms. IEEE Transactions on Medical Imaging, 2003, 22(11): 1417-1426.

[69] Weese J, Penney G P, Desmedt P, et al. Voxel-based 2D/3D registration of fluoroscopy images and CT scans for image-guided surgery. IEEE Transactions on Information Technology in Biomedicine, 1997, 1(4): 284-293.

第4章 运动估计与动态医学序列图像分析

4.1 基于序列图像的运动估计

4.1.1 医学图像分析与运动估计

现代医学成像设备飞速发展：一方面新的成像方法不断涌现；另一方面，现有成像方法在速度与精度上有了很大提高。如目前 64 层螺旋 CT 采用的飞焦点扫描技术，在不增加 X 线剂量的前提下极大地提高了空间分辨率和成像速度，X,Y,Z 三个方向的分辨率可达 0.24mm，全身扫描只需十余秒；高场磁共振技术日益成熟，3.0 T 磁共振逐步进入临床实践，各种快速序列的临床应用大大提高了其成像速度。影像设备硬件技术的发展，使得医学影像学的信息量飞速增长，在某些模态上的实时序列影像（3D＋T）变为现实。

随着计算机视觉与人工智能的不断发展，运动估计和跟踪技术已广泛应用在航空航天、生物医学工程、工业控制、军事指挥等领域，其中最为突出的是图像处理、医学影像诊断、手术导航、遥感遥控、雷达监测、红外制导、机器人视觉等。随着应用对象和用途的不同，运动估计与跟踪技术的实现方案也有所差异，总体上分为刚体运动和非刚体运动两大类[1]。在图像处理领域，涉及路径描述的一类问题中，运动估计和跟踪往往是相辅相成的两个方面；而在解决视频压缩和序列图像的间断帧恢复时常采用运动估算进行帧间的运动补偿，并不涉及跟踪问题。

医学影像技术的发展和运动追踪技术的融合使得医学图像分析的研究对象不再局限于过去仅具有明显诊断特征的病种，开始扩展到多种不同器官解剖形态、功能过程图像，试图利用自动精确定量的计算机辅助图像分析算法来帮助临床医生和研究者高效准确地处理海量图像信息。当前研究的热点主要包括基于各类医学图像的心功能分析、脑功能分析、结肠分析、肺结节分析等技术。例如西门子 64 排 CT 附带的结肠分析软件可自动去除小肠影像，将充气的结肠影像展平，从多角度，多平面分析结肠病变；肺结节分析软件可自动提取肺部结节并自动分析和记录首次检查的结果，再次复查时可自动计算肺结节的增长率和倍增时间，为判断结节的良恶性提供客观依据；美国 Lumedx 公司正在研发的 Cardiac PACS 软件，利用 DICOM 协议连接到 PACS 网络获取图像，包括冠状血管分析、钙评分、心脏功能分析；美国威斯康星大学医学院开发研制的脑功能成像分析软件（analysis of functional neuroimages，AFNI），可以将低分辨率的脑功能成像的实验结果叠加在具有较高分辨率的结构脑图像上进行三维显示，并且对多种功能实验数据集进行统计分析。

心脏影像一般是动态的时间序列，数据量非常大。因此基于心脏影像的心功能定量分析对描述和评价心肌的功能是很重要的。目前采用 MRI 进行诊断的主要疾病包括：窄缩性心包炎、心肌梗死、心瘫、原发性心肌症以及心血管疾病[2,3]。目前医院的影像诊断对于上述功能性病变的观察和分析大多是基于某一物理断层的 MRI；观察心脏的周期运动需结合心电节律，采用门控 MR 或多排 CT 来获取连续的序列运动图像，借助 MRI 电影还可以增加心脏的定性和定量评估[3]。如何从单一的检查中对心脏的各方面功能进行定性与定量评估，还需对图像处理和运动追踪技术进行不断的深入研究。

目前医学成像设备的原理和手段截然不同，因此图像处理的研究方法各有区别。适合

MRI 的运动跟踪算法不一定适合 PET 或 CT 图像,这一客观情况要求我们必须结合设备的成像特点和临床诊断的需求进行分类研究。医学序列图像分析的一般步骤为:①原始序列图像的预处理和运动矢量场估计;②感兴趣区的形状描述和运动跟踪。关于运动描述的一类问题可以定义为:依据各种参数的、统计的模型计算瞬时的或过程间的运动状态变化情况,并采用运动矢量场、形变曲线、轨迹图、形变网格或伪彩色填充等手段描述运动的过程和特点。临床诊断中可以通过上述方法定性定量地比较和判断各种功能性的病变。

矢量场估计方法主要为基于特征的和基于梯度的两类模式[4],其目的是解决速度场或位移场估算问题。两者各有优劣,前者包括块搜索和相位相关算法,后者包括解光流方程和像素递归算法;前者常见的问题是遮挡和不连续性;后者除此之外还包括孔径问题。另外,利用 Markov-Gibbs 随机场将这两类方法相结合进行计算是目前较为普遍的研究思路[4],但在计算耗时方面付出较大代价。对此,本书从增加精度和减少时间出发,提出了模糊融合 Gibbs 运动估计模型,并通过阶段非凸(GNC)的迭代算法达到了速度与精度的双重收益。

运动跟踪算法主要是利用多种时空约束条件对参数模型或非参数模型进行局部约束,以此得到特征或目标的时序状态数据。目前该研究主要以有限差分[5, 6]、有限元[7]为主要算法的参数化模型和以动态蒙特卡罗[8]、概率递归与粒子滤波[9]、矩阵秩约束[10]为主要内容的非参数模型。此外,跟踪过程需借助点标记[11]、曲线[12]、网格[13]、曲面[14, 15]以及伪彩色作为主要表现手段。Snake 作为一种参数化运动跟踪模型可用来描述序列图像中感兴趣区域、边缘和轮廓线的时空运动状态。利用 Snake 对单幅图像进行感兴趣区域分割是一种成熟并且有效的方法,且在医学功能诊断中具有重要作用。

粒子滤波(PF)算法属于顺序蒙特卡罗方法(SMCM)的一种,已为诸多研究团体所重视,其主要特点和优点是便于逐点计算时空运动状态、便于合成各种先验和似然的局部约束条件、可通过改变粒子数和提高采样效率来提高解的精确性。然而,经典 PF 算法也面临一些主要问题:缺少高效的权函数优化算法,缺少更好的试探分布形式,这一问题如果解决不好会直接导致粒子退化效应。

4.1.2 运动估计的光流方程

二维图像的位移场可以如下描述[1]:如果 f_k 代表第 k 帧图像,$V_s = (v_x, v_y)$ 代表在像素点 $s(x, y)$ 处的速度矢量,$d(x, y) = (d_x, d_y)$ 为点 s 处的位移矢量,设帧间量化时间步长为 Δt,时间步为整数 l,s 点由第 k 帧运动到第 $k+1$ 帧时,相邻两帧图像有如下关系:

$$f_{k+1}(s') = f_k(s+d) = f_k(x+d_x, y+d_y)$$
$$= f_k(x + l \cdot \Delta t \cdot v_x, y +$$
$$l \cdot \Delta t \cdot v_y) \qquad (4\text{-}1)$$

一般而言,噪声环境下图像帧 $f_k(s)$ 是真实图像 $g_k(s)$ 和随机噪声 $N_k(s)$ 的叠加:$f_k(s) = g_k(s) + N_k(s)$。图 4-1 显示了运动估算的基本情况,图中 $v(x, y, l)$ 为点 s 在时间步 l 下的速度矢量估计,一般由光流方程求得,所以也称作光流矢量;$d(x, y, l)$ 为其位移矢量,由块匹配方法解得。通常位移矢

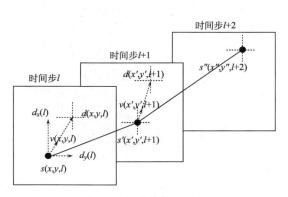

图 4-1　运动估算示意图

量和光流矢量并不相同,这是在运动矢量缺乏附加约束的情况下,位移场估计和光流估计具有"不适定"性问题[1],该性质体现在解的存在性、唯一性和连续性三方面:

(1)解的存在性:针对医学图像,我们不能为非刚体中质点的空间三维运动建立二维平面运动的点对应关系。

(2)解的唯一性:如果医学图像中每一个像素的位移(或速度分量)被当作独立分量(通常光流方程是这样描述的),那未知量个数将是已知量个数的两倍。这将导致"孔径"问题。

(3)解的连续性:运动估算对于运动的边界和图像噪声非常敏感,任何极小的变化都会导致较大的计算偏差。

针对上述"不适定"问题,运动估计算法需要二维矢量场的附加约束模型。下面分别给出这些模型的一般性介绍和分析,并结合实验进行定性说明和比较。

4.1.3 运动估计的块匹配方法

基于块的运动估算和补偿是最通用的算法,将图像看作由运动的块组成,通常进行两种类型的块运动:①块的简单二维平移,②块的各种二维形变。针对医学图像,可采用方法①以避免问题复杂化。

块匹配方法的主要性质是基于图像灰度特征的匹配方法,匹配算法基于如下最小均方误差准则:

$$\mathrm{MSE}(d_1,d_1) = \frac{1}{N_1 N_2} \sum_{(x,y) \in B} \left[f(x,y,k) - f(x+d_1, y+d_2, k+1) \right]^2 \qquad (4\text{-}2)$$

其中,(d_1,d_1)代表位移矢量;N_1,N_2为块 B 的尺寸;一幅 $M \times M$ 大小的图像,传统技术一般是 8×8 块的 $16 \sim 24$ 邻域搜索,针对大幅度运动有时采用全空间搜索。然而针对非刚性运动来说普通的匹配技术并不能满足要求,块匹配方法有很多,本书采用的两种方法如下。

(1)分级块匹配:图像的分级表达形式可以提供大运动、不连续或缺帧情况下的精确估计,图 4-2 描述了算法的主要原理:其中图像的分辨率由高到低,我们可以从最低分辨率开始由上到下地估算运动矢量,每一层的结果为下一层的计算提供初始运动矢量,下一层不断修正该初始量并细化计算结果。

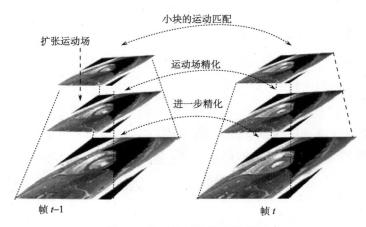

图 4-2 分级块匹配算法示意图

（2）递归块匹配：它是一种可以增加矢量场空间平滑性的估计方式，一个 $N \times N$ 大小的块的运动矢量相当于其邻域矢量外加一个补偿增量，见式（4-3），算法示意图如图 4-3 所示，递归算法通常需要对第一帧初始化。

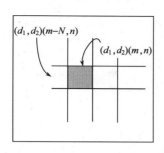
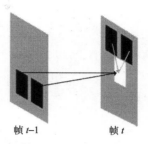

帧 $t-1$　　　帧 t

图 4-3　递归块匹配算法示意图

$$
\binom{d_1}{d_2}(m,n) \underset{(m,n) \in B}{=} \binom{d_1}{d_2}(m-N,n) + u \tag{4-3}
$$

其中，$u = \left\{ \binom{0}{0}, \binom{1}{0}, \binom{0}{1}, \binom{-1}{0}, \binom{0}{-1}, \binom{-1}{-1} \right\}$。

以上介绍了两种常用的块匹配方法，另外还有变权块匹配（图 4-4）和自适应块匹配算法，前者在块匹配模板上逐点施加不同的权系数（中心处赋以最大权值）以适应图像局部相似性降低噪声干扰；后者根据图像局部亮度的均方误差自适应地调节匹配块的大小。块匹配算法的优点是方便、简单且直观，缺点在于不能避免解的"不适定性"问题，如通常遇到的"遮挡"问题以及运动边界不连续性问题。

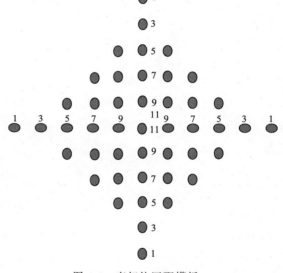

图 4-4　变权块匹配模板

4.1.4　运动估计的相位相关法

如果说匹配算法是寻找帧间亮度关系，那么相位相关法则是从帧间相位变化来估计运动矢量[16]，而且能更精确地估计运动矢量、矢量场的熵更小。从计算效率和性能方面来说相位相关算法更优于普通块匹配技术。时序图像 s 中，令 $l=1, \nabla t=1$，且块 B 的两帧之间存在如下平移运动：

$$
s(n_1, n_2, k) = s(n_1 + d_1, n_2 + d_2, k+1) \tag{4-4}
$$

其中 $n_1, n_2 \in B$，两边取二维傅里叶变换：

$$
S_k(f_1, f_2) = S_{k+1}(f_1, f_2) \exp[j2\pi(d_1 f_1 + d_2 f_2)] \tag{4-5}
$$

因此两帧的平移由帧间相位变化反映出来。相位相关函数计算如下：

$$
c_{k,k+1}(n_1, n_2) = s(n_1, n_2, k+1) * s(-n_1, -n_2, k) \tag{4-6}
$$

其傅里叶变换表示为

$$C_{k,k+1}(f_1,f_2) = S_{k+1}(f_1,f_2)S_k(f_1,f_2) \tag{4-7}$$

相位分析时,为克服图像亮度变化的影响,可利用幅度归一化功率谱,并获得其相位:

$$\Phi[C_{k,k+1}(f_1,f_2)] = \frac{S_{k+1}(f_1,f_2)S_k(f_1,f_2)}{|S_{k+1}(f_1,f_2)S_k(f_1,f_2)|} \tag{4-8}$$

利用公式(4-5)和(4-8),可以得到

$$\Phi[C_{k,k+1}(f_1,f_2)] = \exp[-j2\pi(f_1d_1 + f_2d_2)] \tag{4-9}$$

其 2D 傅里叶反变换写为

$$c_{k,k+1}(n_1,n_2) = \delta(n_1-d_1,n_2-d_2) \tag{4-10}$$

式(4-10)给出了脉冲位置(d_1,d_2),我们称其为位移或运动矢量,实际上运动形式并非单纯的平移,我们只可以得到类似图 4-5 所示的相位相关结果。这种情况下,可以通过搜索最高峰值来判断位移矢量。

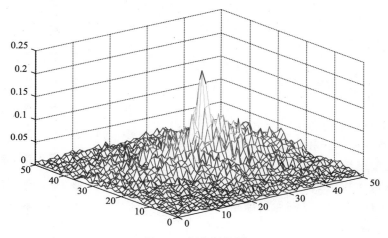

图 4-5　相位相关图

上述方法理论上可以计算块间的相对位移,实际上,多种因素导致相位相关函数恶化,比如出现多个尖峰。针对医学图像来说,造成这种结果的主要原因是噪声和器官的复杂结构,另外,MR 对 3D 空间组织结构的断层扫描结果并不能完全反映真正的运动情况。因此,较好的估计算法还需借助各种正则化约束条件。

4.1.5　基于贝叶斯理论的运动估计算法

贝叶斯估计[17—19]是统计与决策理论的基础。依据该理论,已知一种模式的先验和后验分布,可以从先验的知识集中获取贝叶斯标记,然后利用最大后验概率(MAP)关于解的唯一性规则计算最佳运动估计。贝叶斯准则[20]广泛地使用在 Markov 随机场运动估算理论中,本节只直观地介绍如何利用概率进行运动估算,关于 Markov 运动估计的深入讨论将在后续章节展开。

医学图像序列的贝叶斯运动估算就是建立一个帧间像素对应关系的模型。该模型可能包含多个损耗函数,各个损耗函数可能联系着不同的正则化约束条件。因此,如何恰当地描述运

动的正则化条件并建立正确的损耗函数是建模的第一步,也是关键。有了贝叶斯模型后,第二步需进行全局优化与迭代逼近。目前逼近算法种类很多,性能各异,针对不同的对象需全面分析。

参照贝叶斯准则,后验概率可以采用下述公式描述:

$$p(d \mid f) = \frac{p(f \mid d)P(d)}{p(f)} \propto P(d, f) = p(d \mid f)P(f) \tag{4-11}$$

其中,d 代表被估计的位移矢量,f 代表图像,$P(d)$ 是位移场的先验概率,$p(f \mid d)$ 为观测值 f 的条件概率,又称为给定位移数据 d 下的似然概率,$p(f)$ 为随机图像的概率分布。通常在给定位移矢量场 d 的条件下,$p(f)$ 为常数,MAP 计算公式表示为

$$d^* = \arg \max_{d \in D} \{p(d \mid f)P(f)\} \tag{4-12}$$

1. 概率模型和似然模型的构造

本节将二维运动估算作为最大后验概率(MAP)估算问题进行阐述。MAP 公式需要两个 pdf 模型[1]:在给定矢量场下的被观察图像亮度的条件 pdf,称为似然模型或观察模型;和一个运动矢量的先验 pdf,称为矢量场模型。基本公式假设一个高斯观察模型,来加强与观察结果的一致性,并假设一个高斯矢量场模型,来加强随机的全局平滑约束条件。式(4-1)中令 $t = l \nabla t, (x, y, t) \in \Lambda^3$,一般的医学图像包含大量噪声,可以认为现有的图像 $f_k(x)$ 由真实图像 $g_k(x)$ 加噪声 n_k 形成:$f_k(x) = g_k(x) + n_k$。那么针对位移场 (d_1, d_2) 的后验概率可以表述为,给出两帧 f_k, f_{k-1},计算

$$(\hat{d}_1, \hat{d}_2) = \arg\max_{d_1, d_2} p(d_1, d_2 \mid f_k, f_{k-1}) \tag{4-13}$$

其中,$p(d_1, d_2 \mid f_k, f_{k-1})$ 表示两帧矢量场的后验 pdf,应用贝叶斯理论得

$$\begin{aligned}
p(d_1, d_2 \mid f_k, f_{k-1}) &= \frac{p(f_k \mid d_1, d_2, f_{k-1})p(d_1, d_2 \mid f_{k-1})p(f_{k-1})}{p(f_k \mid f_{k-1})p(f_{k-1})} \\
&= \frac{p(f_k \mid d_1, d_2, f_{k-1})p(d_1, d_2 \mid f_{k-1})}{p(f_k \mid f_{k-1})}
\end{aligned} \tag{4-14}$$

其中,$p(f_k \mid d_1, d_2, f_{k-1})$ 是条件(似然)概率,它反映了矢量场观测值的分布情况;$p(d_1, d_2 \mid f_{k-1})$ 是矢量场的先验 pdf,它反映了与实际运动有关的先验知识;分母与矢量场无关,可以看作常量。因此,运动矢量场的 MAP 估算模型可以写为

$$\begin{aligned}
(\hat{d}_1, \hat{d}_2) &= \arg\max_{d_1, d_2} p(d_1, d_2 \mid f_k, f_{k-1}) \\
&\propto \arg\max_{d_1, d_2} p(f_k \mid d_1, d_2, f_{k-1})p(d_1, d_2 \mid f_{k-1})
\end{aligned} \tag{4-15}$$

根据运动模型(4-15),如果将沿运动方向的亮度变化看作均值为零,方差为 σ_k 的观测噪声的高斯分布,则似然密度写为

$$p(f_k \mid d_1, d_2, f_{k-1}) = \frac{1}{\sqrt{2\pi\sigma_k^2}} \exp\left\{-\sum_{x \in F} \frac{[f_k(x) - f_{k-1}(x - d(x))]^2}{2\sigma^2}\right\} \tag{4-16}$$

其中,F 代表采样空间。似然模型(4-16)给出了观测亮度 f_k 在已知 d_1, d_2 及 f_{k-1} 条件下出现的最大可能性。

2. 先验模型的构造

构造先验运动模型,需要了解 Markov 与 Gibbs 等相关理论[4]。例如,Markov 空间"势

团"的定义,势函数的建立,局部约束准则与建模,搜索策略等。这里先简单介绍有关内容,详细内容在第 5 章论述。

如果将矢量场看作连续的 Gibbs 随机场(GRF),其势能函数对局部运动矢量场强加平滑约束条件。矢量场的联合 pdf 表示成

$$p(d_1,d_2\,|\,f_{k-1})=\frac{\exp\{-U_d(d_1,d_2\,|\,f_{k-1})\}}{Z_d} \tag{4-17}$$

其中,Z_d 代表偏导数函数,且

$$U_d(d_1,d_2\,|\,f_{k-1})=\varphi_d\sum_{c\in C_d}V_d^c(d_1,d_2\,|\,f_{k-1}) \tag{4-18}$$

其中,C_d 代表位移矢量阈值空间集,$V_d^c(\cdot)$ 表示势函数,φ_d 为正常数。

上述模型建立在空间二邻域之上,且并未考虑边缘的不连续性,不能解决类似遮挡和不连续的问题。它所采用的解的搜索算法是模拟退火技术[4],实验结果如图 4-6 所示。

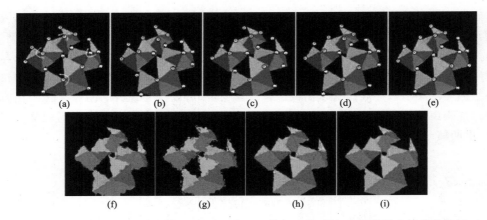

图 4-6　针对 Spin-wheel 图像(Size＝169×169)第 3,4 帧,标记点的估计和图像的恢复
(a) 第 3 帧及初始标记点；　(b) Horn Schunck 的光流方程估计第 4 帧的标记；　(c) 分级块匹配算法估计第 4 帧的标记；　(d) 相位相关算法的第 4 帧的标记；　(e) 贝叶斯算法估计的第 4 帧的标记；　(f) 分级块匹配算法的第 4 帧运动恢复结果；　(g) Horn Schunck 的光流方程的第 4 帧运动恢复结果；　(h) 相位相关法第 4 帧运动恢复结果；　(i) 贝叶斯方法的第 4 帧运动恢复结果

4.1.6　运动估计的评价标准

在实际应用中,阴影、缺乏纹理、遮挡使得真实地恢复矢量场变得几乎不可能。如果这种状况达到一定程度,那么计算出的光流场和真实场必然失去相关性。如何评价光流场或位移场的效果呢? 参照前面的定义,当用光流场将第 t 帧图像映射为 $t+1$ 帧图像时,衡量该图像与真实图像的均方误差是一种客观的方法;此外,还可以利用光流场与真实位移场的相位误差来进行测量。这两种评价标准[17, 21]只能作为经典的评价手段,该方法在比较刚体运动的块平移、块旋转、块缩放时,随着块的初始大小不同而计算结果各异。本实验参照经典方法[21]、文献[22]和[23]中的最新标准,得到下述评价标准。

1) 位移场帧差(DFD)的峰值信噪比[21]

连续估计 $t-1$ 到 t 帧及 t 到 $t+1$ 帧,得到矢量场 D_{t-1} 和 D_t,由

$$PSNR(dB) = 10\log \frac{|MAX(|D_{t-1}D_t|)|^2}{MSE(D_{t-1}, D_t)} \tag{4-19}$$

可以计算峰值信噪比,其对数①中分子表示取两帧矢量场最大矢量的模,模型的稳定性及运动连续性都从该指标中得以体现。帧间矢量场相关性越好,说明模型的稳定性越好(不一定精度高),这对于光流这种包含"孔径问题"的算法是一种侧面评价。

2) 矢量场与真实位移场相位差(PDOD)的峰值信噪比[21]

如果 v 代表矢量矩阵,则

$$PSNR(dB) = 10\log \frac{(2\pi)^2}{MSE(\arg(v), \arg(D))} \tag{4-20}$$

该指标反映了由某一估算模型得到的速度矢量流的相角信任度。

3) 运动恢复后的图像 F 与真实图像 R 的峰值信噪比[17]

$$PSNR(dB) = 10\log \frac{255^2}{MSE(F, R)} \tag{4-21}$$

该指标综合反映位移场估算的鲁棒性。

4) 最小条件熵准则(CE-FW-SOR)[22]

该准则不仅反映了矢量场的平滑性而且反映了运动补偿或压缩的数据流比特(Bits)开销,条件熵越小说明数据的 Bits 开销越低、估计的结果越精确。最小条件熵原理分析如下,已知真实图像 R 和恢复图像 F,对应的灰度分布分别表示为 $0 \leqslant i < I, 0 \leqslant j < J$。R,F 中对应点出现灰度 (i, j) 的概率分布函数记为 $p(i, j)$,则 R,F 联合出现的概率 $P(R, F)$ 记为

$$P(R, F) = \prod_{x, y \in \mathcal{R}} p(i, j) \tag{4-22}$$

$\mathcal{R}$ 为图像 R,F 在当前状态下的映射区域,这里是图像的全域 $\mathcal{R}^{M \times N}$。假设 K_{ij} 为区域 $\mathcal{R}^{M \times N}$ 中出现灰度 (i, j) 的点对数①,则有

$$\begin{aligned}
\frac{1}{MN}\log P(R, F) &= \frac{1}{MN} \sum_{x, y \in \mathcal{R}^{M \times N}} \log p(i, j) \\
&= \sum_i \sum_j \frac{K_{ij}}{MN} \log p(i, j) \\
&\approx -H(R, F)
\end{aligned} \tag{4-23}$$

由此可见,归一化的对数联合概率 $P(R, F)$ 可以近似地用负联合熵估计,进一步,图像 R,F 之间的相似性测度 $S(R, F)$ 可表示为:$S(R, F) \approx -H(R, F)$。考虑到这种传统相似性测度的缺陷[23],文献[22]采用修正算子 $\frac{1}{N}\log \frac{P(R, F)}{P(R)P(F)}$ 替代式(4-23)的算法:

$$\frac{1}{MN}\log \frac{P(R, F)}{P(R)P(F)} \approx H(R) + H(F) - H(R, F) \tag{4-24}$$

考虑到先验概率 $P(R)$ 在两个状态之间是不会发生变化的,可以被忽略,因此式(4-24)可以写为

$$\begin{aligned}
\frac{1}{MN}\log \frac{P(R, F)}{P(R)P(F)} &= \frac{1}{MN}\log \frac{P(R, F)}{P(F)} + C \\
&= \frac{1}{MN}\log P(R \mid F) + C \\
&\approx -H(R \mid F) + C
\end{aligned} \tag{4-25}$$

---

① 本章中 log 的底数均为 10。

进一步,两状态的相似性测度写为 $S(R,F)=-H_{gM\times N}(R|F)$,最大互信息量准则等价于最小条件熵准则。

5)算法复杂性(COA)[21]

主要通过比较计算时间来衡量,算法统一采用 Intel Pentium 4 处理器、Win2000 操作系统、Matlab 6.5 计算平台。

6)运动估计算法对噪声的敏感性(NSD)[21]

可以通过对两帧图像施加不同强度的高斯白噪声 σ_N 来检测上述各项指标的变化情况,通常用加噪声后的计算结果与未加噪声的计算结果进行相关计算,评价指标为相关系数 ρ_{NSD}。

7)视觉评价(VS)

包括两种评价:第一,运动图像恢复。由第 t 帧标准图像 R_t 及其运动矢量场 D_t 恢复出第 $t+1$ 帧图像 F_{t+1} 与 $t+1$ 帧标准图像 R_{t+1} 进行视觉比较;第二,矢量场分布的视觉观察。

分别对刚性图像"Spin-wheel"和非刚性 MR 心脏标记图像"Tagged MRI"进行实验。两套图像经过计算后的估计误差(MEE)对比情况反映在表 4-1 和表 4-2 中。图 4-6 和图 4-7 为两类图像的运动恢复结果和视觉比较。

由运动误差分析表可见:各种算法对于噪声的耐受性是有限的,随着噪声的增加,各项指标所反映的误差增加、峰值信噪比减少。针对两类图像,抗噪声性能最好的为贝叶斯方法,其次为块匹配,MAP 估计是匹配技术的优化实现,但计算复杂性有较大增加,算法复杂性和估计的鲁棒性有着一定的矛盾。表 4-1、表 4-2 中贝叶斯算法采用了普通的 GNC 迭代逼近策略[12],保持算法复杂性不变,并进一步增加迭代逼近的效率和提高信噪比,4.2 节有全面的分析。

表 4-1　各算法估计 Spin-wheel 矢量场的效果比较

MEE	σ_N	PSNR NSD						CE-FW-SOR	COA
		DFD NSD		PDOD NSD		RF NSD			
光流方程	0.0	46.3		48.6		37.5		4.69	
	3.0	30.1	0.43	44.8	0.61	32.8	0.39	5.12	1.26
	6.0	20.4	0.21	35.4	0.42	24.7	0.18	6.36	
分级块匹配	0.0	41.2		38.8		46.1		3.99	
	3.0	40.3	0.74	36.7	0.65	42.6	0.40	4.04	3.13
	6.0	35.0	0.69	33.5	0.56	39.9	0.35	4.10	
递归块匹配	0.0	32.8		36.8		40.1		2.45	
	3.0	31.1	0.70	36.3	0.59	28.6	0.29	3.12	3.39
	6.0	28.2	0.63	30.5	0.54	27.1	0.20	3.70	
相位相关	0.0	62.8		68.2		61.0		2.09	
	3.0	51.5	0.47	54.9	0.54	54.9	0.67	3.01	2.10
	6.0	38.6	0.26	36.1	0.37	39.6	0.55	3.91	
贝叶斯	0.0	64.7		69.2		71.0		1.89	
	3.0	60.5	0.71	67.9	0.78	69.1	0.67	2.11	4.59
	6.0	59.0	0.69	60.1	0.71	61.6	0.55	2.41	

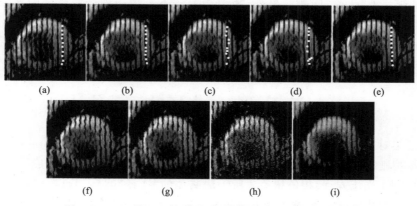

图 4-7　MRI 第 3,4 帧,标记点的估计和运动图像的恢复

（a）第 3 帧及初始标记点；（b）Horn Schunck 的光流方程估计第 4 帧的标记；（c）分级块匹配算法估计的第 4 帧标记；（d）相位相关算法估计的第 4 帧标记；（e）贝叶斯算法估计的第 4 帧标记；（f）分级块匹配算法第 4 帧运动恢复结果；（g）Horn Schunck 光流方程第 4 帧运动恢复结果；（h）相位相关法第 4帧运动恢复结果；（i）贝叶斯方法第 4 帧运动恢复结果

表 4-2　各种算法下标记 MRI 矢量场计算结果比较

MEE	σ_N	PSNR NSD						CE-FW-SOR	COA
		DFD NSD		PDOD NSD		RF NSD			
光流方程	0.0	40.2		44.1		27.3		5.71	1.27
	3.0	35.6	0.47	41.5	0.51	22.9	0.39	6.01	
	6.0	29.8	0.31	32.3	0.40	22.7	0.18	7.61	
分级块匹配	0.0	46.8		49.2		54.1		1.77	3.14
	3.0	45.3	0.64	46.6	0.50	51.7	0.50	2.18	
	6.0	42.3	0.60	40.4	0.51	49.0	0.45	3.60	
递归块匹配	0.0	39.9		35.7		30.2		3.19	3.35
	3.0	35.8	0.39	31.9	0.29	26.0	0.40	4.36	
	6.0	26.0	0.38	28.9	0.24	25.5	0.32	4.50	
相位相关	0.0	37.1		48.0		33.9		2.13	2.17
	3.0	29.8	0.37	40.1	0.24	33.7	0.27	3.22	
	6.0	26.0	0.13	29.1	0.17	26.6	0.25	3.51	
贝叶斯	0.0	58.1		58.9		61.0		1.04	4.61
	3.0	52.1	0.67	56.2	0.66	59.7	0.58	1.91	
	6.0	49.3	0.59	52.8	0.59	51.7	0.52	2.02	

　　DFD,PDOD,RF 指标在反映运动估计误差 MEE 时有相近性,因为它们各自反映的矢量场的连续性、相位误差、恢复后图像的最小均方误差都和 MEE 有正向联系。采用光流方程计算时,当某一点运动方向与运动边缘平行时,"孔径"问题最突出,反之,运动方向与运动边缘垂直时没有"孔径"问题。如表 4-1 中,Spin-wheel 在 $\sigma_N = 0$ 时的 DFD,PDOD,RF 分别为 46.3, 48.6,37.5,表 4-2 中 Tagged-MRI 在 $\sigma_N = 0$ 时的对应结果为 40.2,44.1,27.3。这说明 Spin-wheel 的运动避免了"孔径"问题。另外,相位相关法不失为一种性能较好的算法,条件熵较低、计算耗时较少,唯一不足的是处理类似 Tagged-MRI 的高噪声图像时极易受噪声影响。综合两类不同图像的计算与分析,最小条件熵对于各种方法的综合效能评价具有很好的参考作用。

4.2 基于马尔可夫场的运动估计

贝叶斯框架对于解决各类运动估计具有较好的效果。贝叶斯准则是 Gibbs 建模所采用的基本概率计算规则。Gibbs 随机场(GRF)理论关于各种矢量场的建模已形成了比较完善的体系,并且对块匹配、光流方程、相位相关法所无法避免的"孔径"问题、"遮挡"问题、"不连续性"问题也有较好的解决策略。本节主要介绍利用马尔可夫场运动信息的建模方法,并提出运动估计的模糊 Gibbs 融合模型。该模型搭建了模糊与随机的桥梁,对于优化建模和鲁棒估计具有较大意义。主要公式概括了观察模型、矢量场模型和局部约束模型的基本算法,其中不必考虑遮挡问题——医学图像运动不存在普通意义上的遮挡问题。通过采用基于 Gibbs 随机场的线处理能量函数构造分段光滑模型,并采用 GNC 算法迭代逼近目标。

利用马尔可夫对图像的运动矢量场进行建模时,将当前帧 f_t 中一点的矢量看为点(x_i, $t-1$)运动到(x_i, t)的一个样本实现。很明显,图像的矢量场中存在大量运动边缘和各向同性的 2D 空间势团。边缘这一不连续问题可以采用二值场 $I(x)$ 来描述:如果图像 f_t 中两邻点 x_1 和 x_2 之间存在运动边缘,则 $I(x_{1,2})=1$,否则 $I(x_{1,2})=0$。

4.2.1 马尔可夫随机场与 Gibbs 模型

针对 Markov 随机场,设 $D=\{D_i | i=1,\cdots,m; D_i \in \mathcal{L}; i \in S\}$ 为定义在 S 上的一族随机变量,其中每一个随机变量 D_i 在 $\mathcal{L}$ 集中取值为 d_i。D 称为随机场,用 $D_1=d_1,\cdots,D_m=d_m$ 定义联合事件,即 $D=d$,其中 $d=\{d_1,\cdots,d_m\}$ 是 D 的一个构造,对应于随机场的一个实现。

对于离散标签集 $\mathcal{L}$,用 $P(D_i=d_i)$ 表示 D_i 取值 d_i 的概率,简记为 $P(d_i)$。联合概率密度表示为 $P(D=d)=P(D_1=d_1,\cdots,D_m=d_m)$,简记为 $P(d)$。

如果将 D 看作定义在 S 上关于邻域 $\mathcal{L}$ 的 Markov 随机场,那么当且仅当 $P(d)>0$,且 $d \in D$,有

$$P(d_i | d_{S-\{i\}})=P(d_i | d_{\mathcal{N}_i}), \quad \text{且} \ d_{\mathcal{N}_i}=\{d_{ii} | i' \in \mathcal{N}_i\} \tag{4-26}$$

这便是 Markov 随机场的基本性质。可以这样说:只有邻域标签集彼此之间有直接的相互作用时,总是可以选择足够大的 $\mathcal{N}_i$ 来保证它的 Markov 性成立。满足 Markov 性的随机场 D 具有以下性质:

(1) 奇次性(homogeneous):$P(d_i | d_{\mathcal{N}_i})$,$i \in S$ 与其在 S 中的顺序无关。

(2) 各向同性(isotropy):取决于势团 C 的选择。

有时需要定义成对的 Markov 随机场,每一对定义在一个空间交集上,在图像恢复和边缘检测时,可将两个 MRF 随机场分别定义为像素值 $\{d_i\}$ 和边缘值 $\{l_{i,i'}\}$ 它们经由条件概率 $P(d_i | d_{i'}, l_{i,i'})$ 相互联系起来。

针对 Gibbs 随机场(GRF),上述 MRF 随机场只是图像局部特性的描述(又称马尔可夫性),而 GRF 是由图像全局性分部决定的。D 为定义在 S 上的关于邻域 $\mathcal{N}$ 的 MRF 分布的充分必要条件是:D 为 S 上的关于邻域 $\mathcal{N}$ 的 GRF 分布。同理,随机变量 D 只有满足下述 Gibbs

分布条件时,它才被称为定义在 S 上的关于邻域 $\mathcal{N}$ 的 GRF:

$$P(d) = Z_d^{-1} \times \mathrm{e}^{-\frac{1}{T}U(d)} \tag{4-27}$$

其中,Z_d 代表分配函数,表示为

$$Z_d = \sum_{d \in D} \mathrm{e}^{-\frac{1}{T}U(d)}, \quad U(d) = \sum_{c \in C} V_c(d) \tag{4-28}$$

其中,$V_c(d)$ 为势团的能量,$U(d)$ 为一系列定义在势团 C 上的能量总和,并有下述定理。

定理 1 GRF 是奇次的充分必要条件是 $V_c(d)$ 独立于集团 C 在 S 中的相对位置。

定理 2 GRF 是各向同性的充分必要条件是 $V_c(d)$ 独立于 C 的方向。

对于离散标签 L,一个集团的势能 $V_c(d)$ 由一系列参数确定,设 $d_c = (d_i, d_{i'}, d_{i''})$ 是三角势团 $C = \{i, i', i''\}$ 的一个局部构造,d_c 取有限状态数,因此 $V_c(d)$ 取限值。由此,可以依据势团的形状和大小来表达 Gibbs 能量分布函数为

$$U(d) = \sum_{\langle i \rangle \in c_1} V_1(d_i) + \sum_{\langle i, i' \rangle \in c_2} V_2(d_i, d_{i'}) + \sum_{\langle i, i', i'' \rangle \in c_3} V_3(d_i, d_{i'}, d_{i''}) + \cdots \tag{4-29}$$

上式说明 $U(d)$ 是奇次 Gibbs 分布,因为 V_1, V_2 和 V_3 独立于 i, i', i'',而对于非奇次 Gibbs 分布,应写作 $V_1(i, d_i)$ 和 $V_2(i, i', d_i, d_{i'})$ 等。

4.2.2 Gibbs 线处理模型

针对心脏 MR 序列图像,主要特点是环状心肌周期的收缩和舒张,其内部腔室容积也进行同样的变化。然而 MR 断层扫描图像中的血液流动可被看作伪影和噪声。因此,左心室矢量场不仅反映出环状心肌的运动,还须清晰地反映运动边缘,该边缘即是左心室内壁。为保证正则化求解,建立模型时采用线处理模型[4]。

由于各帧观测图像 $f_{t1}, f_{t2}, \cdots, f_{tK}$ 是已知的,且假设 $f_{tK} = g_{tK} + \mathcal{N}_{tK}$,$g_{tK}$ 为第 k 帧的真实图像。我们要估计各帧运动矢量场 $d_{t1}, d_{t2}, \cdots, d_{tK}$ 和心室的运动边缘场(线场)$l_{t1}, l_{t2}, \cdots, l_{tK}$。结合关于 MRF-GRF 的分析和贝叶斯建模准则,当将矢量场 d_t 与 l_t 被看作 Markov 随机场时,便可以建立如下的估计算法。

1. 估计的准则与模型的建立

建模的目的:依据观测图像 f 估计 t 时刻的运动矢量场和线场 $(\tilde{d}, \tilde{l})$。从 MAP 的角度说,最佳结果 $(\hat{d}^*, \hat{l}^*)$ 必须满足

$$p(\hat{d}_t^*, L_t = \hat{l}_t^* \mid f_{t1}, f_{t2}) \geqslant p(\hat{d}_t^*, L_t = \hat{l}_t \mid f_{t1}, f_{t2}) \tag{4-30}$$

$\forall \hat{d}_t, \hat{l}_t$,在已知观测图像前提下,$p$ 是两场的条件分布概率,依据贝叶斯准则有

$$p(\hat{d}_t, L_t = \hat{l}_t \mid f_{t1}, f_{t2}) = \frac{p(d_t, L_t = l_t \mid f_{t1})}{p(f_{t2} \mid f_{t1})} p(f_{t2} \mid d_t, l_t, f_{t1}) \tag{4-31}$$

其中,分母并非 (d_t, l_t) 的函数,在计算概率时可以忽略。由此,我们建立了估计的概率准则。接下来,我们讨论如何建立各种似然和先验约束模型。

依据准则(4-31)并参考文献[24]~[26]中的有关方法,不难建立矢量场的概率函数模型和能量方程。左心室图像中每一点的运动被看作沿运动方向保持亮度不变,这一前提在观测图像 f_t 的时间转移方程中有所反映,针对像素 x_i 有如下位移方程成立:

$$r(\tilde{u}(x_i, t), x_i) = f_{t2}(x_i) - f_{t1}(x_i + \tilde{u}(x_i, t)) \tag{4-32}$$

依据该方程可采用独立高斯随机变量模型来表述。由此得到

$$p(f_{t2} \mid d_t, l_t, f_{t1}) = (2\pi\sigma^2)^{-Md/2} \cdot \exp\left(-\frac{H_f(f_{t2} \mid d_t, f_{t1})}{2\sigma^2}\right) \tag{4-33}$$

其中,能量函数 H_f 被定义为 $H_f(f_{t2} \mid d_t, f_{t1}) \approx \sum [r(\tilde{u}(x_i, t), x_i)]^2$。

由于左心室的运动是一种非刚性或接近刚性的运动,所以图像的局部运动矢量具有相似性或同一性,而在心室内壁边缘处的运动矢量具有某种程度的不连续性。由此可以构造矢量场的空间平滑度函数,并建立点间矢量对 (D_t, L_t) 的 Markov 随机模型。前面提到关于邻域的 MRF 可由关于同一邻域的 Gibbs 分布进行唯一的描述,所以运动模型的空间约束可依据式(4-31)中的先验概率 $p(d_t, L_t = l_t \mid f_{t1})$ 构造。依据贝叶斯准则可以得到下述因素分解式:

$$p(d_t, L_t = l_t \mid f_{t1}) = p(d_t \mid l_t, f_{t1}) \cdot P(L_t = l_t \mid f_{t1}) \tag{4-34}$$

如果上述公式右边两分布密度是高斯的,则其乘积也如此。由于单一图像场对于运动矢量场的贡献很小,可以忽略 $p(d_t, L_t = l_t \mid f_{t1})$ 中 f_{t1} 的条件作用,相反我们可以保留 f_{t1} 在 $P(L_t = l_t \mid f_{t1})$ 中的条件作用,这是由于在左心室边缘运动不连续处很可能发生异常。由 Markov 属性得知,每一点的概率构造函数都是非零值,并且独立于邻域点的值,可以由 Gibbs 分布表示矢量场 D_t:

$$p(d_t \mid l_t) = \frac{1}{Z_d} \cdot \exp\left\{-\frac{H_d(d_t \mid l_t)}{\beta_d}\right\} \tag{4-35}$$

其中,Z_d 代表分配函数,β_d 是用来改变 D_t 属性的常数。由此,能量函数可以定义如下:

$$H_d(d_t \mid l_t) = \sum_{c_d = \{x_i, x_j\} \in C_d} V_d(d_t, c_d)[1 - I(\langle x_i, x_j \rangle, t)] \tag{4-36}$$

其中,c_d 为矢量势团,C_d 为来自邻域系统所有势团的集合;$(\langle x_i, x_j \rangle, t)$ 为介于点 x_i 和点 x_j 之间的线场元素;V_d 为位移场的单个势团能量,总势能通过各个矢量势团构成代价函数;上式第二个条件并没有反映位移场突变时相应的能量惩罚。后面将讲述插入线元素时的惩罚情况。为了模拟上面提及的平滑性假设,如下定义势函数:

$$V_d(d_t, c_d) = \|d(x_i, t) - d(x_j, t)\|^2 \tag{4-37}$$

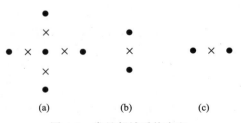

图 4-8 常见邻域系统定义

(a) 一阶邻域系统 N_d^1,其矢量场 d_t 定义在 S_d 上,不连续边缘 l_t 定义在 S_l 上; (b) 垂直势团; (c) 水平势团(·←矢量场的点、×←线场的点)

并且,我们将采用图 4-8 描述的一阶邻域系统构造代价函数,它由垂直和水平势团构成(图 4-8(b)、图 4-8(c))。关于线场模型构造如下:

$$P(L_t = l_t \mid f_{t1}) = \frac{1}{Z_l} \exp\left\{-\frac{H_l(l_t \mid f_{t1})}{\beta_l}\right\} \tag{4-38}$$

其中,能量函数定义为 $H_l(l_t \mid f_{t1}) = \sum_{c_l \in C_l} V_l(l_t, f_{t1}, c_l)$,$c_l$ 为单点线势团,C_l 为定义在 S_l 上的邻域系统 $\mathcal{N}_l$ 的所有线势团的集合。势函数 V_l 用以惩罚线元素的引入。

格栅 S_l 上的二阶邻域系统 $\mathcal{N}_l^2$ 显示在图 4-9 中。需注意的是:由于水平线元素和垂直线元素的存在,所以存在两个邻域系统,见图 4-9(a)、(b),存在两种类型的四元素线势团;图 4-9(c)中的交叉形状势团用来建立运动边缘形状模型;图 4-9(d)中的方形势团继承各向同性矢量;图

4-9(e)、(f)中的水平和垂直状的双元素势团用来阻止双边缘的发生。对于单元素势团,常采用下述势函数:

$$V_{l1}(l_t, f_{t1}, c_l) = \begin{cases} \dfrac{\alpha}{(\partial f_{t1}/\partial x)^2} l_h(\langle x_i, x_j \rangle, t), & \text{水平势团} \\[3mm] \dfrac{\alpha}{(\partial f_{t1}/\partial y)^2} l_v(\langle x_i, x_j \rangle, t), & \text{垂直势团} \end{cases} \tag{4-39}$$

其中,l_h 和 l_v 分别是水平和垂直线元素,α 为常数。当且仅当线元素为开状态($l_t = 1$)且梯度较小时,V_{l1} 才体现惩罚作用。整个线场的势函数可以表示为

$$V_l(l_t, f_{t1}, c_l) = V_{l1}(l_t, f_{t1}, c_l) + V_{l2}(l_t, c_l) + V_{l4}(l_t, c_l) \tag{4-40}$$

其中,各种双元素、四元素势团如图 4-10 所示,其能量权重依次为 0.0,1.2,0.4,0.8,1.2,2.0,∞,0.0,0.0,0.0,3.2。在图 4-10(a)~(f)中,对直线赋予较小的惩罚度而对交叉线赋予较高的惩罚度。图 4-10(g)中的方形势团的能量配置阻止了孤立点的出现。图 4-10(h)~(k)为双边缘惩罚势。

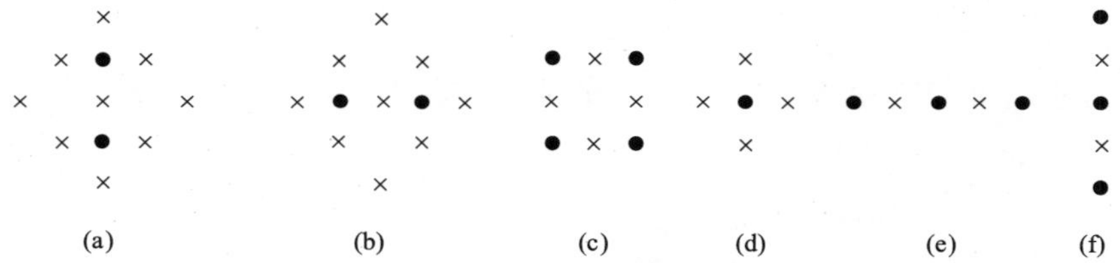

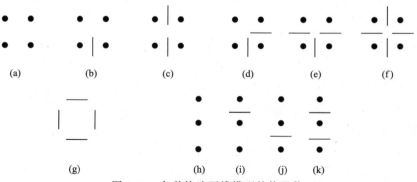

图 4-9　格栅上的二阶邻域系统

（a）水平线元素；（b）垂直线元素；（c）、(d) 四元素势团；（e）、(f) 两元素势团（●←矢量场的点、×←线场的点）

图 4-10　各种构造下线模型的势函数

（a）~(f) 四元素交叉势团；（g）方形四元素势团；（h）~(k) 双元素势团（●←矢量场的点、×←线场的点）

2. Gibbs 后验估计

如果将观测模型(4-33)、位移场与线场的先验概率(4-35)和(4-38)进行合成,可得到下述后验概率的 Gibbs 分布形式:

$$P(D_t = \hat{d}_t, L_t = \hat{l}_t \mid f_{t1}, f_{t2}) = \frac{1}{Z} \exp(-H_d(d_t, \hat{l}_t, f_{t1}, f_{t2})) \tag{4-41}$$

其中,Z 表示归一化常数,归一化能量函数表示为

$$H_d(d_t,\hat{l}_t,f_{t1},f_{t2}) = \lambda_f H_f(\tilde{f}_{t2} \mid \hat{d}_t,f_{t1}) + \lambda_d H_d(\hat{d}_t \mid \hat{l}_t) + \lambda_l H_l(\hat{l}_t \mid f_{t1}) \quad (4-42)$$

针对式(4-42),我们引入新的参数 $\lambda_f = 1/(2\sigma^2)$,$\lambda_d = 1/\beta_d$,$\lambda_l = 1/\beta_l$。该 Gibbs 分布的邻域系统为 N_d 和 N_l 的合并。由于后验分布为 Gibbs 形式,MAP 估计由下述能量最小化函数表示:

$$\min_{\{\hat{d}_t,\hat{l}_t\}} \lambda_f H_f(\tilde{f}_{t2} \mid \hat{d}_t,f_{t1}) + \lambda_d H_d(\hat{d}_t \mid \hat{l}_t) + \lambda_l H_l(\hat{l}_t \mid f_{t1}) \quad (4-43)$$

建立了上述 Gibbs 线处理模型之后,需进行迭代搜索,逼近全局最优解。通常的全局能量最小化方法分为随机型算法和决策型算法,前者主要以模拟退火为主,后者主要以 GNC 算法广受欢迎。为解决式(4-43)的最小化问题,最方便的方法是模拟退火,部分原因是 GNC 算法这种快速决策型算法不适合解决线处理模型这一类问题。参照经典模拟退火方法,假使温度参数为 T,按照 $T^t = M/\ln(1+t)$ 的降温策略,当初始 $T_0 \to T_s$ 时便达到需要的全局优化状态。

依据概率模型(4-31),其 Gibbs 分布可写为

$$p(d_t,L_t = \hat{l}_t \mid f_{t1},f_{t2}) = \frac{1}{Z_d}\exp(-H_d(d_t,\hat{l}_t,f_{t1},f_{t2})/T) \quad (4-44)$$

在离散位移矢量 d_t 的处理过程中,Gibbs 采样器按照下述边缘条件概率分布形式在每一位置 $(x_i,t) \in S_d$ 处产生一新的矢量。

$$p(\hat{d}_t(x_i,t) \mid \hat{d}_t(x_j,t),j \neq i,\hat{l}_t,f_{t1},f_{t2})$$

$$= \frac{\exp(-H_d^i(\hat{d}_t,\hat{l}_t,f_{t1},f_{t2})/T)}{\sum_{z \in S_d}\exp(-H_d^i(\hat{d}_t^z,\hat{l}_t,f_{t1},f_{t2})/T)} \quad (4-45)$$

其中,位移场 $\hat{d}_t^z$ 类似于位移场 $\hat{d}_t$,空间点 x_i 处的位移矢量为 Z。局部位移矢量的能量函数 H_d^i 定义如下:

$$H_d^i(\hat{d}_t^z,\hat{l}_t,f_{t1},f_{t2})$$

$$= \lambda_d \hat{r}(z,x_i,t)^2 + \lambda_u \sum_{x_j \in N_d(x_i)} \|z - \hat{d}(x_j,t)\|^2 \quad (1 - \hat{I}(\langle x_i,x_j \rangle,t)) \quad (4-46)$$

其中,$N_d(x_i)$ 为点 x_i 的矢量空间的邻域,同样,可以表示出 Gibbs 采样器关于位置 (y_i,t) 处的时空条件概率形式为

$$P(L(y_i,t) = \hat{l}(y_i,t) \mid \hat{l}(y_j,t),j \neq i,\hat{d}_t,f_{t1})$$

$$= \frac{\exp(-H_l^i(\hat{l}_t,\hat{d}_t,f_{t1})/T)}{\sum_{z \in S_l}\exp(-H_l^i(\hat{l}_t^z,\hat{d}_t,f_{t1})/T)} \quad (4-47)$$

同样,其中线场 $\hat{l}_t^z$ 类似于线场 l_t^z。

4.2.3 Gibbs 模糊融合模型

运动估计问题具有不确定性,单纯采用最大后验概率算法,实际上并未解决运动矢量的不连续、矢量的失真与随机噪声等棘手问题。本节提出了利用 Gibbs 分布进行模糊数据融合的思想,并建立了矢量场的风险概率分布模式。将风险概率有效地纳入 GNC 算法[4]的迭代过程后,明显提高了估计的效果。主要特点是:首先建立 Gibbs 数据融合模型,该模型可针对基

于特征和基于梯度的两类矢量进行优化组合;其次利用各种运动经验知识构造矢量的模糊风险决策表,该决策表可对 Gibbs 能量方程的每一步迭代收敛结果进行监督和修正,从而实现模糊数据融合。从收敛性和鲁棒性两方面说,模糊融合后的数据仿真能力比原始的有显著提高。

针对运动矢量场估计,Gibbs 随机模型的建立不仅要全面地考虑所有可能的能量约束条件、合理的参数估计还要有较好的初始样本数据,这三点内容的解决,至今极具挑战性。

L. Hong 和 G. Wang(1995)[27] 认为测量导致的不确定性,并非不能用随机的方法来解决,而模糊的方法能更加有力地对其进行合适的描述。利用模糊事件进行多类数据的融合相对于用概率的方法处理随机问题来讲,具备了人工智能的知识库作用,可以进一步有效地排除随机概率的盲目性缺陷;同时模糊事件概率并不能取代确定性数学模型和随机性数学模型处理对象的完备性和确定性。

一般而言,解决运动估计的问题,需要多种先验条件和经验知识:块匹配法基于运动物体特征不变;光流梯度算法基于梯度数据和帧间图像强度守衡。这两种方法是各种估计算法的基础。近年来一些研究工作从数据融合的角度优化处理基于特征和基于梯度的两类数据,并取得较好结果。A. M. Peacock 和 D. Renshaw[28] 将这种数据融合方法比作多传感器系统对各种相似而又不完全相同的数据集的一种优化合并,以此避免单纯一种数据集的缺陷。然而,他们的工作仅将模糊融入最大后验算法,并未从根本上解决运动矢量场的全局最优问题。因此,有必要提出一种模糊约束下 Gibbs 算法。

随机事件的后验概率最大并非意味着总体错误最小,因此许多优化逼近问题的实现需要借助具有模糊风险决策的 GNC 全局优化算法来更好地解决。如果运动事件、帧间关系等内容在模糊数学上能够得到定性描述并能够生成模糊集,那么在 Gibbs 局部抽样过程中,就可通过建立风险决策表来重新衡量随机矢量的分类正确性。这种基于模糊风险控制下的 GNC 算法可以为迭代过程提供最优样本数据,从而矢量估计提供较好的解决方案。在基于特征和基于梯度的两类搜索的基础上,Gibbs 模糊采样和 GNC 全局优化算法对两类数据的融合起到了良好效果。

1. 不连续自适应融合模型

利用光流估计方程和普通块匹配方法对矢量场进行估计时,其主要不足在于它们存在孔径问题、运动不连续问题和遮挡问题。如果将这种梯度基和特征基的估计算法纳入矢量场的 MAP 模型(4-15),并构造不连续自适应约束项和进行 Gibbs 空间采样,这样不失为较折中的思路。考虑到复杂的参数问题,这种新思路确实难以保证有好的结果。如果该自适应融合模型具备优化融合方法并且在模型的构成方面具备决策搜索的快速方法,则其鲁棒性和实用性将得到保证。

不同于概率模型(4-13)～(4-15),结合以上论述我们在后验概率中加入光流约束条件,并令 $\vartheta(V_t, f_{t+1}, f_t) = \langle \nabla f(x,t), V_t(x,t) \rangle | f'_t(x,t)$,其中 $V(v_x, v_y)$ 为归一化位移场,$V(v_x, v_y) = \tilde{D}(d_x, d_y)$。新的后验概率模型可以表示为

$$\hat{V}_t = \operatorname{argmax}_{d_t} p(V_t, \vartheta(V_t, f_{t+1}, f_t) | f_{t+1}, f_t) \tag{4-48}$$

且有

$$p(V_t, \vartheta(V_t, f_{t+1}, f_t) | f_{t+1}, f_t)$$
$$= \frac{p(\vartheta(V_t) | V_t, f_{t+1}, f_t) p(f_k | V_t, f_{t+1}) p(V_t | f_t)}{p(f_{t+1} | f_t)} \tag{4-49}$$

进一步矢量场的 MAP 模型表述如下:

$$\hat{V}_t = \text{argmax}_{d_t}\, p(\vartheta(V_t)\,|\,V_t, f_{t+1}, f_t)\, p(f_k\,|\,V_t, f_{t+1})\, p(V_t\,|\,f_t) \tag{4-50}$$

利用式(4-50)右端建立 Gibbs 形式,并令 $P(V) = Z_V^{-1} \times e^{-U(V)/T}$,且 $Z_V = \sum_{N_i} e^{-U(V)/T}$。$Z_V$ 对于一帧矢量场相当于 Gibbs 常量,$U(V)$ 表示矢量场的一阶和高阶能量约束,有

$$U(V) = \sum_{\{i\} \in c_1} \psi_1(V_i) + \sum_{\{i,i'\} \in c_2} \psi_2(V_i, V_{i'}) + \cdots \tag{4-51}$$

其中,右边第一和第二项分别为能量的一阶、二阶约束,势团 c_1, c_2 分别取空间单点和四邻域。本书将图像中每个像素的亮度高斯分布和关于光流平衡条件的高斯分布作为一阶约束条件;将邻域内每两个特征点的平滑性约束分布和边缘处的不连续分布作为二阶约束条件。

利用一阶似然分布构造一阶约束模型时,如果利用变权模板匹配方法预先计算观测场 V_0,则待估矢量 V_i 的似然能量模型可由式(4-50)前两项写出:

$$\sum_{\{i\} \in c_1} \psi_1(V_i) = \sum_{i \in c_1} \frac{|V_i - V_0|^2}{2\sigma_1^2} + \sum_{i \in c_1} \frac{[\vartheta(V_t, f_{t+1}, f_t)]^2}{2\sigma_2^2} \tag{4-52}$$

其中,方差 σ_1, σ_2 分别表示单帧矢量场和光流方程的均方误差;考虑矢量场的平滑性和不连续性,式(4-51)等号右边第二项所描述的先验能量模型的构造如下:

$$\sum_{\{i,i'\} \in c_2} \psi_2(V_i, V_{i'}) = \sum_{\{i,i'\}} h(\eta_i)(1 - l_i) + \alpha \sum_i l_i \tag{4-53}$$

参考文献[4]、[24]和[25]中不连续自适应 Markov(DAM)模型关于平滑势函数的选择依据,如果令 $\eta_i = |V_i - \bar{V}_i|$,则平滑项表示为 $h_y(\eta) = -\gamma e^{-\eta^2/\gamma}$、边缘项为 $l_i = 1 - e^{-\eta^2/\gamma}$,其中 γ 为迭代控制参数。不连续自适应模型依据的原理是在矢量场中出现不连续的地方,平滑势函数 $\psi_2(V_i, V_{i'})$ 大小将改变,式(4-53)可自适应地对矢量场进行分段平滑。

因此,2D 空间上完整的最小能量表达式写为

$$E(V_i)$$
$$= \sum_i \mu \eta_i^2 + \sum_i \chi\, [\langle \nabla f(i), V_i \rangle + f'_k]^2 + \zeta \sum_i \sum_{i' \in N_i} h(\eta_i)(1 - l_i) + \alpha \sum_i l_i \tag{4-54}$$

其中,μ, χ 为似然能量参数(与 σ_1、σ_2 有关);ζ, α 为先验能量参数,且 ζ 和 α 的选择需使得参数归一化后:$\tilde{\mu} + \tilde{\chi} + \tilde{\zeta} + \tilde{\alpha} = 1$。

2. 模糊逻辑方法

模糊数学原理关于模糊概率的应用是针对不确定性问题的一种描述,如果结合模式识别中关于分类风险的描述,我们可以构造风险这一模糊事件的概率表达方式。由此,可以对矢量场中每一点发生分类错误所造成的风险进行描述。因此必需首先收集有关运动的先验知识集,以此构造出风险决策表,然后通过计算风险概率融合到随机场的估计中去。

为了构造风险隶属度函数和风险决策表,首先建立每一点 (x, y) 的极坐标,用该点所在的图像块对下一帧图像点 (x, y) 周围区域进行相关,$\theta_{\max}(\rho)$ 为最大相关系数对应的角度,见图 4-11。设 $\theta_l (0 < \theta_l < 2\pi 1 < l < M+1)$ 为待估计矢量的相角,即决策;$\theta_k (1 < k < M)$ 为图像中点 (x, y) 的相角正确分类(最大后验分类);$\lambda(\theta_l/\theta_k)$ 为正确分类时决策 θ_l 的条件风险。假设 $\lambda(\theta_l, \theta_k)$ 为该点的风险(θ_k 为真时选择 θ_l 的风险),令:$P_k = P(\theta_k)$,$P_{l/k} = P(\theta_l/\theta_k)$,则该点决策为 θ_l 的风险期望为

$$R(\theta_l) = E[\lambda(\theta_l, \theta_k)] = \sum_{k \in \Theta} \lambda(\theta_l, \theta_k) P_{l/k} P_k$$

$$(4\text{-}55)$$

最佳决策满足

$$\hat{\theta}_l \in \{\theta_l \mid R = \min_{l=1,\cdots,M+1} R_{\theta_l}\} \quad (4\text{-}56)$$

风险决策表 $\lambda(\theta_l, \theta_k)$ 的构成：设 ρ_l 为块搜索相关系数，且令

$$\omega 1_{(l,k)} = \text{mod}(|\theta_l - \theta_k|, 2\pi)$$

$$\omega 2_{(l,k)} = 2\pi - \omega 1_{(l,k)}$$

则 $\lambda(\theta_l/\theta_k) = \rho_l \min(\omega 1, \omega 2)/2\pi$。在给定相关系数条件下决策 θ_l 越靠近正确分类 θ_k，风险越小。将 θ_k 看作随机分布相角，且 θ_l 是关于它的高斯分布时，条件风险概率为 $P_{l/k} = (1/\sqrt{2\pi}\sigma) \cdot \exp[(\theta_l - \theta_k)^2/2\sigma^2]$。

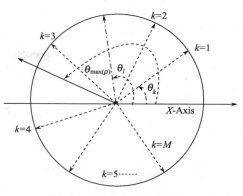

$\longrightarrow$ 块搜索一周后由相关系数 $\theta_{\max(\rho)}$ 的判决

$-\cdot-$ 决策方向 θ_l

$---$ M 步迭代的最大后验概率方向 θ_k

图 4-11　矢量相角分布与模糊决策

3. 模糊融合模型

可以从数据融合的角度看待式(4-54)，它实现了对不同类型的高斯分布进行合成，不仅直观且便于扩展。然而，因为该算法对于初始随机场的选择是依据块搜索方法或光流方程迭代法生成的一个样本，对运动矢量场的刻画不甚准确。如果对每一迭代过程的初始矢量的选择引入风险大小机制，以此控制收敛结果，便可实现算法优化。

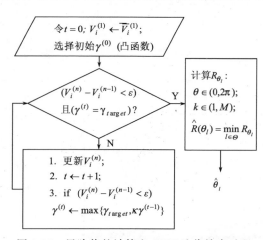

图 4-12　风险值的计算和 GNC 迭代搜索过程

利用式(4-54)迭代求解 V_i，$n+1$ 步迭代估计由 $E(V_i^{(1)})$ 至 $E(V_i^{(n)})$ 步的最小风险能量计算。迭代更新过程中，可以假设式(4-55)中的条件风险概率 $P_{l/k}$ 与式(4-49)中后验概率 $P(V)$ 作用相同，结合方程(4-55)，令 $\sigma = 1/2\pi$，则风险的期望可以写为

$$R_{\theta_l} = \sum_{1 < k < M} \lambda_{l,k} e^{-2\pi^2(\theta_l - \theta_k)^2} e^{-\beta E(V_i^{(n)})} \quad (4\text{-}57)$$

第 $n+1$ 步的解 V_i^{n+1} 满足最小风险 Gibbs 分布，也就是说利用式(4-57)对式(4-54)的每一步迭代结果进行选择，可得到最小风险的收敛结果。上述算法的执行利用决策型 GNC 搜索算法，原理如图 4-12 所示，且全局能量最小化是通过局部梯度下降过程实现。本实验采用了逐点梯度下降法的采样与更新技术，对能量方程(4-54)中每一静态点关于 V_i 求导后得到如下迭代计算方程：

$$V_i^{(n+1)} = V_i^{(n)} - 2\mu(\partial E/\partial V_i)$$

$$= V_i^{(n)} - 2\mu\left\{ 2(V_i^{(n)} - \bar{V}_i) + 2\chi\left[\langle \nabla f(i), V_i^{(n)} \rangle + \frac{\partial f(x,t)}{\partial t} \right] \right.$$

$$\left. - 2\frac{\zeta}{\gamma} \sum_{i' \in N_i} \eta_i^{(n)} [h(\eta_i^{(n)}) - 2h^2(\eta_i^{(n)})] + \frac{2\alpha\eta_i}{\gamma^2} e^{-\eta^2/\gamma} \right\} \quad (4\text{-}58)$$

式(4-58)的收敛采用了 GNC 算法,在迭代过程中通过不断减少 γ,寻求最优解。为确保初始参数 γ^0 取合适的值以便第一次更新时 g_γ 呈凸函数,必须保证对于任意一点 i 满足:$g''_{\gamma^{(0)}}(v^{(0)}_{i,j} - v^{(0)}_{i',j'}) \geqslant 0$,即使 $v^{(0)}_{i,j} - v^{(0)}_{i',j'}$ 落在 $B_{\gamma^{(0)}}$ 区间内,依据文献[28],APF 取 $g_\gamma(\eta) = -\gamma e^{-\eta^2/\gamma}$ 时,Band 为 $B_y = (-\sqrt{\gamma/2}, \sqrt{\gamma/2})$,由于本实验矢量观测场相邻点的最大相位差是 2π,幅值最大落差(水平分量之间或垂直分量间)为 7,有:$2\sqrt{\gamma/2} > 3\max[v^{(0)}_{i,j} - v^{(0)}_{i',j'}]^2 = 147$ 进而得到 $\gamma^{(0)} = 1.08 \times 10^4$。此算法描述了一条 $\{\gamma^{(k)}\}$ 序列和一条矢量场序列 $\{v^{(k)}_{i,j}\}$,且当 $v^*_{i,j} = \lim\limits_{k \to M} v^k_{\gamma k}$ 时,$E(v^*) = \min\limits_{k=1;M} E(v_k)$,在该点已经收敛到稳定值后,通过计算最小风险求出它的方向。

在全局收敛实验过程中,记录了 7 个不同 γ 参数(由大至小)下 GNC 算法迭代过程中的数据,每一步所使用的 ζ 参数由上一步计算得到,可见总能量最终趋向最小值。在局部能量最小化实验中:在 $\tilde{\chi} = \tilde{\zeta} = \tilde{\alpha}$ 条件下,改变迭代幅度 $\tilde{\mu}$ 和边界不连续性控制参数 γ,通过监视任意点的 120 步迭代过程,观察到的静态点收敛情况为:许多点偶尔陷入局部极小值后最终收敛,$\tilde{\mu}$ 越小收敛速度越慢,但收敛概率提高,γ 用来控制不连续自适应能力,并不影响收敛,如图 4-13 所示。全局能量最小化 GNC 算法原理及实验如下:在定参数条件下,只能保证每一点能量最小,并不能保证全局能量的最小化,因为我们既要容忍一定程度的不连续性存在(具有一定的非凸性)、又要保证局部呈凸函数状态收敛,对此,基于模糊风险判别的 GNC 迭代算法对全局最优起到关键作用。在全局收敛实验过程中,表 4-3 记录了 7 个不同 γ 参数(由大至小)下 GNC 算法迭代过程中的数据,每一步所使用的 ζ 参数由上一步计算得到,最终总能量趋向最小值。

表 4-3 静态点收敛情况比较

	$n=1$	$n=2$	$n=3$	$n=4$	$n=5$	$n=6$	$n=7$
γ	800	200	50	10	5	1	0.5
ζ	6.8401	6.1473	5.5560	4.5333	3.8822	1.9912	0.3117
E_{all}	1.89×10^6	1.61×10^6	1.42×10^6	8.22×10^5	6.22×10^5	6.34×10^5	4.34×10^5

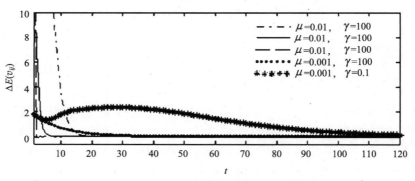

图 4-13 GNC 迭代过程的参数和能量变化

4.2.4 实验结果与分析

为准确比较 Gibbs 线处理模型(LPM,有边缘的线场约束)、模糊 Gibbs 融合模型(FFM,有边缘的自适应不连续条件约束)和无边缘约束的 Gibbs 模型(NLM),作者进行了大量详实的实验。实验针对临床采集的心电门控 MRI 心脏左心室图像(图像来自广州南方医院影像中心,图 4-14),单周期下可获得 22 帧连续图像。为增加比较的真实性,没有对图像进行任何有关的预处理,并且统一转换为 256×256 大小的 BMP 位图。

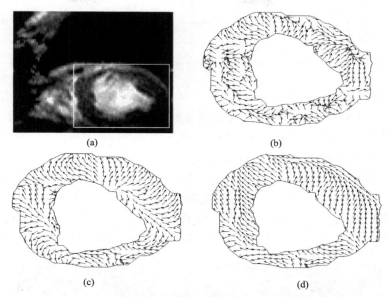

图 4-14   三种 Gibbs 模型的运动矢量场估计结果比较
(a) MRI_1 图像;   (b) NLM;   (c) LPM;   (d) FFM

本章分别针对图 4-14(a)中的图像观测区域用 Gibbs 的三种算法模型进行实验。利用模糊 Gibbs 融合算法是通过在每步 GNC 迭代收敛进行风险判决得到的。Gibbs 融合算法的能量方程中包含了特征匹配和光流方程两项正则化函数,所以模糊融合的结果必然是在低风险和平滑约束下优化数据融合的方法,并继承了其他两种估计结果的特点。如果用 (v_x, v_y) 分别代表图像在点 $f(x, y)$ 处的运动位移矢量,采用第 2 章评价方法的第(1)位移帧差(DFD)、(3)恢复后图像信噪比(RF)、(4)最小条件熵(CE-FW-SOR)、(5)算法复杂性(用计算耗时 COA 反映)、(6)噪声敏感性(NSD)与(7)视觉评价(VS)这六种方法来进行验证,且只针对 MRI_1 图像中的观测区域($M \times N = 125 \times 169$)进行计算,结果如表 4-4、图 4-15 所示。

表 4-4   三种 Gibbs 模型用于 MRI_1 图像的分类计算结果

Gibbs MEE	σ_N	PSNR NSD				CE-FW-SOR	COA
		DFD NSD		RF NSD			
无边缘约束的 Gibbs 模型(NLM)	0.0	43.3		67.5		1.79	4.26
	3.0	40.8	0.79	62.8	0.78	2.33	
	6.0	37.0	0.70	57.7	0.68	3.16	
Gibbs 线处理模型(LPM)	0.0	41.4		76.1		1.65	4.73
	3.0	40.8	0.85	72.6	0.83	2.25	
	6.0	39.0	0.76	59.1	0.77	2.79	

Gibbs MEE	σ_N	PSNR NSD				CE-FW-SOR	COA
		DFD NSD		RF NSD			
模糊 Gibbs 融	0.0	42.1		76.3		1.64	
合模型	3.0	41.0	0.88	75.4	0.85	1.89	4.69
(FFM)	6.0	40.4	0.82	72.3	0.78	2.37	

表 4-4 中的无边缘约束 Gibbs 模型正是贝叶斯运动估计模型。由表 4-4 可见,线处理模型 LPM 和融合模型 FFM 的抗噪声性能均超过普通的贝叶斯模型。

从最小条件熵的计算结果来看 FFM 在噪声条件 $\sigma_N = \{0, 3.0, 6.0\}$ 时的结果分别小于 LPM 和 NLM 的结果,可见总体性能有所提高。

从位移帧差 DFD 计算结果来看,$DFD_{LPM} < DFD_{FFM} < DFD_{NLM}$,这不仅没有否定结果的真实性,反而更有力地说明了 LPM 和 FFM 的优越性。这是因为:①MRI_1 的周期序列长度为 12 帧,帧间的形变具有大幅度的运动不连续性;②从 NSD 的数值来看,仍有 $NSD_{FFM} > NSD_{LPM} > NSD_{NLM}$,可见线处理模型和模糊融合模型的估计结果都具有较高的稳定性。

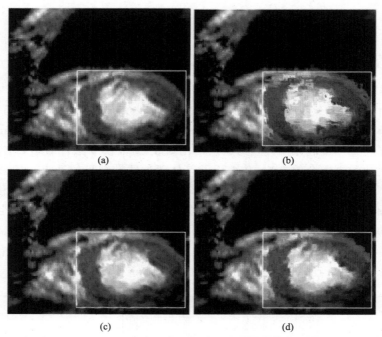

图 4-15 三种估计算法对 MRI_1 观察区的运动恢复比较
(a) MRI_1 原始图像第 4 帧; (b) NLM; (c) LPM; (d) FFM

从运动图像恢复后的峰值信噪比 RF 来看,$RF_{FFM} > RF_{LPM} > RF_{NLM}$,模糊融合运动估计模型具有较高的鲁棒性。

从计算复杂性来看,FFM 并非计算速度最快,但比较相近且性能超过 NLM 算法,从各方面因素折中考虑,FFM 具有很大发展前景。

采用模糊 Gibbs 融合方法解决运动估计问题不仅是联系经典运动估计和现代运动估计的

桥梁,也是一种重要的数据融合方法,这种新思路具有重要的意义。当然,要有效地进行运动估计关键在于:①模糊问题的出发点是否正确有效,模糊隶属度函数是否能有效提供采样和决策之间的客观依据;②Gibbs 方程迭代过程中如果引入模糊决策,能否继续收敛是数据完成融合的关键。实验中利用一点周围环境的特征相似度(块搜索的 MAD 值)和条件风险概率建立相位风险决策表,纳入 Gibbs 的迭代收敛计算,利用 GNC 这一决策型模拟退火方法,迫使全局能量减少到最低点。这种算法因为引入了人工的模糊约束,从而优化了数据融合也增强了估计的鲁棒性和对不同图像处理系统的普遍适应能力。

4.3 基于广义模糊理论的运动估计

4.3.1 广义模糊理论(GF)及广义模糊边缘提取

左心室边缘的提取对于构造良好的特征边缘、生成动态轮廓线外力场、描述心脏病理和生理状况具有重要意义。因此,好的左心室边缘应具有的特点:边缘的连续性和闭合性好、边缘较细、无双重平行边缘或边缘叠加、有较高的信噪比。为评议各项指标,我们做了相关实验和量化比较,如图 4-16 所示,其中 MRI_2 心脏图像来自美国心脏、肺、血液学会。

经典的边缘检测算法并非都能够提取单像素宽度的边缘,一般的"边缘检测"只是广义上的称谓。图像的边缘搜索算子包括[29]:Sobel、Prewitt、Roberts、Log(对数算子)、Zerocross(零交叉算子)以及 Canny 算子。这些算子在抗噪声性能、边缘连续性、伪边界区分能力等方面都有质的区别。Sobel、Prewitt 算子能够在给定阈值下搜索水平和垂直边缘,并能够强化给定阈值下的边缘;"Log"是采用高斯-拉普拉斯方法的一类对数滤波器;"Zerocross"算子通过零交叉滤波器在既定阈值下检测边缘;Canny 算子通过指定双边界阈值矢量标记来检测图像中的强边缘和弱边缘闭合轮廓线;当指定"Log"算子或"Zerocross"算子的阈值为零时,其效果与Canny 算子相近,也可以检测出图像的闭合轮廓线。

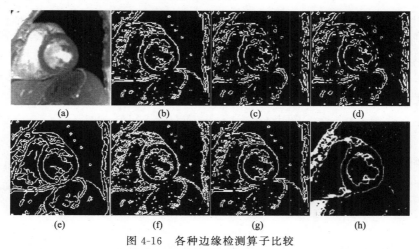

图 4-16 各种边缘检测算子比较

(a) MRI_2 第 2 帧; (b) "Sobel"算子; (c) "Log"算子; (d) "Zerocross"算子;

(e) "Canny"算子; (f) "Roberts"算子; (g) "Prewitt"算子; (h) "GFO"算子

图 4-16(h)的"GFO"算子[30, 31]是一种基于广义模糊算法的边缘检测算子,关于该算子的具体原理在 4.4 节将论述。除 GFO 算子之外,上述各边缘检测算子都可灵活选取阈值,图中

的阈值 $T_{threshold}$ 统一取 20。由图 4-16 可见,对数算子和零交叉算子具有严重的"双边缘"现象,并且边缘不够连续;Roberts 算子和 Prewitt 算子对噪声有较大的敏感性,且边缘不够细化;Canny 算子尽管比较细长平滑,但对于不同性质的边缘具有多段连通性,几乎所有的边缘联为一体,很难对感兴趣区的边缘进行针对描述。从多种指标评估,较好的边缘应为 GFO 算子。

4.3.2 广义模糊梯度矢量流场 GFGVF

由文献[30]和[31]中的广义模糊概念出发,我们将一幅心脏图像 I 看作有限个元素构成的有限域:$I=\{x_1,x_2,\cdots,x_n\}$,则广义模糊集合可定义为有限域 I 上的模糊集 F,并写为

$$F=\frac{\mu_I(x_1)}{x_1}+\frac{\mu_I(x_2)}{x_2}+\cdots+\frac{\mu_I(x_n)}{x_n}=\bigcup_{i=1}^{n}\frac{\mu_I(x_i)}{x_i} \qquad (4-59)$$

其中,$\mu_I(x_i)$ 为每一点的广义模糊隶属度,且 $-1<\mu_I(x_i)<1$,如果规定 $\mu_I(x_i)=-0.5,0,0.5$,分别为 F 的完全不属于 F 的模糊分界点、模糊分界点和完全属于 F 的模糊分界点。参考广义模糊性质 1 和性质 2,令 $r(0<r<1)$ 为模糊分解点,α 为模糊控制参数,广义模糊边缘检测算子(GFO)的构造形式如下:

$$\mathrm{GFO}[\mu_I(x)]=\begin{cases}\sqrt{1-[1+\mu_I(x)]^2}, & -1\leqslant\mu_I<0 \\ [\mu_I(x)]^2, & 0<\mu_I\leqslant r \\ \sqrt{1-\alpha[1-\mu_I(x)]^2}, & r<\mu_I\leqslant1\end{cases} \qquad (4-60)$$

一幅 $M\times N$ 的心脏图像 I 在进行广义模糊计算时,需先利用映射 T 对空间灰度集 $I=\{f_{ij}\}$ 到广义性质域 $\mu=\{\mu_{ij}\}$ 进行变换:$I\xrightarrow{T}\mu,\mu_{ij}\in[-1,1]$,且 $\mu_{ij}/f_{ij}\in\mu,i=1,2,\cdots,M;j=1,2,\cdots,N$。也可以采用正弦变换 $\mu=T(f_{ij})=\sin\frac{\pi}{2}[1-(f_{max}-f_{ij})/D]$,其中 $D<(f_{max}-f_{min})/2$。经 GFO 算子处理后得到心脏边缘效果如图 4-16(h)所示,其边缘分辨性好,且信噪比高。

图像的梯度矢量流(GVF)[32—34]是用来描述图像数据梯度分布的重要概念,也是图像的重要属性。GVF 的主要用途在于为各种力学计算模型提供重要的外力场和某种优化的局部约束条件。因此 GVF 的研究和发展具有重要的意义。典型的梯度计算方法利用了图像梯度算子 $\nabla I(x,y)$ 和二维高斯函数 $G_\sigma(x,y)$,表现形式分别为

$$\nabla E_{ext}^1(x,y)=-|\nabla I(x,y)|^2$$
$$\nabla E_{ext}^2(x,y)=|\nabla(G_\sigma(x,y)*I(x,y))|^2 \qquad (4-61)$$

函数(4-61)作为两种外力条件,只能获得较小的动态范围,如需增大其动态范围和改进其平滑性,平滑条件和数据约束条件需引入该式,并采用 Euler 方程的一般性原理产生如下 GVF 矢量扩散方程。

$$U_t=\eta\nabla^2U-|\nabla I^e|^2(U-\nabla I^e) \qquad (4-62)$$

其中,$U(x,y)=(u(x,y),v(x,y))$ 代表梯度矢量、$\nabla I^e=|\nabla(G_\sigma(x,y)*I^e(x,y))|^2$。式(4-62)中分别用常数 η 和常量梯度 $|\nabla I^e|^2$ 作为平滑函数 $g(\cdot)$ 和数据函数 $h(\cdot)$ 来迭代求解梯度矢量 $U(x,y)$。式(4-62)计算结果与经典拉普拉斯梯度算法的主要区别在于,GVF 可以为动态轮廓线提供更大的形变动态范围。

梯度矢量流是由指向边缘的汇流和源流组成,汇流是边缘附近呈汇聚状态的梯度流如图

4-17(c)和(d)中较亮的一对带形域(其中轴称为汇流线),源流是边缘之间呈放射状态的梯度流如图(c)和(d)中较暗的一条带形域(其中轴称为源流线)。较好的梯度矢量流具有平滑性好、动态范围大、源流和汇流互相不交叠、分离性好的特点。用式(4-62)构造的梯度矢量流场 GVF 来提供动态轮廓线外力 ∇E_{ext},可以完成对单幅图像的 ROI 分割和搜索,并且具有搜索范围大的特点。然而,该特点以减少弱边缘的吸引力为代价,造成真正的边缘被伪边缘取代,如图(c),该梯度流场在圆圈标记处发生左心室内壁的梯度流被外壁的强边吸引走,造成动态轮廓线在左心室内壁不闭合,源流线交叠,汇流外溢。而我们希望最好的结果应该与图(d)的结果相近,因此关键在于如何产生理想的边缘图像 $I^e(x,y)$ 以及优化式(4-62)中的参数 $\eta,|\nabla I^e|^2$。

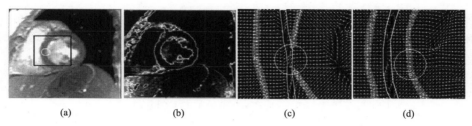

(a)   (b)   (c)   (d)

图 4-17 经典 GVF 和 GFGVF 两者表现效果比较

(a) 左心室 MRI 图像; (b) GF 边缘检测结果; (c) GVF 中汇流线断开,汇流外溢; (d) GFGVF 中源流线汇流线互不相交

在提供动态轮廓线外力方面,经典 GVF 具有一些非常好的特性,然而在迫使其逼近图像中长而细的特征边缘时仍有许多困难。比如真正的边缘在哪里,除了利用 GFO 算子产生较好的边缘图 $I^e(x,y)$ 之外,要考虑优化构造 GVF 扩散方程。因此,利用 Euler 方程的有关原理及非线性方程有解的一般限制性条件,可以按如下方式构造单调非增函数 $g(\cdot)$ 和单调非降函数 $h(\cdot)$:

$$g(\cdot) = g(|\mu'_I|) = \eta\exp(-(|\mu'_I|/\sigma)^2)$$
$$h(\cdot) = \rho(1-g(\cdot))|\nabla I^e|^2 \tag{4-63}$$

其中,$\mu'_I = GFO[\mu_I(x)]$;η 与式(4-62)中的平滑性参数性质相同,在此为平滑度上限;σ 相当于方差,用以控制 $g(\cdot)$ 的动态范围,ρ 为数据项更新幅度,因此有:$0 < g(\cdot) < \eta, \rho(1-\eta) < h(\cdot) < \rho$。用模糊边缘场 μ' 控制梯度矢量流扩散方程中的数据条件和平滑条件后,生成的 GFGVF 不仅保留了经典 GVF 的大动态范围,而且具有理想的局部分辨性。构造出的广义模糊梯度矢量流(GFGVF)扩散方程如下:

$$U_t = g(|\mu'_I|)\nabla^2 U - \rho(1-g(|\mu'_I|))|\nabla I^e|^2(U-\nabla I^e) \tag{4-64}$$

利用扩散方程对一幅图像计算 GFGVF 场时,图像中越是缓慢变化的地方,$g(|\mu'_I|)$ 越大,$h(\mu'_I)$ 越小,因而平滑作用增大,梯度数据变化量减少;反之亦然。当 $\rho = 1/(1-\eta)$ 时,$g(\cdot)\to\eta, h(\cdot)\to|\nabla I^e|^2$,GFGVF 扩散方程(4-64)转化为经典 GVF 扩散方程(4-62),可见经典 GVF 是 GFGVF 的特例。

经过比较分析,经典 GVF 和 GFGVF 的主要区别在于:

(1) GVF 是利用经典边缘检测算子得到的图像来生成的,GFGVF 是利用广义模糊算子得到的边缘图像来生成的,其效果明显好于前者,如图 4-17 所示。从梯度流的指向边缘这一根本性质来看,梯度流场得以优化。

（2）GFGVF 采用广义模糊边缘控制的 $h(\mu_I')$ 和 $g(\mu_I')$ 作为平滑权函数和数据权函数替代式（4-62）中的常参数 η 和 $|\nabla I^e|^2$，因此数据的平滑和恢复作用得到较好控制，从而解决了全局和局部适应性的矛盾。

（3）从表现效果来看，用经典 GVF 处理心脏图像序列，多帧图像出现图 4-17(c) 所示的汇流外溢，该情况会导致动态轮廓线出现异常的形变结果。

GFGVF 的生成采用了迭代算法，原理如下：

依据 Euler 方程解法原理及文献[32]的有关内容，方程（4-64）化为如下非线性迭代方程组，以此求解 $U(u(x,y),v(x,y))$ 的二维空间上的分量 (u,v)。

$$\begin{cases} g(|\mu_I'|)\,\nabla^2 u - \rho(1 - g(|\mu_I'|))\,|\nabla I|^2 (u - I_x^e) = 0 \\ g(|\mu_I'|)\,\nabla^2 v - \rho(1 - g(|\mu_I'|))\,|\nabla I|^2 (v - I_y^e) = 0 \end{cases} \tag{4-65}$$

利用非线性方程组迭代方法求解时，可以认为采样空间和迭代时间间隔都为 1，那么式（4-65）写作

$$\begin{cases} g(|\mu_I'|)\,\nabla^2 u_{i,j}^n - h(|\mu_I'|)u_{i,j}^n + h(|\mu_I'|)I_x^e = 0 \\ g(|\mu_I'|)\,\nabla^2 v_{i,j}^n - h(|\mu_I'|)v_{i,j}^n + h(|\mu_I'|)I_y^e = 0 \end{cases} \tag{4-66}$$

令 $\nabla^2 u = u_{i+1,j} + u_{i-1,j} + u_{i,j+1} + u_{i,j-1} - 4u_{i,j}$，$\nabla^2 v = v_{i+1,j} + v_{i-1,j} + v_{i,j+1} + v_{i,j-1} - 4v_{i,j}$，则广义模糊梯度矢量的迭代更新方程为

$$\begin{cases} u_{i,j}^{n+1} = [1 - h(|\mu_I'|)]u_{i,j}^n + h(|\mu_I'|)I_x^e \\ \qquad\quad + g(|\mu_I'|)(u_{i+1,j}^n + u_{i-1,j}^n + u_{i,j+1}^n + u_{i,j-1}^n - 4u_{i,j}^n) \\ v_{i,j}^{n+1} = [1 - h(|\mu_I'|)]v_{i,j}^n + h(|\mu_I'|)I_x^e \\ \qquad\quad + g(|\mu_I'|)(v_{i+1,j}^n + v_{i-1,j}^n + v_{i,j+1}^n + v_{i,j-1}^n - 4v_{i,j}^n) \end{cases} \tag{4-67}$$

其中，$h(\cdot),g(\cdot),I_x,I_y$ 关于一幅图像是常数，根据数值计算方法[35]和最优化理论算法[36] 的有关迭代原理，式（4-67）有解的充分必要条件为：$|1 - h(|\mu_I'|)| < \varepsilon$，$g(|\mu_I'|) < 1/4$，其中 $\varepsilon = \dfrac{1}{2}|(u_{i,j}^{n+1} - u_{i,j}^n) + (v_{i,j}^{n+1} - v_{i,j}^n)|$。理想的收敛结果是在给定迭代控制精度 ε 下，迭代步数最小，收敛速度快。

4.3.3　基于 GFGVF 的边缘提取与运动估计

Snake 算法等同于动态轮廓线模型（ACM）。了解 ACM 模型的基本原理对于感兴趣轮廓的运动估计与跟踪具有重要意义。经典 ACM 用于单幅图像中逼近感兴趣区域边界，具有良好的分割作用。然而该模型并不能运用于非刚体运动和形变分析，因为其能量函数中并不存在帧间作用于运动的外力条件。所以，要研究 Snake 的新的外力系统，进而解决轮廓跟踪的问题，传统方法的有关原理介绍如下：

传统的二维形变轮廓可表示为 $P(s) = [x(s),y(s)]$，$s \in [0,1]$，它的形变受如下最小能量函数作用[33]：

$$E = \int_0^1 \frac{1}{2}[\alpha\,|P'(s)|^2 + \beta\,|P''(s)|^2 + E_{\text{ext}}(P(s))]\,\mathrm{d}s \tag{4-68}$$

活动轮廓模型的研究范畴包含参数型和几何型两类[34]。本书用参数型 ACM 对 2D 图像感兴趣区域（边缘）进行跟踪，初始目标给定后，该模型将在图像中合成动态轮廓线，并使其在

外力的作用下向特定区域（边缘）逼近。形变运动的开始和结束是由受力平衡方程决定的，准确控制动态轮廓线运动的关键在于合理构造外力场，使得外力与内力有机地相互作用来引导动态轮廓线变化。

式（4-68）的原型是由力平衡方程得到的，用 Euler 方程表示为

$$\alpha P''(s) - \beta P''''(s) - \nabla E_{ext} = 0 \tag{4-69}$$

其中，前两项表示内力 ∇E_{int}，它采用差分法求解，用弹性系数 α 和刚性系数 β 来约束 ACM 内部作用力。∇E_{ext} 是动态轮廓线的外部作用力，传统的外力一般由式（4-62）提供。在式（4-67）计算出的 GFGVF 外力作用下，式（4-69）生成的轮廓线有更为理想的效果，如图 4-18(a)、(b)所示。

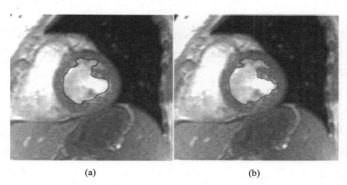

(a)   (b)

图 4-18　两种外力条件下轮廓逼近比较

(a) GVF；　(b) GFGVF

4.3.4　外力场的设计

本书采用三种外力作用于动态轮廓线。第一种外力为当前帧的 GFGVF 场，表示为 F_1^{ext}，促使帧内动态轮廓线变形；第二种外力为当前帧的光流场，表示为 F_2^{ext}，用于促使帧间动态轮廓线的变化；第三种外力为相邻两帧 GFGVF 的局部相关性[38]，表示为 $G(P(s), C(s))$。利用当前帧的轮廓关于下一帧的相关性调节 Snake 的单步更新速率是跟踪模型的主要特色。计算中，光流场和 GFGVF 场都是归一化的矢量场，然而归一化的光流场并不能代表位移矢量场，自然光流幅度不能代表运动位移量；而各帧 GFGVF 分量可以准确地反映图像的边缘信息和梯度分布；梯度矢量流分量的幅值和相角能够反映各点距边缘的距离和边缘对该点的引力方向。

由 GFGVF 和光流构造 Snake 外力比较简单，在 4.3.5 节的能量方程中有直接体现。下面就 GFGVF 构造帧间相关性的问题进行讲述。利用函数 $G(P_n(s), C_n(s))$ 表示当前帧关于下一帧的 GFGVF 局部相关性，衡量对应点的相似性程度。其中 $P_n(s)$ 是动态轮廓线的当前帧坐标，$C_n(s)$ 为下一帧估计位置坐标。相关性算法[37]描述为

$$(\Delta \hat{x}_n(s), \Delta \hat{y}_n(s)) = \min_{(\Delta x, \Delta y) \in N_s} E(f_{P_n}(s), f_{C_n}(s))$$

$$= \min_{(\Delta x, \Delta y) \in N_s} \sum_{N_s} [(u_{P_n}(s) - u_{C_n}(s))^2 + (v_{P_n}(s) - v_{C_n}(s))^2] \tag{4-70}$$

其中，N_s 为沿着运动方向的搜索窗口，$f_{P_n}(s)$，$f_{C_n}(s)$ 分别为当前帧某点 s 的邻域和下一帧估计点邻域的梯度矢量流，$\Delta \hat{x}_n, \Delta \hat{y}_n \in (-N_s/2, N_s/2)$ 为估计点距窗口的偏离度。因此函数 $G(P_n(s), C_n(s))$ 表示为

$$G(P_n(s), C_n(s)) = 0.5 * [1 + (\Delta \hat{x}_n(s) + \Delta \hat{y}_n(s))/N_s] \tag{4-71}$$

可见函数 $G(\cdot)$ 归一化在 $[0,1]$ 范围上。

4.3.5 鲁棒的轮廓跟踪模型

通过改变动态轮廓线受力环境,传统上用于分割的动态轮廓线方程(4-68)转变为轮廓线跟踪方程。在 Euler-Lagrange 的一般性原理[32,33,35] 的指导下,描绘了更新算法过程。具体说,跟踪过程分为两步:静态更新与动态更新,因此又称复合跟踪模型。静态更新的能量方程与式(4-68)相似,动态更新的能量方程表示如下:

$$\min \int_0^1 \frac{1}{2} [\alpha \, |P_n'(s)|^2 + \beta \, |P_n''(s)|^2] + G(P_n(s), C_n(s)) + E_2(P_n(s)) \, \mathrm{d}s \quad (4\text{-}72)$$

设 $P^k = (P_1^k, P_2^k, \cdots, P_M^k)$,其中 P 表示各点坐标,k 为迭代步数,M 为动态轮廓线稳定状态下的长度,式(4-72)可表示为如下 Euler-Lagrange 方程[35]:

$$\alpha_m [P_m^k - P_{m-1}^k] - \alpha_{m+1}[P_{m+1}^k - P_m^k] + \beta_{m-1}[P_{m-2}^k - 2P_{m-1}^k + P_m^k]$$
$$- 2\beta_m [P_{m-1}^k - 2P_m^k + P_{m+1}^k] + \beta_{m+1}[P_m^k - 2P_{m+1}^k + P_{m+2}^k]$$
$$+ G(P_k(m), C_k(m)) + F_2^{\mathrm{ext}}(u_m, v_m) = 0 \quad (4\text{-}73)$$

其中,用光流矢量 $F_2^{\mathrm{ext}} \in [0,1]$ 取代了 $(\partial E_2/\partial x, \partial E_2/\partial y)$,参数 α, β, λ 在试验中分别设定为 0.5、0.4、0.5,依据有限差分原理,分别用 $X^n = (X_1^n, X_2^n, \cdots, X_M^n)$,$Y^n = (Y_1^n, Y_2^n, \cdots, Y_M^n)$ 表示索引点 $m\,(m=1,\cdots,M)$ 在第 n 帧和第 $n+1$ 帧之间的空间更新向量。则其矩阵形式的动态轮廓线迭代方程描述为

$$AX^{k+1} + F_1^{\mathrm{ext}}(X^k) = -\gamma(X^{k+1} - X^k)$$
$$AY^{k+1} + G(Y_p^n, \hat{Y}_c^n) + F_2^{\mathrm{ext}}(Y^k) = -\gamma(Y^{k+1} - Y^k) \quad (4\text{-}74)$$

其中,系数矩阵 A 是由式(4-73)中的系数 α, β 构成,黏性系数 $\gamma \in (0,1)$。由此,动态轮廓线形变跟踪方程可以描述如下:

(1) $X^0(n) = \hat{Y}(n)$

(2) $X^{k+1}(n) = (I - \gamma A)^{-1} \cdot [\gamma X^k(n) + F_1^{\mathrm{ext}}(X^k(n))]$

$$\qquad (4\text{-}75)$$

(3) $Y^0(n+1) = X(n)$

(4) $Y^{k+1}(n+1) = (I - \gamma A)^{-1} \cdot [\gamma Y^k(n+1) + G(Y_p^n, \hat{Y}_c^n) + F_2^{\mathrm{ext}}(Y^k(n+1))]$

式(4-75)的意义如下:第一帧的初始链码 $X^0(1)$ 由手工大致绘出后经动态轮廓线动态逼近得到;当第 n 帧初始链码为 $X^0(n)$ 时,经过第(2)步的计算,产生收敛状态 $X(n)$;通过第(3)步的赋值,完成静态更新向动态更新的转换,并产生下一帧的初始状态 $Y^0(n+1)$;第(4)步是动态更新方程,实现了基于当前状态估计目标状态的更新过程。由此,每一帧的动态轮廓线链码 $P^n(s) = \langle x^n(s), y^n(s) \rangle$ 便可逐个计算出。针对心脏运动序列具有周期性、不存在较大平移的特点来说,式(4-75)是非常有效的。为便于观察,图 4-19 为 GFGVF 作用下,复合跟踪模型对左心室 MRI 内壁轮廓的跟踪示意图,各帧轮廓线以三维透视图呈现。

4.3.6 实验与分析

图 4-20、图 4-21 分别为两套 MRI 序列中左心室的边缘轮廓跟踪结果。它不仅显示出跟踪算法的稳定性,同时也说明外力场引导弹性样条变化过程中,GFGVF 具有更优的效果。比

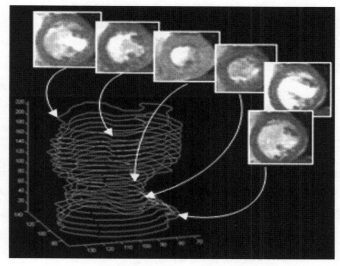

图 4-19　单周期 MRI 序列中左心室内壁跟踪结果的空间示意图

较实验是这样进行的：①首先选择两类左心室序列：MRI_1 和 MRI_3，心外科专家逐帧勾勒出两类心脏图像左心室内壁轮廓；②选择每类图像的第一帧所勾勒出的轮廓作为初始链码，用本书所述跟踪方法进行逐帧计算；③分别将 GFGVF 和 GVF 两种外力场代入式（4-75）进行计算。将算得的两类跟踪结果与手工勾勒出的轮廓相对比，既有直观的差别，又有量化均方误差的差别（表 4-5）。

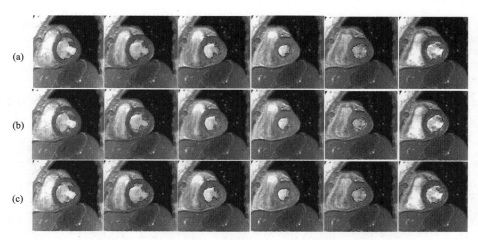

图 4-20　GVF 和 GFGVF 作用下，MRI_1 的轮廓跟踪结果对比
（a）心内科医生手工描的左心室轮廓；　（b）GVF 作用下的形变和跟踪结果；
（c）GFGVF 作用下的形变和跟踪结果（从左到右依次为第 1、3、5、9、11 帧）

为方便均方误差的计算，可分别将各帧手工勾勒的轮廓和估计出的轮廓归一化为长度 M_n，并采用 $\mathrm{Error}(n) = \sqrt{\dfrac{1}{M_n}\sum_m^{M_n}(\hat{P}_m - \bar{P}_m)^2}$ 计算单帧和总体跟踪误差，对应图 4-20 和图 4-21 各帧的结果，数据简要显示如表 4-5。

表 4-5　跟踪结果误差对比

均方误差		$e(1)$	$e(3)$	$e(5)$	$e(7)$	$e(9)$	$e(11)$	$\dfrac{1}{T}\sum\limits_{n=1,\cdots,N} e(n)$
GFGVF	MRI_1	0.2843	0.4219	0.3216	0.3560	0.7624	0.5436	0.3369
	MRI_3	0.2451	0.4334	0.2135	0.3390	0.1240	0.4231	0.3012
GVF	MRI_1	2.3607	3.4138	4.1320	1.3330	5.7330	4.3210	4.2106
	MRI_3	4.3245	5.3002	1.0234	1.5460	6.1032	2.8900	5.0341

算法的运行环境是 Win2000 操作系统；P4 2G CPU；算法采用仿真计算平台 Matlab6.5 版本进行编制的。实验分别采用标准 MR 和 CT 心脏序列图像进行实验，两类图像序列具有相同的原始尺寸（像素）：$170\times170\times21$；观察部位尺寸：$91\times91\times21$；观察部位插值放大尺寸：$219\times219\times21$。表 4-6 既说明了 GFGVF 相对于 GVF 的计算负荷并不大，也反映出此跟踪算法与以往 ACM 方法相比，具有较快的跟踪效率。

表 4-6　算法耗时情况对照表

图像尺寸（pixel）	原始序列	观察部位	观察部位插值放大
过程耗时(s)	$170\times170\times21$	$91\times91\times21$	$219\times219\times21$
序列的 GVF 场	52.2	19.4	75.1
序列的 GFGVF 场	54.8	20.5	78.0
序列的 OFF 场	36.0	10.0	52.2
左心室轮廓跟踪	41.0	41.5	45.0
最大后验跟踪	22.0	22.5	25.5
总耗时	154.7	94.6	201.2

由图 4-21 和表 4-6 可见，我们提出并证实了一种新的 MRI 序列运动跟踪方法，实验表明该方法对于左心室运动跟踪非常有效。它建立在 GFGVF、光流场和光流时空局部相关性的参数化先验运动跟踪模型之上。相邻两帧的跟踪过程分两步更迭进行，分别解决了帧内形变

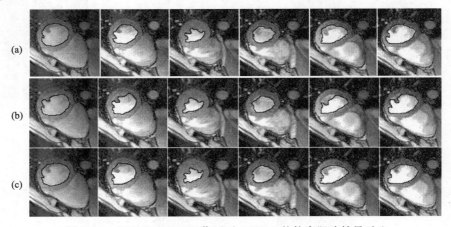

图 4-21　GVF 和 GFGVF 作用下，MRI_3 的轮廓跟踪结果对比

（a）心内科医生手工描的左心室轮廓；　（b）GVF 作用下的形变和跟踪结果；
（c）GFGVF 作用下的形变和跟踪结果（从左到右依次为第 1、3、5、9、11 帧）

和帧间估计问题。针对一套心脏序列图像,只要第一帧的初始目标被勾勒出,该模型将逐帧计算动态心内边缘在整个周期中的运动情况。由于经典的 GVF 场和光流场 OFF 可以在 3D 空间进行计算,本章所述的参数化模型也可以扩展到 3D 空间。

4.4 基于模糊粒子滤波的运动估计

随着医学影像学的发展和临床需求的提高,统计建模已形成快速发展的局面。由于顺序蒙特卡罗(SMC)方法为代表的一类方法存在粒子退化问题,解决该问题的关键在于改进重采样算法、优化重要密度的选择和重要比率的计算,这些途径已经受到普遍关注[38-40]。

本节将从降低粒子退化数、降低算法复杂性和提高估计的准确性三方面出发解决左心室运动跟踪这一问题。针对目前备受关注的 UPF 算法存在算法复杂度高、没有根本消除粒子退化现象的缺陷,我们建立了广义模糊重要比率算法来优化重要密度和重要比率的计算;为全面提高粒子滤波算法的性能,我们提出广义模糊粒子滤波(GFPF)方法,通过对左心室内壁进行轮廓跟踪实验,GFPF 比 UPF 显示了更好的效果。另外,在似然估计方面,本节建立了独特的似然轮廓估计模型。理论和实验证明,GFPF 不仅提供了很好的动态轮廓跟踪方案,还为重要比率(权)计算提供了全新的解决思路。

4.4.1 非线性非高斯状态估计与跟踪

在大多数图像分析领域中,为噪声干扰下的动态物理系统建立模型,涉及非线性、非高斯信号的处理,其主要内容是:首先,将目标看作真实信号和噪声信号的合成,并建立目标的状态转移方程和观测方程;其次,利用状态转移方程和观测方程完成概率函数的估计和更新,并采用概率递归算法求解,该过程涉及状态的滤波和平滑技术、重要性采样算法、重采样算法和其他优化算法;最后,通过 MAP 算法估计目标状态。以概率递归算法为基础的一类方法在一些文献中又被统称为顺序蒙特卡罗方法(SMCM)[38-40],其中包括:无迹粒子滤波(unscented particle filter)[41,42]、粒子滤波(particle filter)[43]、基于采样重要性的重采样滤波(SIR filter)、自引导滤波(bootstrap filter)、辅助粒子滤波(ASIR)[44]等。也有一些文献[45]将上述方法统称顺序重要性采样(SIS)算法,这一类方法的主要特点是利用基于重采样的滤波和平滑算法估计时变状态。

针对序列图像 $I(t)$ 中的一点,如果存在空间状态 $x \in C_t \subset \mathcal{R}^{M \times N \times T}$($C_t$ 为 t 时刻的目标;M、N、T 分别为序列图像尺寸),初始点 x_0 给定后,后续状态 x_t($t = 1, \cdots, T$)可通过计算 $p(X|Y) \propto p(Y|X)p(X)$ 得到(其中 X 代表状态序列、Y 代表测量序列)。在概率递归计算过程中,状态 X 被分解为一簇加权粒子 $\{(x_t^i, w_t^i) | i = 1, \cdots, N_s\}$,粒子的更新通过权函数 w_t^i 完成,然而 PF 面临主要问题是没有高效的权函数优化算法。

UKF 的估计结果为 UPF 的权函数计算提供了重要密度条件,然而 UPF 估计精度的提高是以 UKF 的计算量为代价的。这一问题如果解决不好会直接导致粒子退化效应,其表现为:粒子权集 $\{\tilde{w}_t^i | i = 1 : N_s\}$ 中仅有一个为 1,其他为 0,并且重采样后所有粒子都集中在一点上。

文献[41]和[42]得出解决上述粒子退化有两种途径:改进重采样算法和采用更好的权值优化算法。本书从权值优化途径出发,通过定义广义模糊重要比率(权)的概念给出了更加高效的广义模糊权,该广义模糊权不仅避免了粒子退化效应、提高了计算效率,而且明显增加了跟踪的精度。不妨将这种方法称为 GFPF。另外,用 PF 进行状态估计时,需要构造非线性、非

高斯状态转移方程 $x_t = f(x_{t-1}, \sigma_x)$ 和观测方程 $y_t = h(x_t, \sigma_y)$,然而用于跟踪图像中的随机运动目标时,很难直接给出其具体形式。为此,GFPF 专门给出了特殊的试探分布形式进行采样和状态转移,同时通过似然估计算法构造出观测模型。

针对图像动态轮廓跟踪问题,本章在似然估计算法中建立了轮廓相似性和梯度矢量流一致性约束,并将其合理地嵌入到贝叶斯似然估计模型中。在上述优化算法实现的基础上,我们利用 GFPF 实现了左心室动态轮廓的周期跟踪。

本章建立了图 4-22 所示的解决问题框架。GFPF 与 UPF 的主要区别在于重要比率的计算方法,当图 4-22 中的虚线框内容采用 UPF 重要比率时,效果明显较 GFPF 差。

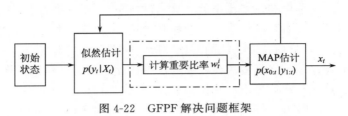

图 4-22　GFPF 解决问题框架

4.4.2　蒙特卡罗技术

1. 蒙特卡罗技术简介

蒙特卡罗方法(Monte-Carlo method,或 SMC)是一类用随机数发生器解决数学和物理问题的方法。"Monte-Carlo"为美国人 Metropolis 在第二次世界大战期间为曼哈顿计划选择的别名。由于统计仿真和当时的赌博游戏非常相似——当时的欧洲西南部国家摩纳哥的首都是一个赌城——蒙特卡罗方法因此被用来模拟一些粒子的冲撞行为。SMC 为我们提供了下述问题的解决方法:

(1) 依据某种概率函数采样,分两种:重要性采样(真正的蒙特卡罗方法)、均衡采样。重要性采样方法通过 N 个随机样本(经常称为粒子)来描述后验密度,两种方法表示在图 4-23 中,由图可见,这两种表示方法是有明显区别的。

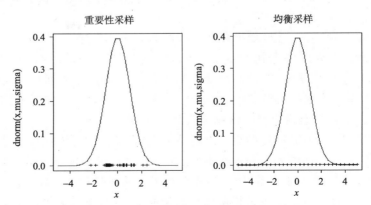

图 4-23　均衡采样和重要性采样的差别(如果每一个粒子 x_i
都被赋予权 $w_i = p(x^i)$,则均匀采样只是完整刻画了概率分布)

（2）估计：

$$I = \int h(x)\, p(x)\mathrm{d}x \tag{4-76}$$

注释 1 如果能够从概率函数 $p(x)$ 中采样，式（4-76）是很容易解得的

$$I \approx \sum_{i=1}^{i=N} h(x_i) \tag{4-77}$$

其中，x_i 取自 $p(x)$ 的一个样本，并常表示为：$x_i \sim p(x)$。

证明如下，假使有一随机变量 x、$x \sim p(x)$，那么任何函数 $f_n(x)$ 也为随机变量。令 x_i 是取自 $p(x)$ 的随机样本并定义：

$$F = \sum_{i=1}^{i=N} \lambda_n f_n(x_i) \tag{4-78}$$

F 为一随机变量，F 的期望表示为

$$E_{p(x)}[F] = \langle F \rangle = E_{p(x)}\left[\sum_{i=1}^{N} \lambda_n f_n(x_i) \right]$$

$$= \sum_{i=1}^{N} \lambda_n E_{p(x)}[f_n(x_i)] = \sum_{i=1}^{N} \lambda_n E_{p(x)}[f_n(x)] \tag{4-79}$$

进一步，如果 $\lambda_n = 1/N$ 且 $f_n(x) = h(x)$，$\forall n$，那么

$$E_{p(x)}[F] = \sum_{i=1}^{N} \frac{1}{N} E_{p(x)}[h(x)] = E_{p(x)}[h(x)] = I \tag{4-80}$$

如果 N 足够大，估计将会收敛到 I。$N \to \infty$ 时，从切比雪夫不等式和中心极限定理出发，我们不难发现，式（4-80）对 I 的估计非常精确。

注释 2 对于均匀采样（如格型基滤波法），可以构造积分函数如下：

$$I \approx \sum_{i=1}^{N} h(x_i) p(x_i) \tag{4-81}$$

后续章节将介绍几类某种分布条件下的重要性采样方法，当然以离散分布的采样为主。

2. 重要性采样

许多情况下 $p(x)$ 结构非常复杂，普通采样算法根本无法解决。一种较好的方法是利用密度函数 $q(x)$ 来估计 $p(x)$，称该函数为试探分布[46]或重要密度[40,45]（proposal distribution 或 importance density）。这一技术见算法 4-1，它意味着式（4-76）的近似或等价法。

算法 4-1　利用重要性采样进行积分估计

---

for i = 1 to N do

样本 $x_i \sim q(x)$〈构造试探分布形式或利用反相采样技术〉

$w_i = p(x_i)/q(x_i)$

end for

$$I \approx \frac{1}{\sum_{i=1}^{i=N} w_i} \sum_{i=1}^{i=N} p(x_i) w_i$$

来自 $p(x)$ 的"真实"样本也可以采用文献[47]中的技术来估计:见算法 4-2,当分布 $p(\cdot)$ 和 $q(\cdot)$ 离得很开时,会获得更大的收敛比率 M/N。因此为得到更好的近似,不得不需要更多的样本 M。算法 4 有时被当作采样重要性重采样算法(sampling importance resampling,SIR)。它在 Rubin[48] 描述 Beyesian 有关推论时被提到过。Rubin 从先验分布抽取样本,参照样本的似然值为每一个样本赋予权值。然后,来自后验分布的样本经重采样从计算出的数据集中获得。

算法 4-2 利用重要性采样生成样本

要求:$M \geqslant N$

for i = 1 to N do

采样:$\tilde{x}_i \sim q(x)$ {构造试探分布形式或利用反相采样技术}

$w_i = p(\tilde{x}_i)/q(\tilde{x}_i)$

end for

  for i = 1 to N do

采样:$x_i \sim (\tilde{x}_j, w_j), 1 < j < M$ {离散分布}

end for

算法 4-3 拒绝采样算法

---

j = 1, i = 1

repeat

采样:$\tilde{x}_j \sim q(x)$

     采样:$u_j \sim U[0, q(\tilde{x}_j)]$

if $u_j < p(\tilde{x}_j)$ then

Accepted: $x_i = \tilde{x}_j$

i + +

    end if

j + + until i = N

Acceptance Rate = N/j

注释 3 试探分布的尾部要尽量粗厚,以避免权因子退化(粒子退化)。

拒绝采样是一种采样协助方法(图 4-24)。在这一过程中,我们采用了 $p(x)$ 的试探分布 $q(x)$,如 $c \times q(x) > p(x), \forall x$。当我们从 q 中生成样本时,对于每一个样本 x_i,得到一个均匀分布在间隔 $[0, q(x_i)]$ 之间的密度值。如果该值小于 $p(x_i)$,则样本 x_i 被接受,否则被拒绝。这一方法被描述在算法 4-3 和图 4-24 中。如果拒绝率很小,则该采样算法非常值得注意:它意味着算法 4-3 计算得到的接受率应该尽可能接近 1(同样,它也意味着试探分布非常准确),然而实际表明,在高维数据处理时,这种情况根本不合适。也就是说往往 60% 左右的拒绝率是非常正常的;而 90% 以上或 10% 以下的拒绝率都是值得考虑的。

3. 马尔可夫链蒙特卡罗方法(MCMC)

当试探分布密度 $q(x)$ 非常接近 $p(x)$ 时,前述的各种算法具有较好的效果。而实际中这一前提经常是不可能的,MCMC 方法利用马尔可夫链从 pdf 中采样显得较容易且不易受到

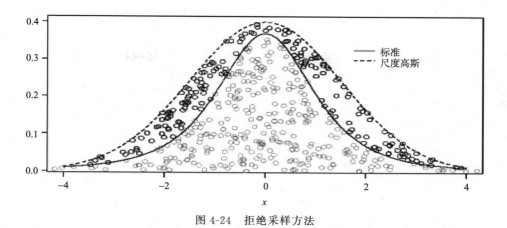

图 4-24　拒绝采样方法

任何障碍,但是它提供了许多相关样本并通过大量的时间转移步来探索整个状态空间。本节首先探讨 MCMC 采样的一般性原则:Metropolis-Hasting 算法,关注一些特别的算法执行情况:Metropolis 采样和 Gibbs 采样[46,49,50]。

1) Metropolis-Hasting 算法

由于该算法最一般的形式由 Hastings[51] 提出,因此被称作 Metropolis-Hasting 算法,它利用马尔可夫链的一般性原理从 $p(x)$ 抽取样本。原理如下:

a) 选择试探分布形式 $q(x,x^{(t)})$,它独立于当前样本的状态 x^t。相对前述采样方法,试探分布密度并非一定相似于 $p(x)$,而且我们可以从任何密度形式提取样本。假设我们可以针对所有的 x 评估 $p(x)$,并选择一个马尔可夫链的初始状态 x^0。

b) 在每一时间步 t,新状态 $\tilde{x}$ 从试探分布 $q(x,x^{(t)})$ 中产生。新状态是否被接受,通过下面的式子判断:

$$a = \frac{p(\tilde{x})q(x^{(t)},\tilde{x})}{p(x^t)q(\tilde{x},x^{(t)})} \tag{4-82}$$

如果 $a \geqslant 1$,新状态 $\tilde{x}$ 被接受且 $x^{(t+1)} = \tilde{x}$,否则,新状态以概率 a 被接受。

2) Gibbs 采样

Gibbs 采样是前述方法的特殊情况,它的试探分布为密度函数的条件分布。Gibbs 采样可以被看作所有试探都被接受的 Metropolis 算法。

Gibbs 采样也是流行的 MCMC 采样形式,因为它很容易应用于推论问题,这一点与其"共轭性"有密切关系。共轭性是 Bayesian 推论中表现的有趣属性。共轭函数族的定义 :对于某种似然密度函数,如果存在一类可解析的 pdf,且其后验概率属于同样的 pdf 函数族,则该 pdf 被认为是似然函数的共轭函数族。

3) 粒子退化的传统解决方案

在较早的概率浓缩算法研究中,扩展的因素化采样算法被用来阐明粒子滤波框架。尽管其容易实现,但忽略了试探分布的作用。本节在简要阐述基本的 PF 算法的过程中,通过有关命题和定理为"粒子退化"效应进行了定性的说明。结合经典的 UPF 算法,我们力求解决左心室跟踪问题。

依据试探分布和重要比率进行采样与重采样的 SMC 技术是 PF 算法的核心,其主要思想

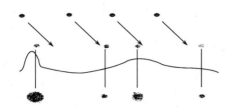

图 4-25　重要性采样算法描述

是利用一套加权的后验样本的随机测量值 $\{x^i_{0:t}, w^i_t\}^{N_s}_{i=1}$ 来表示后验概率 $p(x_{0:t}|y_{1:t})$ 的计算结果,其中点集 $\{x^i_{0:t}, i=1, \cdots, N_s\}$ 依次对映权集 $\{w^i_t, i=1, \cdots, N_s\}$。权集是归一化的: $\sum_i w^i_t = 1$。

为便于了解 PF 的重要性采样的物理概念,图 4-25 给出了很好解释,图中曲线为权值分布,上方为初始粒子,初始粒子按照权值的大小有针对地"聚集",是一种非线性映射过程。时间步 t 的后验概率近似表示为

$$p(x_t|y_{1:t}) \approx \sum_{i=1}^{N_s} w^i_t \delta(x_t - x^i_t) \tag{4-83}$$

由式(4-83)可以得到后验密度的离散权值估计,随后粒子便按照重要性采样原理进行更新。粒子 $x^i_{0:t}$ 的归一化权写为

$$w^i_t \propto \frac{p(y_t|x^i_t) p(x^i_t|x^i_{t-1})}{q(x^i_t|x^i_{0:t-1}, y_{1:t})} \tag{4-84}$$

式(4-84)将 $1:t-1$ 之间的顺序状态计算间接地纳入当前状态的估计之中,这是顺序重要性采样算法主要特点和便于实现的依据。式(4-84)中 $q(x^i_t|x^i_{0:t-1}, y_{1:t})$ 称为重要密度,通常在每一时间步 t 下粒子的初始化可按照试探分布:$x^{(i)}_t \sim q(x_t|x^i_{0:t-1}, y_{1:t})$ 的方式给出。有关文献针对式(4-84)这一重要比率(或权)表达形式,通过理论和实验得出如下命题和结论[41-43]。

命题 1　当且仅当试探性分布 $q(x_t|x_{0:t-1}, y_{1:t})$ 等于 $p(x_t|x_{t-1})$ 时,基于条件 $x_{0:t-1}$ 和 $y_{1:t}$ 的重要比率(权) w^i_t 的方差最小。

命题 2　试探分布 q 的非条件方差(即观察值被当作随机数)应随时间增加。

定理 1　令 $N_{eff} = N_s/(1 + \mathrm{Var}(w^i_t))$,如果 N_{eff} 越大,则粒子退化程度越小。

在没有任何先验知识的情况下,经典 PF 算法仅选择了上述命题 1 的理想方法而不考虑观测值 $y_{1:t}$ 的作用。实验及文献[41]和[43]认为经典 PF 算法不能避免似然分布 $p(y_t|x^i_t)$ 过窄时出现的两种结果:其一,只有单独一颗粒子权为 1、其他为 0 的粒子退化状态;其二,粒子仍停留在先验密度 $p(x^i_t|x^i_{t-1})$ 高的地方。

针对粒子退化,Rudolph van Merwe 和 Arnaud Doucet(2001)[41]、Yong Rui 和 Yunqiang Chen(2001)[42]结合上述命题和定理的要求通过无迹粒子滤波算法减少了退化的粒子数。UPF 利用了非线性的无迹卡尔曼状态估计(UKF)结果,并将这一结果应用于重要密度的计算。利用 UKF 状态估计结果算得重要密度避免了权函数 $w^{(i)}_t$ 的方差随时间增加的不利结果,从而减少了粒子退化现象。另外,UPF 依据重要密度函数 $q(x_t|x_{0:t-1}, y_{1:t})$ 给出了试探性分布形式 $x^i_t \sim q(x_t|x_{0:t-1}, y_{1:t})$。其中 $y_{1:t}$ 的估计可以通过观测点的似然估计获得。

利用观测点的似然估计 $y_{1:t}$ 和各步状态值 $x_{0:t-1}$,并结合文献[42]和[43]的具体算法,可以得到 UKF 的各步状态估计值 $\bar{x}_t$ 和协方差 P_t:

$$\bar{x}_t = \bar{x}_{t|t-1} + K_t(y_t - \bar{y}_{t|t-1}), \quad P_t = P_{t|t-1} - K_t P_{y_t y_t} K^T_t \tag{4-85}$$

其中,$\bar{x}_{t|t-1}$ 为 sigma 点 S_i 状态变换后的加权求和结果;$\bar{y}_{t|t-1}$ 为 sigma 点 S_i 经似然估计后的加权求和结果;$P_{y_t y_t}$,$P_{t|t-1}$ 和 K_t 分别为 sigma 空间的协方差。利用该估计结果可以写出 UPF 算法试探分布为

$$q(x_t^{(i)} \mid x_{0:t-1}^{(i)}, y_{1:t}) = N(\bar{x}_t^{(i)}, P_t^{(i)}), \quad i = 1, \cdots, N_s \qquad (4\text{-}86)$$

进而有

$$x_t^i \sim N(\bar{x}_t^{(i)}, P_t^{(i)}) \qquad (4\text{-}87)$$

在图 4-26(b)内,比较了两种试探分布,其中细实线的中心和脉宽分别对应于 $\bar{x}_t^{(i)}$ 和方差 $P_t^{(i)}$,其中 $x'(t,i)$ 即为式(4-86)中的 $\bar{x}_t^{(i)}$。

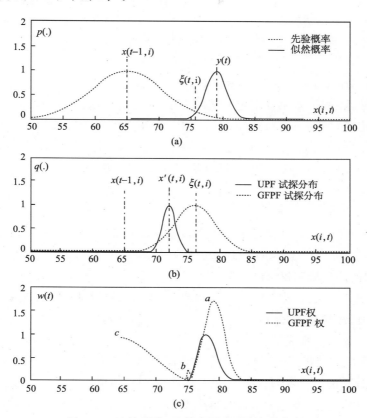

图 4-26   比较两种 PF 算法下重要比率的分布

（a）先验和似然概率分布；　（b）两种试探分布比较,其中 $x'(t,i)$ 即为式(4-86)

中的 $\bar{x}_t^{(i)}$；　（c）两种试探分布下产生的权（各子图的分布区间严格对应）

4. 广义模糊重要比率

鉴于式(4-86)和(4-87)的 UPF 试探分布形式来自粒子 x_t^i 的 UKF 真实状态 $\bar{x}_t^{(i)}$ 估算,因此重要比率 w_t^i 的计算必然消耗了大量时间。为避免这一不足、同时优化计算重要比率,我们依据了广义模糊理论的基本方法,通过建立广义模糊重要比率达到粒子权值的优化。为逐步分析,下面首先讲述理想状态和试探分布的概念。

1）理想状态与试探分布

粒子 x_t^i 的理想状态 ξ_t^i 为似然和先验分布的交点,在此用来替代 UKF 估计出的真实状态 $\bar{x}_t^{(i)}$；现有的各种采样方法[43]的目的之一是使得粒子 x_t^i 的样本由先验密度中心 x_{t-1}^i 所在区域向似然密度中心 y_t 转移。因此,理想状态和真实状态必然存在近似关系：$\xi_t^i, \bar{x}_t^{(i)} \in [x_{t-1}^i, y_t]$

且 $\bar{x}_t^{(i)} \sim N(\xi_t^i, P_t^{(i)})$。可作如下计算:

$$p(y_t|\xi_t^i) = p(\xi_t^i|x_{t-1}) \tag{4-88}$$

其中, $\min(x_{t-1}^i, y_t) < \xi_t^i < \max(x_{t-1}^i, y_t)$, 当似然和先验分布分别为 $\dfrac{1}{\sqrt{2\pi}\sigma_x}$

$\exp\left(\dfrac{-(x_t^i - x_{t-1}^i)^2}{\sigma_x^2}\right)$ 和 $\dfrac{1}{\sqrt{2\pi}\sigma_y}\exp\left(\dfrac{-(x_t^i - y_t)^2}{\sigma_y^2}\right)$ 时,令 $\sigma_x = \sigma_y$ 可以解得: $\xi_t^i = \dfrac{x_{t-1}^i + y_t}{2}$。如

果令: $\sigma_\xi = \max(|y_t - \xi_t^i|, |x_t^i - \xi_t^i|)$, 则试探分布写为

$$x_t^i \sim N(\xi_t^i, \sigma_\xi) \tag{4-89}$$

其分布由图 4-26(b)的虚线所示,其中心和脉宽对应于均值和方差。

援引文献[30]和[31],本书如下定义试探分布的广义模糊隶属度集合。

定义 1 在论域 $U = [\min(x_t^i), \max(x_t^i)]$ 中,令 X 为有限个元素构成的有限域: $X = \{x_t^i | i = 1, \cdots, N_s \text{ 且 } x_t^i \in U\}$,进而,可以定义试探分布事件的广义模糊隶属度集合为 $F = \{\mu_X(x_t^i) | x_t^i \in U, \mu_X(x_t^i) \in [-1,1]\}$。可以给出 $\mu_X(\cdot)$ 函数为

$$\mu_X(x_t^i) = \text{sgn}(y_t - x_{t-1}^i)\cos\left(\pi \cdot \frac{X_{\max} - x_t^i}{X_{\max} - X_{\min}}\right) \tag{4-90}$$

其中,sgn($\cdot$)为符号函数,以图像左上角为坐标原点建立笛卡儿坐标,式(4-90)的映射产生了一种恒定关系: $-1 < \mu_X(x_{t-1}^i) < \mu_X(\xi) < \mu_X(y_t) < 1$。

2) 粒子退化的广义模糊权解决方案

结合本节命题 1、命题 2 及定理 1,为使得粒子 x_t^i 的采样以试探分布为基础向似然密度高的以 y_t 为中心的区域转移,同时避免式(4-84)中的似然分布过窄时的粒子退化效应,下述广义模糊算子可用来定义广义模糊权。

定义 2 一个广义模糊算子 GFO,它作用于试探分布集 F 上可产生一个普通模糊集 $W = [0,1]$,由此形成粒子的广义模糊权集 $\{w_t^i | i = 1, \cdots, N_s\}$,即重要比率。

如果规定 $\mu_X(x_t^i) = \mu_X(x_{t-1}^i), \mu_X(\xi), \mu_X(y_t)$(其中 $\mu_X(\xi) \cong 0$)分别为完全不属于 F 的模糊分界点、模糊分界点、完全属于 F 的模糊分界点,便可以进行式(4-91)描述的 GFO 变换,其中 $1 > a > b > c > 0$ 为模糊隶属度系数,用来控制似然、临界、先验区域的权值大小。如图 4-26(c)所示,其中 GFPF 的左、右波峰及和脉宽都可控。

$$W_t = \begin{cases} a \cdot \sqrt{1 - (1 - \mu_X(x_t^i))^2}\, p(y_t|x_t^i), & x_t^i \in \{x_t^i | \mu_X(\xi_t^i) < \mu_X(x_t^i) < 1\} \\ b(\mu_X(x_t^i))^2, & x_t^i \in \{x_t^i | 0 < \mu_X(x_t^i) \leqslant \mu_X(\xi_t^i)\} \\ c \cdot \sqrt{1 - (1 + \mu_X(x_t^i))^2}\, p(x_t^i|x_{t-1}^i), & x_t^i \in \{x_t^i | -1 < \mu_X(x_t^i) \leqslant 0\} \end{cases} \tag{4-91}$$

利用文献[30]的广义模糊变换的性质 1、性质 2 以及上述 GFO 定义,可以给出广义模糊权的性质如下。

性质 1 粒子的广义模糊权 $\{w_t^i | i = 1, \cdots, N_s\}$ 作用在粒子集 $\{x_t^i | i = 1, \cdots, N_s\}$ 之上,其中似然概率或先验概率较高的粒子具有较大的权值,反之则保持较小的权值;同时,似然分布区间粒子的权值大于先验分布区间粒子的权值。见图 4-26(c),似然分布区间[75,85]中有较大的权值分布;相反,先验分布区间[65,75]中维持较小的权值分布。

性质 2 粒子权集的方差可以通过隶属度系数 a,b,c 进行约束,并且当 $\xi_t^i = \dfrac{x_{t-1}^i + y_t}{2}$ 时

$\mathrm{Var}(W_t) < \dfrac{a-c}{2}$。

3) 观测点的似然估计

有别于文献[42]、[52]和[53],似然估计是本文的改进粒子滤波算法的重要前提。如前所述,一般状态估计问题需要两个条件:其一,状态转移方程 $x_t = f_t(x_{t-1}, n_{t-1})$;其二,状态观测方程 $y_t = h_t(x_t, v_t)$。在未知观测方程的情况下,我们有必要建立似然值 y_t 估计模型。由于 y_t 是作为当前时刻状态的真实值进行估计的,可以采用贝叶斯算法来构造似然估计模型 $p(y_t | X_t)$,$X_t = \{x_t^i | i = 1, \cdots, N_s\}$。如果 M 代表轮廓线的长度(单位:像素),该模型将基于初始轮廓上的某一点 $\bar{x}_{t-1}(j)$,$j = 1, \cdots, M$ 来预测当前轮廓中的真实点 $y_t(j)$,并且为粒子滤波这种概率递归算法提供了计算前提。

a) 生成数据约束条件。

为帧间约束提供数据条件,本书采用了下述两种方法:

其一,引用文献[33]的梯度矢量流(GVF)扩散方程计算出图像的 GVF 场。结合本算法需要,如果点 x 处的梯度矢量流为 $\bar{U}(x) = u(x) + v(x) \cdot \mathrm{i}$,其中 u,v 为分量。梯度矢量流场是一种优化梯度场,它描述了图像中各像素相对于边缘的"势"分布,对于运动序列图像来说,它是一种随时间连续渐变的场,因此,可以用来作为质点定位的先验知识。

其二,轮廓线相似性测度:$\rho = \phi(F(C_1), F(C_2))$,其中函数 $F(\cdot)$ 用来计算轮廓链码 C 的傅里叶形状描述子[54];函数 $\phi(\cdot)$ 计算两组形状描述子的相关系数 ρ($0 < \rho < 1$),ρ 越大相似度越高。

b) 基于粒子采样空间的似然估计模型。

如果 N_s 为粒子样本数量,T,M 分别为图像帧数和可变链码长度,则 $\mathcal{R}^{N_s \times M \times T}$ 为粒子样本空间。建模之前,假设初始轮廓线链码 $C_{t-1}(t=1)$ 已经给定,$\{\bar{x}_{t-1}(j) | j = 1, \cdots, M\}$ 为初始链码坐标,针对其中每一点 $\bar{x}_{t-1}(j)$,粒子滤波初始化时已产生粒子集:$X_{t-1}(j) = \{x_{t-1}^i(j) | x_{t-1} \in \mathcal{R}_{t-1}\}$,我们可以通过 $\bar{x}_{t-1}$ 的 N_s 个初始粒子 x_{t-1}^i 估计似然值 y_t。

其次,介入此算法的重要先验约束条件是轮廓线相似度 ρ,因此估计当前帧的似然值 y_t 时,引入了图像帧 I_t 的 L 条灰度值介于 $I_{t-1}(\bar{x}_{t-1})$ 附近的闭合等值线 $\ell = \{\ell_t^{(n)} | n = 1:L\}$,其意义在于:感兴趣区域的轮廓可看作是该区域的 L 条灰度近似且闭合的等值线链码按照优化方式选择合成,估计之前,每一条等值线依据其与 C_{t-1} 的相似程度赋予相似度 $\rho^{(n)}$;估计过程中如果一点 y_t 离 $\ell_t^{(n)}$ 最近,同样赋予点的相似度为 $\rho^{(n)}$,且点的相似度记为 $D(y_t, \ell_t^{(n)})$。如果令 $U(y_t)$,$U(\bar{x}_{t-1})$ 分别为 y_t,$\bar{x}_{t-1}$ 处的梯度流矢量,那么数据的采样、生成事件与概率表示有如下对应关系:

$$D(y_t, \ell), U(y_t) | U(\bar{x}_{t-1}) \to p(y_t); x_t^i | y_t, \quad D(y_t, \ell) \to p(x_t^i | y_t) \tag{4-92}$$

进一步,可以得到如下后验概率公式:

$$
\begin{aligned}
p(y_t | X_t) &\propto p(y_t) p(X_t | y_t) \\
&= p(D(y_t, \ell), U(y_t) | U(\bar{x}_{t-1})) \int p(x_t^i | y_t, D(y_t, \ell)) \, \mathrm{d}x_t^i
\end{aligned}
\tag{4-93}
$$

其中,y_t、$x_t^i \sim N(f(\bar{x}_{t-1}, 0), \sigma_x^2(t))$,且 x_t 由状态转移得到。依据式(4-93),贝叶斯模型构造如下:

$$P(y_t \mid x_t) \propto \frac{1}{\sqrt{2\pi}\,K_{pri}} \exp\left[-\frac{|U(y_t) - U(\bar{x}_{t-1})|^2}{D(y_t, \ell) \cdot K_{pri}^2}\right]$$

$$\cdot \frac{1}{\prod_{i=1}^{N_s} \sqrt{2\pi}\,K_{lik}} \exp\left[-\frac{\sum_{i=1,N_s}(y_t - x_t^i)^2}{D(y_t, \ell) \cdot K_{lik}^2}\right] \tag{4-94}$$

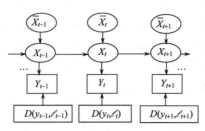

图 4-27　贝叶斯似然估计递归计算模型

式中，用相似度 $D(y_t, \ell_t^{(n)})$ 的倒数作为欧氏距离系数，从而保证当点的似然值相似度越大时后验概率越高，$p(y_t \mid X_t)$ 的计算结果可为粒子滤波提供重要的观测数据 y_t，其递归算法的概念模型如图 4-27 所示。

似然估计将前一帧轮廓线 C_{t-1} 上每一点 $\bar{x}_{t-1}$ 映射为当前帧的最相近的等值线附近，为了进一步估计出较平滑且连续的动态轮廓，需要利用 GFPF 算法进行优化的轮廓线估计。

4) 基于 GFPF 的动态轮廓跟踪

GFPF 轮廓估计不同于文献[42]和[53]中的方法，GFPF 通过增强经典 PF 算法的下述方面来进行轮廓的估计与跟踪：首先，轮廓上点的似然估计结果纳入到粒子滤波算法的框架，以此解决没有观测方程条件下的轮廓的预测问题；其次，没有为重要密度的计算专门提供开销：通过构造广义模糊权函数来替代了经典 PF 的重要比率公式，从而得到粒子的优化后验分布。内容详述如下。

a) 似然密度、先验密度的计算。

由于 GFPF 中试探分布和广义模糊权的构造算法可以充分提高粒子采样和逼近效率。通常 x_t 为满足高斯分布条件的 Markov 空间坐标向量，即：$x_t \in \mathcal{R}_t$ 且 $x_t^i \sim N(\bar{x}_t(j), \sigma_{x,t}^2)$。

为优化估计轮廓 C_t，需合理地构造似然、先验概率以及试探分布 $\hat{x}_t^i(j) \sim N(\xi_t, \sigma_\xi)$，由此产生广义模糊权 $\hat{w}_t^i$ 来约束粒子的运动。决定粒子 $x_t^i(j)$ 能否作为当前轮廓 C_t 上一点的关键因素是：与似然值 $y_t(j)$ 的逼近程度；其距离最近的等值线 ℓ^n 与 C_{t-1} 具有最大相似度；具有状态变化的平滑性。由此，状态观测、状态转移事件和其各自的概率对应关系可以表示为

$$y_t \mid x_{t-1}^i \to p(y_t \mid x_t^i); \quad x_t^i, D(x_t^i, \ell) \mid x_{t-1}^i \to p(x_t^i \mid x_{t-1}^i) \tag{4-95}$$

因此，其概率可表示为

$$p(y_t \mid x_t^i) = \frac{1}{\sqrt{2\pi}\,K_y} \exp\left[-\frac{-(x_t^i - y_t)^2}{K_y^2}\right] \tag{4-96}$$

$$p(x_t^i \mid x_{t-1}^i) = \frac{1}{\sqrt{2\pi}\,K_x} \exp\left[-\frac{-(x_t^i - x_{t-1}^i)^2}{D(x_t^i, \ell) \cdot K_x^2}\right] \tag{4-97}$$

进一步可依据定义 2 计算粒子的广义模糊权。

b) GFPF 实现。

首先获取第一帧图像的初始感兴趣区轮廓（可采用各种方法），然后逐点完成图 4-28 的处理步骤，算法步骤见算法 4-4。图中重采样的作用是依据粒子 x_t^i 重要性权 $\hat{w}_t^i$ 的不同，复制样本 $\hat{x}_{0:t}$ 中权大的粒子并削减权小的粒子，以此获得的 N_s 个数值上接近后验分布 $p(x_{0:t}^i \mid y_{1:t})$

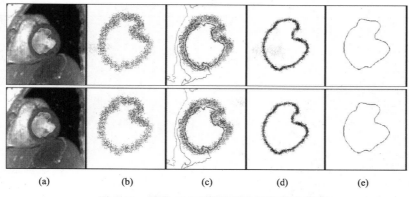

图 4-28　基于 GFPF 算法的轮廓估计步骤

（a）t 帧初始轮廓；　（b）粒子分布初始化；　（c）通过第 t 与第 $t+1$ 帧进行似然估计、
并引入轮廓线相似度和其他先验约束；　（d）GFPF 单步计算后的粒子的分布；　（e）生成 $t+1$ 帧轮廓线

的粒子 $x_{0:t}^i$。总之，轮廓估计的关键在于将轮廓线相似度引入似然和先验项中，同时利用 SMCM 方法特有的重采样原理进行有选择的"复制"和"剔除"，从而保证了稳定的跟踪和估计效果。为使得轮廓进一步光滑与细化，第（5）步进行了轮廓的平滑与细化处理。

算法 4-4　GFPF 算法主要实现过程

Initializing:（逐点的粒子初始化并分配权）

$X_0 = \{x_0^i(j) \mid i = 1, \cdots, N_s; j = 1, \cdots, M\}; w_0^1 = , \cdots, = w_0^{N_s} = 1/N_s$

- repeat $t = 2, 3, \cdots$

  （提取 L 条与初始轮廓形状相似、灰度值相近的闭合等值线）

  - repeat $j = 1, 2, \cdots$

  · 似然估计：由 $x_t^i, (i = 1, \cdots, N_s)$，估计 y_t。

  · 依据试探分布 $\hat{x}_t^i(j) \sim N(\xi_t^i, \sigma_\xi)$ 采样，并计算概率 $p(x_t^i \mid x_{t-1}^i), p(y_t \mid x_t^i)$

  · 计算广义模糊权（估计步）

  暂存：$\hat{x}_{0,t}^i \stackrel{\frown}{=} (x_{0,t-1}^i, \hat{x}_t^i)$ 计算：w_t^i 归一化权：$\widetilde{w}_t^i = w_t^i (\sum_{m=1}^{N_s} w_t^m)^{-1}$

  · 重采样（选择、更新步）：$[\{\hat{x}_t^i\}_{1}^{N_s}] = \text{resample}[\{\hat{x}_t^i, \widetilde{w}_t^i\}_{1}^{N_s}]$

  · 执行 Metropolis-Hasting 方法：

  状态的输出：$\bar{x}_{1,t} = \hat{x}_{1,t}^{MAP}(t) = \arg \max_{i=1, \cdots, N_s} p(\hat{x}_{0,t}^i \mid y_{1,t})$

  - until $j = M$

  计算 $C_{1,t}$

  until $t = T$

参照 Metropolis-Hasting 这一 MCMC 优化算法，我们对粒子重新进行筛选。这样一来，可以使得轮廓估计进一步精确。利用 MCMC 技术增强 PF 算法的主要实例文献[43]中已有分析，本书针对实际医学序列图像运动跟踪的特点，结合现有的数据条件对 PF 算法进行增强。Metropolis-Hasting 优化算法的执行步骤见算法 4-5。

算法 4-5　Metropolis-Hasting算法实现过程

随机选择：$\vartheta \sim U_{[0,1]}$，并利用 $\widetilde{w}_t$ 对 x_{t-1} 进行重采样：

$$[\{\widetilde{x}_{t-1}^i\}_{i=1}^{N_s}] = \text{resample}[\{\hat{x}_t^i, \widetilde{w}_t^i\}_{i=1}^{N_s}]$$

　　获取竞争点：$x_t^{*i} \sim q(x_t^i | \widetilde{x}_{t-1}^i, y_t)$

　　repeat

　　　　if $\vartheta \leqslant \min\left\{1, \dfrac{p(x_t^{*i} | y_t)}{p(\widetilde{x}_t^i | y_t)}\right\}$

　　　　　　$\text{accept} x_{0,t}^i = (\hat{x}_{0,t-1}^i, x_t^{*i})$

　　　　else

　　reject $x_{0,t}^i = \hat{x}_{0,t}^i$

　　until $i = N_s$

5. 分析与实验

由于真正的轮廓估计参照标准不易获得，所以一般二维医学图像的运动跟踪问题很难直接比较。本实验针对医学序列图像跟踪问题建立了如下评估内容：

（1）对于周期序列图像点的始、末运动状态应具有平滑连续性；

（2）归一化轮廓线长度条件下，标准的手工勾勒轮廓与估计出的轮廓量化均方误差应较小；

（3）依据文献[43]，归一化的重要比率 w_t^i 不能为 1 或随时间单调增加，否则粒子退化增强；w_t^i 的方差应保持平稳，并且具有较高计算效率。

实验分别将当前较先进的 UPF 作为主要比较对象，同时还比较了 Matthew Orton[55] 以及经典 SIR 的重要比率算法。在各自不同的重要比率算法下，对比实验的前提建立在：同一序列图像、针对相同的初始轮廓、采用相同的状态转移方程和似然估计算法、相同的概率算法以及相同的重采样算法。结果发现 Matthew Orton 以及经典 SIR 的重要比率算法存在严重的粒子退化效应，并导致计算出的轮廓线发生严重畸变，如图 4-29(a)中第 10 帧，13 帧所示。结合此前提，比较的主要内容是：各种重要比率算法关于上述评估内容(1)~(3)的满足程度。结果如下：图 4-29 是从 GFPF 和 UPF 轮廓生成效果进行比较的，在图 4-30 中进一步比较两者的粒子权值的方差分布：结果发现 UPF 权值总体分布方差较大、且许多时刻下粒子的权值

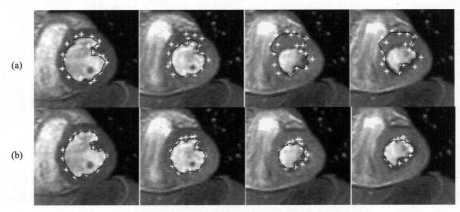

图 4-29　采用 GFPF 和其他算法时轮廓线逼近效果比较

(a) 不同算法下粒子退化效应对生成的轮廓线的影响（从左到右依次为 UPF 第 1 帧，UPF 第 3 帧，Matthew 第 10 帧，SIR 第 13 帧）；　(b) GFPF 算法下的轮廓线生成结果（从左到右依次为第 1、3、10 和 13 帧）

为 $w_t^i=1, w_t^{j \neq i}=0$ 这种情况表明 UPF 存在粒子退化现象;GFPF 的权值总体方差较小、没有出现粒子退化情况,所以拥有较高的粒子存活率和跟踪精度。图 4-31 为各种算法下全周期运动幅度变化情况,反映出 GFPF 的始末状态连续性较好。不仅如此,图 4-32 的轮廓跟踪结果和表 4-7 的量化均方误差体现出 GFPF 更逼近真实的心内边缘。表 4-7 从第(2)项评估要求出发,对各种重要密度下的重要比率计算效果进行了比较。针对 MR_1 和 MR_2 图像在任一帧的估计结果与手工标准进行比较,在最小均方误差条件下,GFPF 的跟踪结果更加接近实际轮廓;为方便归一化轮廓均方误差的计算,分别将各帧手工勾勒的轮廓 $\overline{P}_m$ 和估计出的轮廓 $\hat{P}_m$ 归一化为长度 M_n,并采用下式计算各帧轮廓与对应的标准轮廓的跟踪误差。

$$e(t) = \sqrt{\frac{1}{M_n} \sum_{m}^{M_n} (\hat{P}_m(t) - \overline{P}_m(t))^2} \tag{4-98}$$

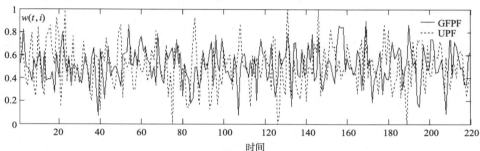

图 4-30 连续十个心动周期下粒子权集随时间分布情况

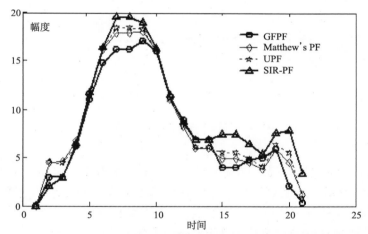

图 4-31 不同重要比率(权)算法下跟踪到的单点周期运动的幅度变化

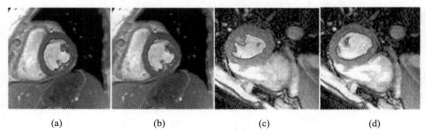

(a)   (b)   (c)   (d)

图 4-32 分别采用 GFPF 和 UPF 对左心室心动周期图像 MR_1、MR_2 进行轮廓线跟踪的实际效果比较

(a) GFPF(MR_1);   (b) UPF(MR_1);   (c) GFPF(MR_2);   (d) UPF(MR_2)

表 4-7 简要显示了 3 帧的结果,可见 GFPF 更加满足评估方法(2)的要求。

表 4-7　归一化轮廓量化均方误差(RMSE)比较

ID 出自文献,PF 类型	总耗时 $M=240$ $Fr=22$	归一化轮廓量化均方误差(RMSE)(像素)			
		图像	No. 2 帧	No. 6 帧	No. 10 帧	$\sum_{t=1,\cdots,T} e(t)/T$
GFPF	232.40s	MR_1	0.3845	1.4031	1.0030	1.4114p
		MR_2	0.8974	1.3379	1.6423	1.5060p
[30][31][41],UPF	320.60s	MR_1	1.5000	1.6093	1.6770	1.7060p
		MR_2	1.4401	1.5644	1.3708	1.6832p
[55],Matthew's PF	245.73s	MR_1	1.8901	2.013	1.9790	2.7883p
		MR_2	1.5401	1.6644	1.7708	1.6002p
[53],SIR-PF(经典)	231.01s	MR_1	3.0497	4.0784	7.1456	6.0841p
		MR_2	2.6210	3.9610	4.9709	5.8110p

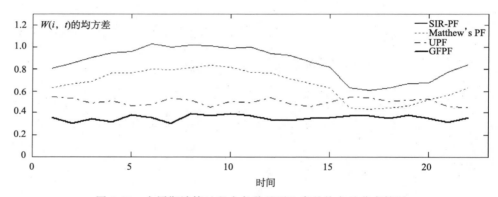

图 4-33　全周期计算过程中各种重要比率的均方差分布情况

依据图 4-33 的方差分布情况可以直接判断各重要比率算法下的粒子退化效应。结果表明,广义模糊重要比率极大地提高了粒子滤波器的性能,它具有较小的权方差、较低的粒子退化效应和较高了跟踪精度;在 P-IV1.2G 微型计算机环境下,采用 Win2000 系统和 Matlab6.5 平台上,GFPF 计算精度和速度分别较 UPF 提高了约 40.0% 和 26.7%。针对初始链码长 $M=240$、帧数 $T=22$、粒子数 $N_s=121$ 的情况;当 $N_s=169$ 时两者总耗时相当,跟踪精度将增加近一倍。因此,针对二维图像的随机目标跟踪问题,GFPF 算法在各方面优于 UPF 和其他粒子滤波算法。

另外,4.3 节实例分析中曾采用新外力场条件下的复合 ACM 跟踪模型处理了 MRI_1 序列,并给出表 4-5 的量化误差结果,该表所依据的标准轮廓与表 4-7 采用的标准完全一致。有关 GFPF 模型与复合 ACM 模型的比较有必要在此重点说明:表 4-7 的试验前提是初始化粒子数为 $N_s=121$,增加 N_s 使得跟踪精度提高的同时也会使得计算时间成倍增长,因此我们不能盲目增加初始化粒子数 N_s,只是为了验证其对于跟踪精度的作用专门取了 $N_s=121$,$N_s=169$,$N_s=255$ 三种情况进行比较,见表 4-8。

表 4-8　不同初始化粒子数 N_s 条件下的轮廓跟踪模型的精度比较

误差	第 1 帧 N_s			第 2 帧 N_s			...	平均误差 N_s		
	121	169	225	121	169	225	...	121	169	225
GFPF	0.4320	0.2423	0.1636	0.3845	0.1720	0.0867	...	1.4114	0.7285	0.1402
ACM	0.2843			0.2338			...	0.3369		

（秦 安,周寿军,冯前进）

参 考 文 献

[1] Tekalp A M. Digital Video Processing. Prentice：Prentice-Hall, Inc. 1996.

[2] Higgins C B. Acquired heart disease//Higgins C B, Hricak H, Helms C A. MRI of the Body, Philadelphia：Lippincott-Raven, 1997：409-460.

[3] Higgins C B, De Roos A. Cardiovascular MRI and MRA. Philadelphia：Lippincott Williams Wilkins, 2003.

[4] Li S Z. Markov random field modeling in image analysis. Tokyo：Springer Verlag, 2001.

[5] Leymarie F, Levine M D. Tracking deformable objects in the plane using an active contour model. IEEE Transactions on Pattern Analysis and Machine Intelligence, 1993, 15(6)：617-634.

[6] Cohen L D. On active contours models and balloons. CVGIP：Image Understanding, 1991, 53(2)：211-218.

[7] Cohen L D, Cohen I. Finite-element methods for active contour models and balloons for 2-D and 3-D images. IEEE Transactions on Pattern Analysis and Machine Intelligence, 1993, 15(11)：1131-1147.

[8] Tanizaki H. Nonlinear and non-Gaussian state-space modeling with Monte Carlo Techniques：A survey and comparative study. Annals of the Institute of Statistical Mathematics, 2001, 53(1)：63-81.

[9] Arulampalam M S, Maskell S, Gordon N, et al. A tutorial on particle fitlers for on-line non-linear/ non-Gaussian Bayesian tracking. IEEE Transactions on Signal Processing, 2002, 50(2)：174-188.

[10] Torresani L, Yang D B, Alexander E J, et al. Tracking and modeling non-rigid objects with rank constraints. IEEE conference on CVPR, 2001.

[11] Kerwin W S, Prince J L. Cardiac material markers from tagged MR Images. Medcial Image Analysis, 1998, 2(4)：339-353.

[12] Kass M, wikin A. Snakes：active contour modes. International Journal of Computer Vision, 1988, 1(4)：321-331.

[13] Brankov J G, Yang Y, Wernick M N. Tomographic image reconstruction using content-adaptive mesh modeling. In：Proceedings of ICIP, 2001, 1：690-693.

[14] Han X, Xu C, Tosun D, et al. Cortical surface reconstruction using a topology preserving geometric deformable model. Proceedings of 5th IEEE Workshop MMBIA, 2001：213-220.

[15] Han X, Xu C, Prince J L. A topology preserving geometric deformable model and its application in brain cortical surface reconstruction. Osher S, Paragios N. ed. Geometric Level Set Methods in Imaging, Vision, and Graphics. Springer Verlag, 2003.

[16] Liang Y. Phase-correlation motion estimation. Technical Report, Stanford Unversity, 2001.

[17] Nestares O, Navarro R. Probabilistic multichannel optical flow analysis based on a multipurpose visual representation of image sequences. Proceedings of SPIE, 1999.

[18] Simoncelli E P and Heeger D J. A model of neuronal responses in visual area MT. Vision Research, 1998, 38(5)：743-761.

[19] Weiss Yand Adelson E H. A unified mixture framework for motion segmentation: incorporating spatialcoherence and estimating the number of models. Proceedings IEEE International Conference on Computer Vision and Pattern Recognition, 1996: 321-326.

[20] Stine B. Bayesian model selection. Powerpoint Report, 1998. http://www-stat. wharton. upenn. edu/-bob/research/select. Bayes. pdf.

[21] Galvin B, McCane B, Novins K, et al. Recovering motion fields: an evaluation ofeight optical flow algorithms. British Machine Vision Conference, 1998.

[22] 陈明,陈武凡. 三维医学图像刚性配准新算法研究. 广州:中国人民解放军第一军医大学博士学位论文,2003.

[23] Francis J J and Jager G. Towards quantitative comparison of motion estimationalgorithms. Technical Report, Department of Electrical Engineering, University of Cape Town, South Africa, 2000.

[24] Dubois E, Konrad J. Estimation of 2-D Motion Fields From Image Sequences with Application to Motion-compensated Processing. Verdun:Kluwer Academic Publishers,1993.

[25] Heuer J, Kaup A. Global motion estimation in image sequences using robust motion vector field segmentation. Proceedings of the seventh ACM Multimedia 99, Orlando, Florida,1999: 261-264.

[26] Neri A, Colonnese S, Russo G, et al. Adaptive segmentation of moving object versus background for video coding. Proceedings of SPIE Annual Symposium, San Diego, 1997: 443-453.

[27] Hong L, Wang G. Centralised integration of multi-sensor noisy and fuzzy data. IEEE Proceedings of Contral Theory and Applications, 1995, 142(9): 459-465.

[28] Peacock A M, Renshaw D, Hannah J. A fuzzy data fusion method for improved motion estimation. http://www. ee. ed. ac. uk/-vision/publications/ampACIVS99. pdf, 1999.

[29] Castleman K R. Digital Image Processing. Prentice: Prentice-Hall, Inc., 1998.

[30] Chen W, Lu X, Chen J. The new approach to edge detecting of color image. Science in China, 1995, 25(2), 219-225.

[31] Leung C C, Chen W, Kwok P C K, Chan F H Y. Brain tumor boundary detection in MR image with generalized fuzzy operator. Proceedings of ICIP, Barcelona, Spain, 2003, 3: 1057-1060.

[32] Xu C, Prince J L. Gradient vector flow deformable models. Isaac Bankman. ed. Published in Handbook of Medical Imaging, Johns Hopkins University, Academic Press, 2000.

[33] Xu C, Prince J L. Snakes, shapes, and gradient vector flow. IEEE Transactions on Image Processing, 1998, 7(3): 359-369.

[34] Xu C, Yezzi A, Prince J L. On the relation between parametric and geometric active contours. Proc. of 34th Asilomar Conference on Signals, Systems, and Computers, Asilomar, CA (US), 2000: 483-489.

[35] 奚梅成. 数值分析方法. 合肥:中国科技大学出版社,1995.

[36] 陈宝林. 最优化理论与算法. 北京:清华大学出版社,1998.

[37] Jiang H, Drew M S. A predictive contour inertia snake model for general video tracking. Proceedings of ICIP, Rochester, New York, 2002, 3: 413-416.

[38] Bølviken E, Acklam P J, Christophersen N, Størdal JM. Monte Carlo filters for non-linear state estimation. Automatica, 2001, 37(2): 177-183.

[39] Doucet A. Monte Carlo methods for Bayesian estimation of hidden Markov models. PhD thesis, University Paris-Sud, Orsay, French, 1997.

[40] Doucet A, Freitas N, Gordon N J. Sequential Monte Carlo methods in practice. Statistics for engineering and information science, New York:Springer Verlag, 2001.

[41] Merwe R, Doucet A, Freitas N, et al. The unscented particle filter. Proceedings of NIPS, 2000.

[42] Rui Y, Chen Y. Better proposal distributions: Object tracking using unscented particle filter. In: Pro-

ceedings of the IEEE CVPR，2001，2：786-793.

[43] Arulampalam M S，Maskell S，Gordon N，Clapp T. A tutorial on particle fitlers for on-line non-linear/non-Gaussian Bayesian tracking. IEEE Transactions on Signal Processing，2002，50(2)：174-188.

[44] Pitt M K，Shephard N. Filtering via simulation：Auxiliary particle filter. Journal of the American Statistical Association，1999，94(446)：590-599.

[45] Doucet A. On sequential simulation-based methods for Bayesian filtering. Technical Report CUED/FINFENG/TR. 310，Signal Processing Group，University of Cambridge，1998.

[46] MacKay D J C. Information theory，inference and learning algorithms. Cambridge：Cambridge University Press，2003.

[47] Hammersley J M，Morton K W. Poor man's Monfe Carlo. Journal of the Royal Statistical Society B，1954，16(1)：23-28.

[48] Rubin D B. Using the SIR algorithm to simulate posterior distributions//Bernardo M H，Degroot K M，Lindley D V，Smith A F M. ed.Bayesian Statistics 3. Oxford：Oxford University Press，1988：395-402.

[49] Neal R M. Probabilistic inference using Markov chain Monte Carlo methods. Technical Report CRG-TR-93-1，University of Toronto，1993.

[50] Gilks W R，Richardson S，Spiegelhalter D J. Markov chain Monte Carlo in practice，London：Chapman&Hall，1996.

[51] Hastings W K. Monte Carlo sampling methods using Markov Chains and their applications. Biometrika，1970，57(1)：97-107.

[52] Wu Y，Yu T，Hua G. Tracking appearances with occlusions. Proceedings of IEEE Conference on CVPR，Madison，Wisconsin，2003，1：789-795.

[53] Chen Y，Huang T，Rui Y. Parametric contour tracking using unscented Kalman filter//Proceedinhs of IEEE Conference on ICIP，New York：Rochester，2002.

[54] Zahn C T，Roskies R Z. Fourier descriptors for plane closed curves. IEEE Transactions on Computers，1972，21(3)：269-281.

[55] Orton M，Fitzgerald W. A Bayesian approach to tracking multiple targets using sensor arrays and particle fitlers. IEEE Transactions on Signal Processing，2002，50(2)：216-223.

第5章 基于内容的医学图像检索

近年来,随着计算机运算和存储能力的提高,扫描技术、网络技术、图像压缩技术和因特网技术的迅猛发展,来自各行各业的数字化图像数量持续剧增,从而使得图像数据库及其检索技术成为当今研究领域的热点之一。传统的基于文本的图像检索方法已经难以满足当前应用的需求。为此,如何利用在线的数据库更有效地创建、管理和检索图像已经成为军事、气象、航空航天以及生物医学等重大领域中亟待解决的问题。如果找到一个可以直接检索图像"内容",而无需依赖相关文字信息的方法,无疑对这些领域的发展具有重要的意义。而基于内容的图像检索(content-based image retrieval,CBIR)系统的根本目的就是利用图像数据库本身所存储的信息进行快速高效地检索。

随着数字化影像设备、医院信息化建设的迅速发展,每天产生的医学图像都是海量的。面对海量的医学图像数据,根据医学图像特性的查询检索研究已经成为当今国际上的研究热点,其中基于内容的医学图像检索成为 CBIR 技术最主要的应用领域之一。

本章主要介绍基于内容的医学图像检索方法。首先介绍 CBIR 的概念、常用技术、常用特征,之后介绍医学图像检索的特点,最后详细阐述两种医学图像检索方法:基于模糊特征的医学图像 CBIR 和基于相关互反馈的医学图像 CBIR。

5.1 基于内容的图像检索

随着现代电子技术、计算机技术、网络通信技术和多媒体技术的迅猛发展,生活中存在着数量庞大、内容各异的图像信息库。有效地建立、管理和利用图像信息库资源,一直是国内外科学研究工作者们所关注的重点,其中基于内容的图像检索技术已经成为一个活跃的研究领域[1]。由于图像数据量大、信息丰富,因此,寻找高效、快速的基于内容的图像检索算法是人们着重研究的主要内容。

图像视觉信息内容主要涉及两层含义[2]:一层是图像信息的视觉特征,如颜色(灰度)、纹理、轮廓与形状等,这是最低层次的图像信息模型,也是图像所固有的物理属性,能被人的感官觉察出来,图像内容是客观的(objective);另一层是与人类认知领域相关的图像内容,即图像内容的语义描述(semantic description),也称为高层次图像信息。在一幅图像中,语义描述包含了物体(object,或称对象)的定义,物体的空间位置以及物体间的空间关系等。图像内容除了客观内容外还带有主观(subjective)内容。对于一幅太阳的图片,"红色的圆形物体"是图像视觉信息内容的低层视觉特征,而"太阳"就是图像所含的语义,它是用户直接习惯描述图像内容的方式,显然,这种说法更自然更方便。

在研究基于内容的图像检索技术时,主要的核心问题是让计算机明白用户想要找什么东西。在现有基于内容的图像检索系统中,如 QBIC[3],Photobook[4],VisualSEEK[5],CAFIIR[6],普遍采用最低层次的图像信息(如图像颜色、纹理、形状,频域特性等)来实现图像内容查询,简要归纳为如下[7]五种方式。

(1) 根据颜色信息查询时,数据库中待检索图像和样本(或称样品)之间的相似性用加权欧氏距离测度,采用基于颜色分布的匹配将获得视觉效果上接近样本实体的查询结果。颜色直方图的交叉法和距离比较是常用的匹配方法。

(2) 根据纹理信息查询时,通常提取反映纹理特征的均匀度(也称粗糙度)、对比度和方向直方图等特征向量。均匀度反映的是纹理的尺寸;对比度反映的是纹理的清晰程度;方向直方图反映实体是否有规则的方向性。特征提取的常用方法有基于传统数学模型的共生矩阵法、K-L 变换、纹理谱分析等方法和近几年出现的基于视觉模型的多分辨率分析、Cabor 滤波器、小波分析等。

(3) 根据形状信息查询时,是用形状属性集合的欧氏距离来描述图像内容,形状特征集合通常包括矩(moments)、面积、连通性、偏心率、主轴方向等。

(4) 采用图像的频域特性查询时,以图像的二维 FFT 或者小波系数生成对象的模板,在频域上实现模板与搜索图像的空间卷积和相关性计算。

(5) 在手工素描(sketch)查询时,用草图边界,查询出图像库中具有相似边界的图像。

上述的查询方式在图像内容管理系统中可以允许用户选择一种或者多种特征组合的查询方法,它的优点是特征提取简单、容易实现。但是在实际使用中,用户难以自然地使用这种表达查询,因为选择哪种模型和哪些特征组合用于检索是不直观的,不符合人们的习惯,尤其在选择多特征组合模型时,特征参数之间的加权参数调整更难。由于人的感觉范围很大,即使在特征理解方面具有良好直觉的专家也难以从几个固定的特征表达模型中选择出最佳的模型和组合。因此,为了解决这种难题,人们引入了相关反馈和交互学习机制。当用户提交初步查询之后,系统返回一组查询结果,在这组结果上,用户给出新的反馈,提交进一步的查询,以达到用户所期望的结果。基于内容的图像检索系统就这样通过与用户反复交互来学习、识别、记忆和调整模型的选择和组合。显然,这种以低层次特征为主要检索手段的图像检索系统,应规定较严格的查询方式,并生成一种专家系统来辅助查询,实现起来比较简单,但使用不太方便。针对上述缺陷,人们开始利用更自然的高层次视觉信息模型进行检索[8],即以知识为引导,对图像内容的描述加入一些语义注释信息,语义注释和图像的低层视觉特征一同使用,能提高图像检索系统查询方式的灵活性。语义注释如果单纯依靠人工标注,对于复杂、海量的图像信息而言,无疑将花费大量的人力、物力,明显不经济。在实际应用中我们采用的方法是:用户给定一例手工标注的原型图像,则系统可以根据例子自动标注图像数据库的其他图像。系统标注过程实际上是通过对已有的图像数据进行模式分类、再学习的过程,注释的效果将取决于数据、注释本身和学习算法的有效性。基于内容的图像检索系统可以把图像的语义注释和视觉信息低层特征联合起来,在查询过程中,通过不断积累知识、不断完善系统性能来建立高层次视觉信息描述与低层次视觉特征之间的联系。这种查询方式可以称作"大众化查询",方便,直观,但实现难度大。图 5-1 所示为基于内容的图像检索(content-based image retrieval,CBIR)系统的基本结构。

CBIR 是指在图像数据库中找出满足特定的视觉描述的图像的过程。CBIR 系

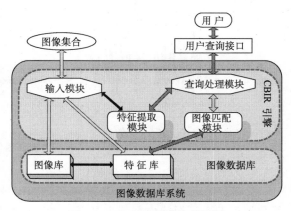

图 5-1　CBIR 系统结构框图[1]

统的基本思想是通过分析图像的视觉特征和上下文联系来进行检索,它的实现方法是使用图像数据库存储和管理图像数据(包括原图像和图像特征),然后将 CBIR 技术作为数据库的引擎嵌入图像数据库中,提供基于内容的图像检索功能。

下面介绍 CBIR 系统主要功能。

(1)用户查询接口:是系统的用户界面,用户使用查询接口来组织和表达自己的查询需求,系统检索得到的图像也是通过这个接口返回给用户。

(2)查询处理模块:将用户查询接口送来的查询请求(目标图像)通过特征提取模块转换为用特征描述的查询特征,然后调用匹配模块计算特征库的每个特征与待查特征的相似程度,从中挑选出相似的若干图像,并按相似程度由大到小排列返回给用户。

(3)输入模块:将图像集合存入图像库,同时,它调用特征提取模块对每幅图像进行处理,并将得到的特征信息存入特征库。

(4)特征提取模块:负责图像处理工作,它具体实现 CBIR 系统中支持的各种特征的提取算法,从而能够从图像中提取相应的特征信息。它与输入模块共同作用,生成完整的图像数据库信息。

(5)匹配模块:与查询处理模块一道,是实现 CBIR 系统检索功能的核心部件,它计算目标图像与查询图像之间的特征相似程度,完成各种特征的匹配算法。

(6)图像库和特征库:形成图像数据库,它们之间存在一一对应的关系。

图 5-2 是基于内容的图像检索过程简化示意图,其过程如下:给定要查询图像 I_Q,从图像数据库中寻找目标图像 I_T,通过特征提取算法,分别得到查询图像的特征 f_q 和目标图像的特征 f_t,根据相似性度量 $D(\cdot,\cdot)$,比较查询图像与目标图像之间特征相似程度 $D(f_q,f_t)$,输出检索结果。基于内容的图像检索的实现主要依赖于解决四个关键问题。

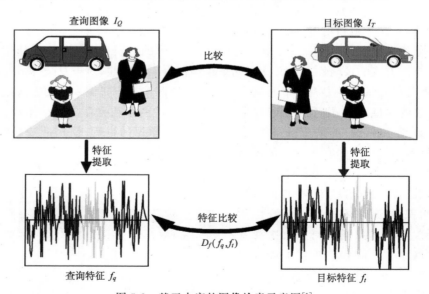

查询图像 I_Q　　　　　　　　　　目标图像 I_T

比较

特征提取　　　　　　　　　　　特征提取

特征比较

$D_f(f_q,f_t)$

查询特征 f_q　　　　　　　　　　目标特征 f_t

图 5-2　基于内容的图像检索示意图[1]

(1)**图像数据描述模型**:是指采用图像理解技术实现图像内容描述的方法。选择合适的图像数据模型表示图像内容特征是进行基于内容检索的基础。图像存在多种视觉特征,如颜色、形状、纹理、空间特征等。图像的特征集合构成了它的内容描述集。图像特征的提取是基于内容图像检索技术中的一个必不可少的关键步骤。一个好的图像特征应具有以下特点。

a）特征对用户而言具有直观的含义，换句话说，特征表达的信息和用户的需求之间存在清晰联系。用户易于指定查询，系统也可以进行有效的检索；特征能够明确地区分相关图像和非相关图像。

b）特征具有通用性，图像的颜色、形状、纹理和轮廓等特征适用于各种图像内容的描述，在图像数据描述模型中具有较好的通用性。

（2）特征索引结构：一般情况下，描述图像内容的特征集合可看作是高维空间中的一个向量，这样，基于内容的检索（寻找与指定特征最相近的一组对象）就转化为高维空间点集的最近邻搜索问题。由于 CBIR 系统中往往含有海量图像，单纯的线性搜索方法难以满足实时检索的需要，有必要在特征库中使用相似索引（similarity indexing）技术来建立特征索引结构，以支持对中、高维特征向量的基于相似性的查询。在特征匹配时，CBIR 系统将计算出来的向量距离按由小到大排序来决定返回的结果。结果的返回方式大致分成两类：k 个最近邻查询和球形范围查询，前者返回与查询向量的距离最小的 k 个特征向量所对应的图像；后者则返回与查询向量的距离小于一个阈值的所有图像。常见的特征索引结构是四叉树表示，此外，还有 k-d 树和 R 树，可参见有关文献和资料。

（3）图像的相似性度量：是 CBIR 系统中的一个重要问题。一般地，图像的内容含有语义信息（主观的）和视觉特征（客观的）。在语义信息上的相似性度量需要专家系统的帮助，这不属于 CBIR 系统的范围，因此，CBIR 系统对相似性的度量应建立在图像视觉特征的基础上。通常将欧氏几何距离和集合理论作为图像的相似性度量。欧氏几何距离相似性度量是以查询与目标两个对象的特征值差的绝对值的和的大小为依据。表示式如下：

$$D_f(f_q, f_t) = \Big[\sum_{j=1}^{n} |f_{q,j} - f_{t,j}| \Big]^{1/r} \quad (r \geqslant 1) \tag{5-1}$$

基于集合理论的相似性度量是特征对照模型，它引入一个非函数 S，那么相似性度量是两个对象特征集合的交集（$F_q \bigcap F_t$）函数与差集（$F_q - F_t$ 和 $F_t - F_q$）函数的线性组合式表示为

$$D_f(F_q, F_t) = S(F_q \bigcap F_t) - \alpha S(F_q - F_t) - \beta S(F_t - F_q) \tag{5-2}$$

（4）查询方式的表达：是多种形式的。这是因为在多数情况下，用户的查询目标很难通过一幅或几幅查询图像来精确表达，具体地，用户在开始查询时无法准确预知自己所需要的图像，同时，目前还不存在通用的数据模型来描述所有类型的图像，此外，语义表达与视觉特征存在明显差异，因此，特征相似的图像有可能完全不是用户所要的结果。鉴于以上的原因，一个好的图像查询方式应包括三方面的内容：一是多种特征的组合查询，选择图像的多个特征组合模型比采用单一的模型来描述图像内容要更加可行和富有成效；二是相关反馈（relevance feedback），它是一个逐步求精的查询过程，即用户根据系统输出的查询结果与自己所期望的结果之间的差异，向系统提供相关信息的反馈，让系统依照用户的反馈重新调整查询过程，使得查询结果接近用户的期望。线性加权相关反馈和基于统计模型分析的相关反馈是目前采用最多的查询方式；三是在上述两种内容基础上与文本查询相结合，即语义查询，这是未来 CBIR 系统查询方式的发展方向。

以上四个关键问题并不是孤立的，它们之间存在一定联系。例如，不同的图像数据描述模型，采用相同的相似性度量，相对应的查询效果不一样。因此，在实际设计 CBIR 系统时，要针对具体应用环境，整体考虑每个环节的实施过程。此外，在对图像数据库设计时，也要注意在现有关系数据库设计技术基础上扩展其功能。

5.2 CBIR 常用主要特征

基于内容的图像检索方法很重要的一部分内容就是如何使用计算机描述物体的视觉特征。特征提取是大多数 CBIR 系统的预处理过程。本节简单介绍一些常用的视觉特征提取方法。

5.2.1 形状特征

物体和区域的形状是图像表达和图像检索中的重要的特征。由于人们对物体形状的平移、旋转和缩放主观上不太敏感,合适的形状特征必须具有平移、旋转和缩放无关性,这对形状相似度的计算也带来了难度。通常,形状特征有两种表示方法,一种是轮廓特征的,一种是区域特征的。图像的轮廓特征只用到物体的外边界,而图像的区域特征则关系到整个形状区域。这两类形状特征的最典型方法分别是傅里叶形状描述符和不变矩。

1. 傅里叶形状描述符[9—11]

傅里叶形状描述符是一种基于轮廓特征的形状特征表示方法。傅里叶形状描述符首先将二维的形状轮廓信号通过质心距离函数(centroid distance function)、复坐标函数(complex coordinates function)或曲率函数(curvature function)转化为一维形状信号,然后对该信号进行快速傅里叶变化,变化的系数作为形状描述符。

物体的轮廓是由一系列坐标为 (x_s, y_s) 的像素组成 $0 \leqslant s \leqslant N-1$,其中 N 是轮廓上像素的总数。轮廓线上某一点的曲率定义为轮廓切向角度相对于弧长的变化率。曲率函数 $K(s)$ 可以表示为

$$K(s) = \frac{\mathrm{d}}{\mathrm{d}s}\theta(s) \tag{5-3}$$

其中,$\theta(s)$ 是轮廓线的切向角度,定义为

$$\theta(s) = \arctan\left(\frac{y'_s}{x'_s}\right)$$

$$y'_s = \frac{\mathrm{d}y_s}{\mathrm{d}s} \tag{5-4}$$

$$x'_s = \frac{\mathrm{d}x_s}{\mathrm{d}s}$$

质心距离定义为从物体边界点到物体中心 (x_c, y_c) 的距离,即

$$R(s) = \sqrt{(x_s - x_c)^2 + (y_s - y_c)^2} \tag{5-5}$$

复坐标函数是用复数所表示的像素坐标:

$$Z(s) = (x_s - x_c) + j(y_s - y_c) \tag{5-6}$$

对于曲率函数和质心距离函数,我们只考虑正频率的坐标轴,因为这时函数的傅里叶变换是对称的,即有 $|F_{-i}| = |F_i|$。基于曲率函数的形状描述符表示为

$$f_K = [|F_1|, |F_2|, \cdots, |F_{M/2}|]/|F_0| \tag{5-7}$$

其中,F_i 表示傅里叶变换参数的第 i 个分量,除以 F_0 是为了使 f_K 满足缩放无关性。类似

地,由质心距离所导出的形状描述符为

$$f_R = [\,|F_1|,|F_2|,\cdots,|F_{M/2}|\,]/|F_0|\qquad(5\text{-}8)$$

对于复坐标函数,正频率分量和负频率分量被同时采用。由于 DC 参数与形状的所处的位置有关而被省去。因此,第一个非零的频率分量被用来对其他变换参数进行标准化。复坐标函数所导出的形状描述符为

$$f_Z = [\,|F_{-(M/2)-1}|,\cdots,|F_{-1}|,|F_2|,\cdots,|F_{M/2}|\,]/|F_1|\qquad(5\text{-}9)$$

为保证数据库中所有物体的形状特征都有相同的长度,在实施傅里叶变换之前需要将所有边界点的数目统一为 M。例如,M 可以取为 64,这样就可以采用快速傅里叶变换来提高算法效率。

2. 不变矩

不变矩是一种基于区域的形状特征表示方法。假设 R 是用二值图像表示的物体,则 R 形状的第 $p+q$ 阶中心矩为

$$\mu_{p,q} = \sum_{(x,y)} (x-x_c)^p(y-y_c)^q\qquad(5\text{-}10)$$

其中,(x_c, y_c) 是物体的中心。为获得与缩放无关的性质,可以对该中心矩进行标准化操作:

$$\eta_{p,q} = \frac{\mu_{p,q}}{\mu_{0,0}^\gamma},\quad \gamma = \frac{p+q+2}{2}\qquad(5\text{-}11)$$

基于这些矩,Hu[12] 提出了一系列分别具有平移、旋转和缩放无关性的 7 个矩:

$$\phi_1 = \mu_{2,0} + \mu_{0,2}$$
$$\phi_2 = (\mu_{2,0} - \mu_{0,2})^2 + 4\mu_{1,1}^2$$
$$\phi_3 = (\mu_{3,0} - 3\mu_{1,2})^2 + (\mu_{0,3} - 3\mu_{2,1})^2$$
$$\phi_4 = (\mu_{3,0} + \mu_{1,2})^2 + (\mu_{0,3} + \mu_{2,1})^2$$
$$\phi_5 = (\mu_{3,0} - 3\mu_{1,2})(\mu_{3,0} + \mu_{1,2})[(\mu_{3,0} + \mu_{1,2})^2 - 3(\mu_{0,3} + \mu_{2,1})^2]$$
$$\quad + (\mu_{0,3} - 3\mu_{2,1})(\mu_{0,3} + \mu_{2,1})[(\mu_{0,3} + \mu_{2,1})^2 - 3(\mu_{3,0} + \mu_{1,2})^2]\qquad(5\text{-}12)$$
$$\phi_6 = (\mu_{2,0} - 3\mu_{0,2})[(\mu_{3,0} + \mu_{1,2})^2 - 3(\mu_{0,3} + \mu_{2,1})^2] + 4\mu_{1,1}(3\mu_{3,0} - \mu_{1,2})(\mu_{3,0} + \mu_{2,1})$$
$$\phi_7 = (3\mu_{2,1} - \mu_{0,3})(\mu_{3,0} + \mu_{1,2})[(\mu_{3,0} + \mu_{1,2})^2 - 3(\mu_{0,3} + \mu_{2,1})^2]$$
$$\quad + (\mu_{0,3} - 3\mu_{2,1})(\mu_{0,3} + \mu_{2,1})[(\mu_{0,3} + \mu_{2,1})^2 - 3(\mu_{3,0} + \mu_{1,2})^2]$$

Liang Shen 等[13] 定义了如下新的矩去描述乳腺肿瘤的形状:

$$m_p = \frac{1}{N}\sum_{i=1}^N [z(i)]^p$$
$$M_p = \frac{1}{N}\sum_{i=1}^N [z(i) - m_1]^p\qquad(5\text{-}13)$$
$$z(i) = \sqrt{(x(i) - x_c)^2 + (y(i) - y_c)^2}$$

相应的归一化矩定义为

$$\overline{m_p} = \frac{m_p}{(M_2)^{p/2}}$$

$$\overline{M_p} = \frac{M_p}{(M_2)^{p/2}} \tag{5-14}$$

在描述形状时,使用了如下定义的三个矩:

$$F_1 = \frac{M_2^{1/2}}{m_1}, \quad F_2 = \frac{M_3^{1/3}}{m_1}, \quad F_3 = \frac{M_4^{1/4}}{m_1} \tag{5-15}$$

这些新矩具有如下特点:

(1) 三个新矩都是无量纲的。因此,可以直接对它们做比较,也可以对它们进行组合。

(2) F_3 可以较好地描述边界的粗糙程度。

5.2.2 小波变换

小波变换(wavelet transform)也是一种常用的纹理和形状分析方法[14, 15]。小波变换指的是将信号分解为一系列的基本函数 $\psi_{mn}(x)$。这些基本函数都是通过对母函数 $\psi(x)$ 的变形得到的,如下所示:

$$\psi_{mn}(x) = 2^{-m/2} \psi(2^{-m} x - n) \tag{5-16}$$

其中,m 和 n 是整数。这样,信号 $f(x)$ 可以被表达为

$$f(x) = \sum_{m,n} c_{mn} \psi_{mn}(x) \tag{5-17}$$

二维小波变换的计算需要进行递归地过滤和采样。在每个层次上,二维的信号被分解为四个子波段,根据频率特征分别称为 LL,LH,HL 和 HH。有两种类型的小波变换可以用于纹理分析,它们是金字塔结构的小波变换(pyramid-structured wavelet transform,PWT)和树桩结构的小波变换(tree-structured wavelet transform,TWT)。PWT 递归地分解 LL 波段。但是对于那些主要信息包含在中频段范围内的纹理特征,仅仅分解低频的 LL 波段是不够的。因此,TWT 被提出来克服上述的问题。TWT 区别于 PWT 的主要之处在于它除了递归分解 LL 波段之外,还会分解其他的 LH,HL 和 HH 等波段。小波变换表示的纹理特征可以用每个波段的每个分解层次上能量分布的均值和标准方差来表示。例如,三层的分解,PWT 表达为 $3 \times 4 \times 2$ 的特征向量。

5.2.3 Gabor 小波变换

由于 Gabor 小波变换较好地描述了生物视觉神经元的感受问题[16, 17],根据特定的视觉需要可相应地调整它的空间与频率特性,所以适合用于纹理和形状的分析与处理。Gabor 变换的本质是加窗信号的傅氏变换,二维 Gabor 变换的核函数定义为

$$g(x,y) = \frac{1}{2\pi\sigma_x\sigma_y} \exp\left[-\frac{1}{2}\left(\frac{x^2}{\sigma_x^2} + \frac{y^2}{\sigma_y^2}\right) + j2\pi(Ux + Vy)\right] \tag{5-18}$$

它的傅氏变换为

$$g(u,v) = \exp\left[-\frac{1}{2}\left(\frac{(u-U)^2}{\sigma_u^2} + \frac{(v-V)^2}{\sigma_v^2}\right)\right] \tag{5-19}$$

$$\sigma_u = 1/2\pi\sigma_x, \quad \sigma_v = 1/2\pi\sigma_y$$

其中,σ_x 和 σ_y 为高斯函数在 x 和 y 轴的均方差,它们决定了高斯窗的宽度;U 和 V 分别为调制波在 x 轴和 y 轴上的空间频率。以 $g(x,y)$ 为母函数,通过伸缩和旋转就得到一组 Gabor

小波基：

$$g_{mn}(x,y) = a^{-m}g(x',y'), \quad a > 1, m, m = \text{integer}$$

$$x' = a^{-m}(x\cos\theta + y\sin\theta)$$

$$y' = a^{-m}(-x\sin\theta + y\cos\theta)$$

(5-20)

其中，$\theta = n\pi/K$，K 为总方向数。

本节中各参数按照式(5-21)进行计算，以使得各个小波函数的频谱半峰值互不重叠，首尾相连[12]，如图 5-3 所示。

$$a = (U_h/U_l)^{\frac{1}{M}}, \hat{u} = U_h/a^{M-m}, U = \hat{u}, V = 0$$

$$\sigma_{u_{mn}} = \frac{(a-1)\hat{u}}{(a+1)\sqrt{2\ln 2}}$$

(5-21)

$$\sigma_{v_{mn}} = \tan\left(\frac{\pi}{2K}\right)\sqrt{\frac{\hat{u}}{2\ln 2} - \sigma_{u_{mn}}^2}$$

U_h 为最高中心频率，U_l 为最低中心频率，K 为方向总数，M 尺度数。

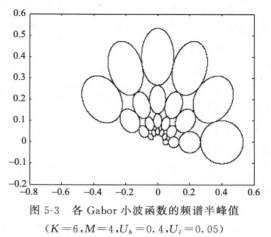

图 5-3　各 Gabor 小波函数的频谱半峰值
$(K=6, M=4, U_h=0.4, U_l=0.05)$

5.3　基于内容的医学图像检索

随着国内外各大中心医院推广信息化建设，数字化医学影像设备，如 CT，MRI，CR，DR 等逐渐在临床工作中得到广泛应用。据有关资料统计，在我国每台影像设备每天可产生 10～20G 的数据量。为了管理由此产生的海量数据，许多医院都开始着手建设医院卫生信息系统(HIS)和图像归档及通信系统(PACS)，甚至是医院间的远程医疗系统。为此，如何高效地进行高质量的医学图像传输、储存，以及在海量图像数据库中，根据图像特性查询检索等高技术研究已经成为当今国际上的研究热点。在这些新兴研究领域中，最具有挑战性的问题就是开发一套工具，能够行之有效的分析医学图像，并利用有效的特征描述图像，以便医生进行检索和对照。

从潜在的影响力而言，医学图像通常被称为 CBIR 技术最主要的应用领域之一，但是目前有关这方面研究的系统评估极少见报，而有关此类系统在临床应用中的描述就更少涉及。国外医学团体曾多次提出要把基于内容的检索纳入医学应用，但是通常情况下并没有实现。客观地看，毕竟 CBIR 技术运用到临床实践中并非是一个简单的数据交换或是一项必需实现的诊疗功能。虽然如此，来自临床诊疗、科研教学等方面的强烈需求，依然促使有关应用 CBIR 技术来检索医学图像数据库的研究成为医学图像领域的热点课题[18]。

5.3.1　医学图像的特点

医学图像与一般图像(如自然景观、艺术绘画等)相比，主要有以下特点：

1) 多模态性

造成医学图像多模态性的原因是现代医学影像设备的成像原理各不相同。根据其应用范畴，医学图像主要分为两大类：解剖图像和功能图像。解剖图像主要描述人体的生理解剖结构，其来源包括 X 线、CT、MRI 及超声等。功能图像主要描述人体在不同状态下组织器官的功能活动状况,包括 fMRI,PET,ECT,SPECT 等。具体到临床应用,根据不同的成像参数及成像条件,每种模态下还可以产生不同表现的图像,如 MRI 成像时的 T1,T2 成像方式。不同的图像模态反映了不同的医学信息。如 CT 图像能够精确显示人体头部的解剖结构,反映出脏器的几何及空间位置信息,但不反映功能信息;而 PET 和 SPECT 则能够提供大量功能信息、生化信息和生理学信息,但却不能反映解剖结构。如果能将这些信息结合起来,就可以得到更多的诊疗信息,方便医生诊断,而图像配准技术就是结合不同模态图像信息的主要工具。

2）模糊性

医学图像和普通图像比较,本质上具有不均匀性和模糊的特点。

(1) 医学图像具有灰度上的含糊性。在同一组织中 CT 值会出现大幅度的变化。如骨骼中股骨、鼻窦骨骼和牙齿的密度就有很大差别;在同一个物体中 CT 值也不均匀,如股骨外表面和内部的骨髓的密度。另外,由于技术上的原因带来的噪声信号往往模糊了物体边缘的高频信号,以及由于人体自觉或不自觉的活动也会造成图像在一定程度上的模糊效应。

(2) 局部体效应。在一个边界上的体素中,常常同时包含边界和物体两种物质;图像中物体的边缘、拐角及区域间的关系都难以精确描述;一些病变组织由于浸润于周边组织,其边缘无法明确界定。

(3) 不确定性知识。通常,正常组织或部位没有的结构在病变情况下出现,如脏器表面的肿块,骨骼表面的骨刺,这给生物学的数学建模带来不可预测的困难。为了弥补医学图像的这些弱点,准确地分辨医学图像重点正常组织结构和异常病变,需要对医学图像进行分割。因此在医学应用中,图像分割具有特殊的重要意义。

3）数据异质性

在不同成像设备上,医学图像的存储、尺寸、分发和显示上的差异性称为医学图像的异质性。事实上,通过成像扫描设备得到的不同模态、不同方向和不同部位的图像,反映了不同设备制造商自己的内部数据格式,从而使得医学图像在外观、方向、大小、空间分辨率和灰度分辨率上各不相同。例如,CR(computed radiography)图像根据不同的图像板类型就会有 1760×2140,1670×2010 和 2000×2510 等几种成像尺寸。

4）时空关系

在影像诊断中,通过图像正确判断病变位置及其周边组织的空间关系以及病程发展的时间关系对诊断和治疗计划的实施具有重要意义。客观上,成像设备、成像介质或成像参数的选择以及病变的多样性会影响图像在空间关系上的表现。主观上,影像医生对生理学、病理学和解剖学的认知水平会影响医学图像在病程时间上的判断。

5）特定的数据库技术及其网络通信标准

医学图像在进行数据通信时一般遵循 DICOM(digital imaging and communications in medicine)标准。目前,国外医疗设备厂商一般都以许可证方式提供符合 DICOM 标准的医疗设备,以解决不同厂商的各种医疗设备的互联问题。而其中广泛使用的标准是 DICOM 3.0。DICOM 3.0 标准的制定使得医学图像及各种数字信息在计算机间的传送有了统一标准。DICOM 3.0 同时也是医用 PACS(picture archiving and communications system)系统接收/分发设备数据所遵循的标准协议。

正是由于医学图像的这些特殊性,医学图像的检索问题始终是研究领域里极富挑战性的课题。尤其是当利用基于内容的检索方法来作为辅助影像诊断的检索工具时,如何避免同类型图像整体相似性的干扰,而取得病灶区域的相似性特征,然后通过相似度比较,把所有同类病变表现的图像返回给用户,这给医学图像检索提出了更高的要求。

5.3.2 医学图像中应用 CBIR 技术的需求分析

医学信息系统的目标就是在正确的时间、地点把所需的信息传送给正确的人,从而改善医护质量和效率。对医学图像而言,为达成此目标就不仅是靠患者姓名、检查序列号和登记号的查询所能实现的。在临床诊断决策时,确认同类模态的医学图像或者找到在同一解剖区域的同类疾病是非常有意义的。

支持临床决策的有关技术,如按病案推演病情或对症下药,对进行有诊断价值的图像检索具有较强的需求。正如北美放射学会(radiological society of north america,RSNA)所展示的,放射学决策系统和计算机辅助诊断的研究正在逐步升温,由此对影像数据、数据媒介进行有效管理和检索也产生了巨大需求。

有必要说明的是,在计算机视觉领域进行的纯视觉图像查询方式不可能完全代替基于文本的检索方法,因为临床上始终存在文本检索的需求,即查询同一个人的所有检查图像,但是由于纯视觉图像查询的特点,使其可以成为基于文本检索的良好补充。例如,文献[20]中介绍的 CBIR2 系统就结合了文本和视觉查询两种方式。

除了诊断上的需求之外,由于 CBIR 技术使用户仅通过选择视觉上感兴趣的图像就可以在大型图像数据库中查询到所有事实上相似、相近的图像,因此在教学和科研上极为需要通过视觉内容访问图像数据库的方法。可见,把视觉特征包含进医学检查是另一个在医学研究领域中令人感兴趣的热点。视觉特征不仅可以用来查询有相似诊断的病案,还可以用来查询视觉上相似但诊断结论不同的病案。教学上,CBIR 技术可以帮助教师和学生浏览教学图像数据库,并能从视觉上对查询结果进行甄别。

5.3.3 各类医学图像的 CBIR 应用

绝大多数的医学图像应用是围绕放射科产生的图像进行开发的,但是在其他几类临床科室也有 CBIR 技术的实现。多类医学图像的分类搜索方法见文献[21]。

文献[22]介绍了基于内容的皮肤病图像的分类方法。由于病理图像的颜色和纹理信息相对容易被识别,因此 CBIR 技术也常被用于检索病理图像的研发。病理学家搜索参考病案的工作事实上也是进行图像的检索而不是查阅参考书。在文献[23]中介绍了一种用于检索肺结核病理涂片的 CBIR 方法。文献[24]介绍的是组织病理学的应用。在心血管疾病应用上,CBIR 技术已经被用来发现主动脉狭窄的图像[25]。心脏 MRI 的 CBIR 应用见文献[26]。

为了减少假阳性患者被清理组织而产生的负面心理影响,在放射学中,乳腺照片是最经常被用来进行分类和 CBIR 技术研究的[27]。胸部超声图像的 CBIR 应用见文献[28]。

在医学图像 CBIR 技术研发中,有关分类高分辨率 CT(HRCT)肺部图像的 ASSERT 项目是目前较为活跃的领域。一项研究报告显示,借助这套系统能够显著改善诊断质量[29]。推动这方面研究的主要原因是肺部疾病的诊断困难和诊断中强烈地依赖肺部纹理特性。胸部照片方面的 CBIR 研究见文献[19]。但这项工作面对的困难十分明显,因为胸片中存在多器官重叠,并且除了病理改变外还有很多因素会明显影响图像的视觉内容。

此外还有许多文章都运用医学图像来阐明他们的算法,但极少提及临床实际应用的评估。表 5-1 总结了几种应用 CBIR 技术的医学图像检索系统。

表 5-1   多类医学图像及应用于这些图像的 CBIR 系统研究

应用对象	系统名称
肺部 HRCT	ASSERT
功能 PET	FICBDS
脊柱 X 光片	CBIR2,MIRS
病理图像	IDEM,I-Browse,PathFinder,PathMaster
乳腺照片	APKS
生物学图像	BioImage,BIRN
皮肤病学	MELDOQ,MEDS
乳腺癌切片	BASS
多类图像分类	I^2C,IRMA,KMed,COBRA,MedGIFT,ImageEngine
CT 脑肿瘤图像	MIMS

5.3.4   医学图像检索的常用特征

1）查询形式

大多数 CBIR 系统中使用了按范例查找（QBE）的方法，即在开始查询时提供适当的范例图像。如果没有这个起始查询图像，那么这种情况称为零页面问题。

如果图像都附有文本，在医学应用中一般就是相关的病历记录，则文本就可以作为查询起始点，一旦找到视觉相关的图像，进而查询进程就可以转入到检索具有相似视觉内容的图像中去。通常，在医学诊断过程中，当前被处理的病案一般都有相应的图像。那么，查询时就可以直接拿这些图像作为查询起始点。如果和图像分割结合起来，用户也可以把查询限制在图像中感兴趣区域（region of interest，ROI）的相似度比较上，这样比单纯使用全局图像更具有针对性。

在常规的 CBIR 系统中，利用用户勾勒的草图进行检索的方法已有报道[30]并且有人试图把这种方法延用到医学图像的应用中来。但是考虑到这种方法需要用户具有一定的艺术技巧和时间并达到一定的绘画精确性，这种方法将只能在小范围的查询子集中使用，如肿瘤形状或是脊柱的 X 光片等此类轮廓简单的图像，否则利用草图查询是一个耗时、低效果的查询方式。

2）文本

有些文章把利用病历报告和检查中提取出来的文本来进行图像检索也成为基于内容的方法。文献[31]和[32]甚至把影像诊断报告转译成统一医学语言系统（unified medical language system，UMLS）然后对图像进行检索。不可否认，利用文本查询在一定范围内是有效的，但问题是它并不是真正意义上的基于内容检索。事实上这是利用了图像被动接受的上下文环境，因此利用文本查询图像确切的称谓应该是基于上下文的查询方法。当把上下文和视觉特征或内容结合起来进行查询时有可能得到好的结果。

3）视觉特征

颜色和灰度特征是大多数系统采用的基本特征，形式上通常是直方图。由于医学领域许多图像并不包含彩色或仅在有限条件下采用，因此颜色以及对照明条件的不变性特征并非研究的重心所在。但是如果处理的问题是病理图像和皮肤病图像则另当别论。对于病理图像需要注意的是：在图像处理之前，必须采取适当方法对颜色空间进行规范化操作，因为不同的染色方法会产生不同的颜色。

相比颜色或灰度特征而言,纹理和形状特征对医学图像检索显得更为重要。基本上,形状特征的描述首要是 Canny 算子和 Sobel 描述子。傅里叶描述子、矩不变量、比例空间滤波等亦有使用。对于纹理特征,通常采用的方法是灰度共生矩阵法、Gabor 滤波、小波以及马尔可夫纹理描述。在对乳腺片纹理描述上,文献[33]比较了几个纹理描述子的效果。

文献[34]提到用本征图像来进行医学图像检索,就像是面部识别研究中提出的本征面部一样。此类特征可以被用来分类图像,但是由于纯粹是统计意义上的特征,很难从物理意义上解释图像的相似性。相比之下,直方图相交方法可能更容易说明问题。

在文献[35]中,研究者利用人手操作的方法把感兴趣对象从图像中分割出来,提取被分割部分的特征来试图提高查询精度。但是按这个方法得到的特征是否算作是图像的视觉内容依旧很有争议,毕竟这是靠半自动方法进行的分割,而且对分割部分作了标记。

TTAC(tissue time active curve)曲线被用来检索 PET 图像。其实与其说这是基于图像特征相似性计算,不如说是一个一维时域信号的比较。但是结果是良好的。

和普通 CBIR 系统一样,语义特征也被应用于医学图像的视觉相似性查询。但是这种处理方法又归结到处理附着图像的简单文本标签和文本与低级图像特征之间的映射关系。文献[36]介绍了一种能够自动将语义标签标注给图像的方法,类似地,ProjectImage[37]项目也采用了这种方法。

5.4 基于模糊区域内容和模糊结构的脑部图像检索

尽管 CBIR 取得了一定的发展,但是在应用到医学图像领域的时候还是遇到了很大的困难。首先,在绝大多数情况下,医学图像都是灰度图像,其包含的信息量较彩色图像要少得多;其次,医学图像中的噪声较高,难以使用自动化方法对图像进行处理。最后一点,大多数 CBIR 系统使用灰度、颜色、纹理、形状等低级特征,但是这些低级特征并不能很好地表达医学图像,医学图像需要更高层次的表达[38]。基于区域特征的图像检索方法先将图像分割成代表不同目标的区域,这些区域在一定程度上能够表达图像的高层次信息,然后根据这些区域之间的相似性来进行检索取得较好的结果。但是由于医学图像的复杂性,目前还没有一种方法能够实现对所有医学图像进行完全理想的分割,由内容模糊性和结构不确定性引起的分割的不确定性必然会影响检索的结果。所谓内容模糊性是指位于相邻分割区域边缘的图像像素点有可能属于这个区域也有可能属于另一个区域,所以这些区域边缘的图像内容是模糊的。所谓结构的不确定性是指对于内容基本相同的图像,采用自动确定分类数的分割算法时,因为噪声、灰度分布不均匀等因素的影响,有些图像可能会被分成 2 类,而有些又被分成 3 类或 4 类等,所以图像结构也是模糊的。Chen[39]引入模糊特征来表达目标区域,图像中某个像素不仅可以属于这个区域也可属于别的区域,只是属于每个区域的隶属度不同。该模糊特征不仅能够处理由于分割的内容模糊性带来的问题同时也符合人类的视觉特点,但是该方法不能处理分割结构不确定性问题。基于树结构(tree structure)的分割方法[40]不仅能够对图像进行较好的分割,而且分割后能够得到图像的层次结构信息。本节讨论如何使用图像的模糊结构信息来提高检索性能。

5.4.1 模糊内容特征及模糊相似度计算

1. 模糊内容特征表示

利用模糊内容特征来描述节点区域的时候,每个节点和一个模糊集合关联,该集合给特征空间中的每个特征向量都通过隶属函数分配了一个 0 到 1 之间的隶属度,这个隶属度说明一个相应的特征向量在描述该区域时的贴切程度。常用的隶属度函数有柯西函数,指数函数,π型函数等。

对于柯西隶属度函数 $C:\mathbf{R}^k \to [0,1]$,其定义式为

$$C(x) = \cfrac{1}{1 + \left(\cfrac{|x - \mu|}{d}\right)^\alpha} \tag{5-22}$$

这里 $\mu \in \mathbf{R}^k$ 是函数的中心,d 和 α 是实数,d 代表了函数的宽度,α 决定函数的形状。

对于指数隶属度函数 $E:\mathbf{R}^k \to [0,1]$其定义式为

$$E(x) = \exp\left(-\frac{|x - \mu|^2}{2\sigma^2}\right) \tag{5-23}$$

2. 基于模糊内容特征的相似度计算

对于模糊集合 $F_A:\mathbf{R}^k \to [0,1]$ 和 $F_B:\mathbf{R}^k \to [0,1]$,根据模糊集合理论,它们之间的模糊相似度可定义为

$$S(A,B) = \max\{\min[F_A(x), F_B(x)]\} \tag{5-24}$$

对于指数隶属函数定义的模糊集合:

$$F_A(x) = \exp\left(-\frac{|x - \mu_A|^2}{2\sigma_A^2}\right), \quad F_B(x) = \exp\left(-\frac{|x - \mu_B|^2}{2\sigma_B^2}\right) \tag{5-25}$$

不难证明它们之间的模糊相似度为

$$S(A,B) = \exp\left\{-\frac{|\mu_A - \mu_B|^2}{2(\sigma_A + \sigma_B)^2}\right\} \tag{5-26}$$

下面简单给出证明。

由于指数隶属度函数是一个对称的凸函数,故式(5-24)的解只能出现在 μ_A 和 μ_B 的连线上:令 $x = k(\mu_A - \mu_B) + \mu_B$,$k \in (-\infty, +\infty)$,则有

$$F_A = \exp\left\{-\frac{(k-1)^2|\mu_A - \mu_B|^2}{2\sigma_A^2}\right\}$$

$$F_B = \exp\left\{-\frac{k^2|\mu_A - \mu_B|^2}{2\sigma_B^2}\right\} \tag{5-27}$$

不失一般性假设 $\sigma_A > \sigma_B$,式(5-27)为以 k 为自变量的一维指数函数,如图 5-4 所示。

从图 5-4 中可以看出,由于式(5-27)所表示的指数函数为凸函数,最多有两个交点,则

$$\min[F_A(k), F_B(k)] = \begin{cases} F_B(k), & k \leqslant k_1 \\ F_A(k), & k_1 \leqslant k \leqslant k_0 \\ F_B(k), & k \geqslant k_0 \end{cases} \tag{5-28}$$

$$k_1 = \frac{\sigma_B}{\sigma_B - \sigma_A}, \quad k_0 = \frac{\sigma_B}{\sigma_B + \sigma_A}$$

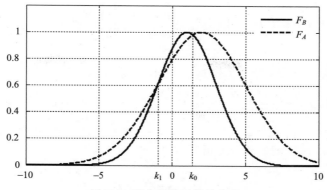

图 5-4　两个指数函数的交点

由于单调性：

$$\max(F_B(k)) = F_B(k_1) = F_A(k_1), \quad k \leqslant k_1$$

$$\max(F_A(k)) = F_B(k_0) = F_A(k_0), \quad k_1 \leqslant k \leqslant k_0 \tag{5-29}$$

$$\max(F_B(k)) = F_B(k_0) = F_A(k_0), \quad k \geqslant k_0$$

所以

$$
\begin{aligned}
S(A,B) &= \max\{\min[F_A(x), F_B(x)]\} \\
&= \max(F_A(k_0), F_A(k_1)) \\
&= F_A(k_0) \\
&= \exp\left\{-\frac{|\mu_A - \mu_B|^2}{2(\sigma_A + \sigma_B)^2}\right\}
\end{aligned}
\tag{5-30}
$$

证毕。

同理可以证明当隶属度函数为柯西隶属度函数时：

$$F_A(x) = \frac{1}{1 + \left(\dfrac{|x - \mu_A|}{d_A}\right)^\alpha}, \qquad F_B(x) = \frac{1}{1 + \left(\dfrac{|x - \mu_B|}{d_B}\right)^\alpha} \tag{5-31}$$

则它们之间的模糊相似度为

$$S(A,B) = \frac{(d_A + d_B)^\alpha}{(d_A + d_B)^\alpha + |\mu_A - \mu_B|^\alpha} \tag{5-32}$$

3. 多特征模糊相似度计算

若采用 N 个不同特征表达目标区域，采用指数函数来表达两个不同区域 A 和 B 的模糊特征有

$$F_A^i(x) = \exp\left\{-\frac{1}{2}\left(\frac{|x - \mu_A^i|}{\sigma_A^i}\right)^2\right\}, \qquad F_B^i(x) = \exp\left\{-\frac{1}{2}\left(\frac{|x - \mu_B^i|}{\sigma_B^i}\right)^2\right\}, \quad i = 1, 2, \cdots, N \tag{5-33}$$

其中，μ_A^i 表示 A 区域第 i 个特征的中心，其中 μ_B^i 表示 B 区域的第 i 个特征的中心。σ_A^i 和 σ_B^i 根据不同的特征取不同的值，反映了不同特征的权重。则两个目标区域 A 和 B 之间的相似度可写成

$$S_{\Pi}(A,B) = \prod_{i=1}^{N} S_i(A,B) = \prod_{i=1}^{N} \exp\left\{-\frac{|\mu_A^i - \mu_B^i|^2}{2(\sigma_A^i + \sigma_B^i)^2}\right\} = \exp\left\{-\frac{1}{2}\sum_{i=1}^{N}\frac{|\mu_A^i - \mu_B^i|^2}{(\sigma_A^i + \sigma_B^i)^2}\right\}$$

(5-34)

若采用柯西函数来表达两个不同区域 A 和 B 的模糊特征有

$$F_A^i(x) = \frac{1}{1+\left(\dfrac{|x-\mu_A^i|}{d_A^i}\right)^{\alpha}}, \qquad F_B^i(x) = \frac{1}{1+\left(\dfrac{|x-\mu_B^i|}{d_B^i}\right)^{\alpha}}$$

(5-35)

则两个目标区域 A 和 B 之间的相似度可写成

$$S_{\Sigma}(A,B) = \sum_{i=1}^{N} w_i S_i(A,B) = \sum_{i=1}^{N} w_i \frac{(d_A^i + d_B^i)^{\alpha}}{(d_A^i + d_B^i)^{\alpha} + |\mu_A^i - \mu_B^i|^{\alpha}}$$

(5-36)

其中,w_i 是不同特征的权重有 $\sum_{i=1}^{N} w_i = 1$。

4. 柯西和指数隶属度函数比较

从式(5-36)可以看出,用柯西函数作为隶属度函数计算模糊相似度时,计算度最复杂的 $|\mu_A^i - \mu_B^i|$ 项位于分母,这将导致多特征模糊相似度组合计算的非线性。而从式(5-34)可以看到,用指数函数作为隶属度函数计算模糊相似度时,$|\mu_A^i - \mu_B^i|$ 项位于分子,虽然指数函数是非线性的,但是由于指数函数相乘时,其指数项是线性相加的,故在多特征模糊相似度采用相乘的方式组合时,组合的方式就是线性的。这种线性关系其最大的优点就是可以方便设计相关反馈算法(相关反馈内容见 5.5 节)。故本节使用指数函数作为隶属度函数。

5.4.2 模糊二叉树结构提取

1. 图像二叉树分割

由于图像的复杂性,大多数分割算法都涉及一个问题就是如何自动确定分类数。常用的方法是先以一个比较小的类数对图像进行分割,然后按照某种准则判断该分类是否是最佳分类,如果不是最佳分类则将类数加 1,重新对图像进行分割,该过程一直重复下去,直到找到最佳分类数。这种方法利用到图像检索中有两个缺点:第一、该方法计算量大,而在图像检索应用中,涉及的图像数量很多,这个缺点就更加突出;第二、该方法分割后得到的图像各区域之间的关系是平行的,即图像是一种平行结构。而图像各分割区域之间的关系不仅包含平行结构信息还往往包括层次结构信息。基于二叉树结构的图像分割方法,由于图像分割结果即包含平行结构又包含层次结构,同时计算量较小,在图像分割领域已经得到较好的应用。故采用二叉树方法对脑部图像的感兴趣区域进行分割。

二叉树如图 5-5 所示,除了根节点和叶子节点外,每个节点 t 都有一个父节点 $u(t)$ 和两个子节点 $l(t)$ 和 $r(t)$。分割图像时,把待分割原始图像作为根节点,先把原始图像分

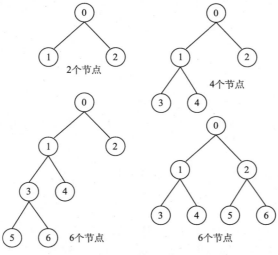

图 5-5 本文使用的二叉树结构

割成两幅图像,每个分割图像作为一个节点,再把每个分割图像分割成两幅图像,这样不断分割下去,就得到了原始图像的二叉树结构。可以看出如果只取叶子节点作为分割结果,那得到的就是一种平行结构的图像分割信息。而同时考虑中间节点和叶子节点得到的就是一个层次结构的图像分割信息。具体分割时我们使用 EM 算法[41],根据颅脑图像的特点,我们仅取图 5-5 中所示的 4 种二叉树结构。

2. 停止条件

对于颅脑图像而言,我们一般将它分成 2 到 6 个节点。因此对图像的二叉树分割不能无限制进行下去,必须设定停止条件。本方法使用的停止条件是:在对节点 t 进行分割前,先计算 t 的灰度标准差 σ_t,如果标准差小于给定的阈值 σ_0,则认为该节点不能再分,属于叶子节点,本节取 $\sigma_0 = 0.08$。

3. 模糊二叉树结构

显然很难找到一个阈值 σ_0 使得每幅图像的分割效果都达到最佳。经常存在这种情况:对于某些内容基本相同的图像,由于噪声,灰度分布不均匀等因素的影响,有些图像可能会被分成 2 类,而有些又被分成 3 类或 4 类。这就是分割结构的不确定性问题,而这个问题显然在其他自动确定图像分割类数的分割方法中也存在,只是不确定的程度大小不同而已。为此引入模糊理论来反映这种分割结构的不确定性。先做如下假定。

对于非纹理图像,一般方差越大的节点图像存在子节点的可能性越大,而图像点隶属于该节点的可能性越小,隶属于其子节点的可能性越大;方差为 0 时隶属度为 1,方差为无穷大是隶属度为 0。根据这个假定,定义表示图像点属于节点 t 程度的隶属度函数 η_t 为

$$\eta_t = f_t(1 - f_{u(t)}) \tag{5-37}$$

$$f_t = 1 - \frac{\arctan 100(\sigma_t - \sigma_\Delta) + \arctan 100\sigma_\Delta}{\pi/2 + \arctan 100\sigma_\Delta} \tag{5-38}$$

其中 σ_Δ 是一个和 σ_0 有关的量,一般取略大于 σ_0,可以看到当 σ_t 等于 σ_Δ 时,这时 $f_t = 0.5$,分割是最模糊的。定义根节点的隶属度为 0,显然有 $\eta_t \in [0,1]$。这样通过对每个节点赋予不同的隶属度,建立了反映图像的模糊结构特征的数学模型(图 5-6)。式(5-37)右边第一项表明了节点方差对节点隶属度的影响,式(5-37)右边第二项表明了父节点隶属度高,子节点隶属度就低的相互制约的模糊结构关系。注意到如果叶子节点的隶属度都取 1,而中间节点的隶属度取 0,这样的二叉树就是普通的二叉树。真实 CT 图像分割结果如图 5-7 所示,该图像分割成 4 个节点,每个节点对应一个分割区域。

4. 模糊特征提取

图像通过二叉树分割后得到的每个节点对应一个目标区域,先提取这些区域的灰度,纹理及形状特征来表达它们的视觉特征,然后将这些特征模糊化。

1）模糊灰度特征

对于目标区域 R,采用如下模糊特征:

$$F_R^I(x) = \exp\left\{-\frac{1}{2}\left(\frac{|x - \mu_R^I|}{\sigma_R^I}\right)^2\right\} \tag{5-39}$$

来表达 R 的模糊灰度特征,其中 μ_R^I 表示区域 R 的灰度均值,σ_R^I 取 $\frac{1}{\sqrt{80}}$。

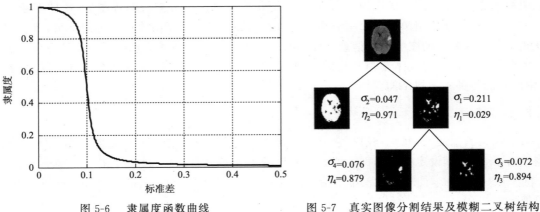

图 5-6　隶属度函数曲线　　　　　图 5-7　真实图像分割结果及模糊二叉树结构

2）模糊纹理特征

对于目标区域 R，先将该区域对应的位置划分成若干个 4×4 的小方块，对每个方块进行 Daubechies-4 小波变换，经过一级小波变换后，每个 4×4 方块被分解为 4 个频带：LL，LH，HL 和 HH。取每个方块的 LH，HL 和 HH 的能量作为方块的纹理特征。比如 LH 的系数矩阵为

$$W_{\text{LH}}=\begin{bmatrix} w_{11} & w_{12} & \cdots & w_{1N} \\ w_{21} & w_{22} & \cdots & w_{2N} \\ \vdots & \vdots & & \vdots \\ w_{N1} & w_{N2} & \cdots & w_{NN} \end{bmatrix} \tag{5-40}$$

则 LH 频带的能量为：$E_{\text{LH}}=\sqrt{\sum_{i=1}^{N}\sum_{j=1}^{N}w_{ij}^{2}/N^{2}}$。

类似地，可以分别得到 HL 和 HH 的能量特征。则目标区域的模糊小波纹理特征为

$$F_R^W(x)=\exp\left\{-\frac{1}{2}\left(\frac{|x-\mu_R^W|}{\sigma_R^W}\right)^2\right\} \tag{5-41}$$

其中，$\mu_R^W=[\overline{E_{\text{LH}}},\overline{E_{\text{HL}}},\overline{E_{\text{HH}}}]$ 表示区域 R 的小波纹理均值，σ_R^W 取 $\dfrac{1}{\sqrt{400}}$。

3）模糊矩特征

采用不变矩来表达目标区域的形状特征，根据目标区域 R 对应的二值区域按照式（5-11）和（5-13）计算表示该区域形状的不变矩特征 $\mu_R^M=[F_1,F_2,F_3]$，其中 $F_1=\eta_{02}$，$F_2=\eta_{20}$，$F_3=m_1$。可以看到这里只使用了低阶矩，原因是高阶矩受噪声影响很大，不够稳定。则目标区域的模糊矩特征为

$$F_R^M(x)=\exp\left\{-\frac{1}{2}\left(\frac{|x-\mu_R^M|}{\sigma_R^M}\right)^2\right\} \tag{5-42}$$

σ_R^M 取 $\sqrt{\dfrac{3}{40}}$。

4）模糊全局纹理特征

对目标区域 R 对应的二值区域提取 Gabor 小波来表征目标区域的全局纹理特征。取方向总数 $K=2$，尺度数 $M=3$，最高频率 $U_h=0.98$，最低频率 $U_l=0.017$，根据式（5-21）共构造 6

个滤波器,用这 6 个滤波器分别对目标区域对应的二值图像进行滤波。记 $G_{mn}^R(x,y)$ 为区域 R 对应的二值图像通过 $K=n,M=m$ 的滤波器后的滤波输出。取 $|G_{mn}^R(x,y)|$ 的均值 $|\overline{G_{mn}^R}|$ 作为一个特征值,则可以用一个 6 维向量

$$\mu_R^G = (|\overline{G_{11}^R}|, |\overline{G_{12}^R}|, \cdots, |\overline{G_{32}^R}|)$$

作为特征向量来表示区域 R 的全局 Gabor 纹理特征,图 5-8 显示了全局纹理特征提取过程。则目标区域的模糊 Gabor 纹理特征为

$$F_R^G(x) = \exp\left\{-\frac{1}{2}\left(\frac{|x - \mu_R^G|}{\sigma_R^G}\right)^2\right\} \tag{5-43}$$

σ_R^G 取 $\sqrt{\dfrac{5}{40}}$。

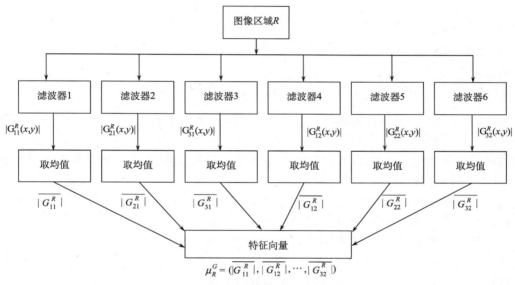

图 5-8 全局纹理特征提取示意图

5.4.3 基于模糊相似度的节点匹配和图像相似度计算

在基于区域的图像检索方法中,两幅图像间的相似性是通过图像区域间的相似度计算来得到的。进行图像的相似度计算首先要建立图像间各区域的匹配关系。本节采用二叉树分割图像,二叉树中每个节点对应一个分割区域,进行图像的相似度计算时首先要建立图像间各节点之间的匹配关系。文献[39]提出了 UFM 算法来实现基于模糊相似度的节点匹配和图像相似度计算,UFM 的主要算法如下。

令 $\widetilde{A} = \{A_i : 1 < i \leqslant N_a\}$ 和 $\widetilde{B} = \{B_i : 1 < i \leqslant N_b\}$ 分别表示图像 A 和图像 B 的经二叉树方法分割后得到的叶子节点的集合,N_a 为图像 A 所包含的叶子节点数,N_b 为图像 B 所包含的叶子节点数。按式(5-34)计算图像 A 中的每个节点和图像 B 中每个节点的相似度,得到一个相似度矩阵 X_B^A,同样计算图像 B 中的每个节点和图像 A 中每个节点的相似度,得到相似度矩阵 X_A^B

$$X_B^A = \begin{vmatrix} S_{11} & S_{12} & \cdots & S_{1N_b} \\ S_{21} & S_{22} & \cdots & S_{2N_b} \\ \vdots & \vdots & & \vdots \\ S_{N_a 1} & S_{N_a 2} & \cdots & S_{N_a N_b} \end{vmatrix}, \qquad X_A^B = (X_B^A)^{\mathrm{T}} \tag{5-44}$$

其中，$S_{ij} = S_{\Pi}(A_i, B_j)$。

定义节点 A_i 和图像 B 相似度为 $l_i^{AB} = \max\limits_{j=1,\cdots,N_b} \{S_{ij}\} = S_{im}$，并认为节点 A_i 和节点 B_m 匹配。定义节点 B_j 和图像 A 相似度为 $l_j^{BA} = \max\limits_{i=1,\cdots,N_a} \{S_{ij}\} = S_{nj}$，并认为节点 B_j 和节点 A_n 匹配。

图像 A 和图像 B 的相似度为

$$l^{AB} = \sum_{i=1}^{N_a} m_i^A l_i^{AB} \tag{5-45}$$

m_i^A 为节点 A_i 的权重，有 $\sum_{i=1}^{N_a} m_i^A = 1$。

图像 B 和图像 A 的相似度为

$$l^{BA} = \sum_{i=1}^{N_b} m_i^B l_i^{BA} \tag{5-46}$$

m_i^B 为节点 B_j 的权重，有 $\sum_{i=1}^{N_b} m_i^B = 1$。

图像 A 和图像 B 之间的总的相似度为

$$l = (l^{AB} + l^{BA})/2 \tag{5-47}$$

UFM 算法采用了模糊内容进行图像间各节点的匹配和相似度计算，在一定程度上能够减少分割的内容的不确定性对检索结果的影响。但是该方法有三个不足之处：①UFM 算法匹配的时候只考虑叶子节点，没有利用到中间节点的任何信息；②对分割类数的不精确性敏感；③权重系数 m_i^A 和 m_i^B 需要人为设定。

图 5-9 中图像 A 和图像 B 是两幅相似图像。但是图像 A 被分成了 4 个节点，而图像 B 被分成了 6 个节点。可以看出，根据 UFM 匹配原则，由于只采用叶子节点，图像 A 中的叶子节点 4 虽然和图像 B 中的叶子节点 5 匹配上，但是它们之间特征差异较大相似度不高，最后导致采用 UFM 方法计算图像 A 和 B 之间的相似度时，它们之间的相似度并不高。在检索时如果图像 A 是待检索图像，很可能在数据库中就检索不出图像 B。

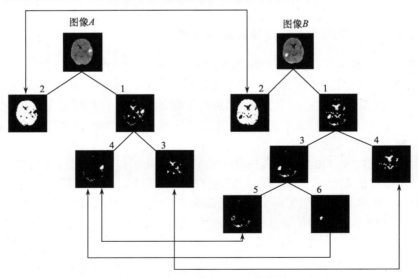

图 5-9　UFM 算法匹配结果示意图

5.4.4　基于模糊二叉树结构的图像相似度计算(FBTS)

为解决上述 UFM 算法中存在的问题,本节提出了基于模糊二叉树结构的图像区域匹配和图像相似度计算方法。该匹配方法和 UFM 算法基本相同,但是在匹配时不仅使用叶子节点,还使用中间节点,这相当于使用了图像的二叉树结构信息。匹配完成后进行图像间相似度计算时,利用到模糊二叉树的模糊结构特征,使得该算法对分割类数的不确定性不敏感。具体计算方法如下。

设图像 A 被分成 N_a 个节点(根节点除外),根据式(5-37)计算图像点隶属于各节点的隶属度,得到隶属度向量 $\eta^A = [\eta_1^A, \eta_2^A, \cdots, \eta_{N_a}^A]$。设图像 B 被分成 N_b 个节点(根节点除外),根据式(5-37)计算隶属度向量为 $\eta^B = [\eta_1^B, \eta_2^B, \cdots, \eta_{N_b}^B]$,图像 A 和 B 各节点之间按 UFM 方法匹配,匹配结果为

$$l^A = [l_1^{AB}, l_2^{AB}, \cdots, l_{N_a}^{AB}], \quad l^B = [l_1^{BA}, l_2^{BA}, \cdots, l_{N_b}^{BA}]$$

图像 A 和图像 B 的相似度为

$$l^{AB} = \frac{\sum_{i=1}^{N_a} \eta_i^A l_i^{AB}}{\sum_{i=1}^{N_a} \eta_i^A} \tag{5-48}$$

图像 B 和图像 A 的相似度为

$$l^{BA} = \frac{\sum_{i=1}^{N_b} \eta_i^B l_i^{BA}}{\sum_{i=1}^{N_b} \eta_i^B} \tag{5-49}$$

图像 A 和图像 B 之间的总的相似度为

$$l = (l^{AB} + l^{BA})/2 \tag{5-50}$$

从图 5-10 中可以看出由于使用了中间节点,本方法和 UFM 方法结果有明显区别,使用 FBTS 方法,图像 A 中的 4 节点匹配到了图像 B 中的 3 节点,这两个节点之间相似度很高。虽然图像 B 中的 5 节点和 6 节点都匹配到了图像 A 中的 4 节点,它们之间的相似度不高,但是因为 5,6 节点的隶属度较低,在利用式(5-49)进行图像 B 和 A 的相似度计算时它们的贡献也低,从而降低了这种分割类数的不确定性对检索结果的影响。进一步如果直接将图像 B 中的 5 和 6 节点合并成节点 3,也就是说图像 B 和图像 A 匹配时只使用第 1、2、3 和 4 个节点,这样可以完全消除 5,6 节点对图像 B 和 A 之间相似度的影响。但是这种合并不是随意的,要符合一定的准则。当满足以下四个中的任意一个条件,将图像 A 中的子节点合并到父节点:

(1) 图像 A 中的某个父节点 A_i 匹配到图像 B 中的某个父节点 B_j,如果 A_i 的任意一个子节点 A_{ic} 也匹配到 B_j 或它的子节点 B_{jc},并且满足 $S_{II}(A_{ic}, B_j) \geqslant T_{i1}$ 或 $S_{II}(A_{ic}, B_{jc}) \geqslant T_{i1}$。如图 5-11(a)所示。

(2) 图像 A 中的某个父节点 A_i 匹配到图像 B 中的某个父节点 B_j,如果 A_i 的两个子节点 A_{i1}, A_{i2} 分别匹配到 B_j 的两个子节点 B_{j1}, B_{j2},并且满足 $S_{II}(A_{i1}, B_{j1}) \geqslant T_{i2}, S_{II}(A_{i2}, B_{j2}) \geqslant T_{i2}, S_I(A_{i1}, B_{j1}) \geqslant T_{i3}, S_I(A_{i2}, B_{j2}) \geqslant T_{i3}$。如图 5-11(b)所示。其中 $S_I(A_i, B_j)$ 表示 A_i 和 B_j 关于灰度特征的相似度。

(3) 图像 A 中的某个父节点 A_i 匹配到图像 B 中的某个子节点 B_j,如果 A_i 的两个子节点也 A_{i1}, A_{i2} 同时匹配到 B_j,并且满足 $S_{II}(A_{i1}, B_j) \geqslant T_{i2}$ 或者 $S_{II}(A_{i2}, B_j) \geqslant T_{i2}$。如图 5-11(c)所示。

(4) 图像 A 中的某个父节点 A_i 匹配到图像 B 中的某个子节点 B_j,如果 A_i 一子节点 A_{i1}

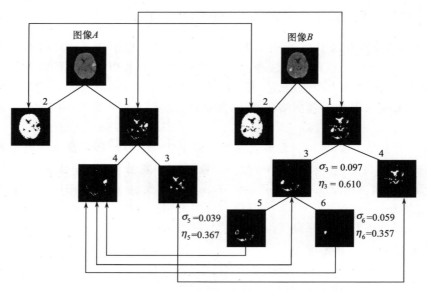

图 5-10　基于模糊二叉树结构的区域匹配结果示意图

也同时匹配到 B_j，另一子节点 A_{i2} 没有匹配到 B_j，并且满足 $S_{\mathrm{II}}(A_{i1},B_j) \geqslant T_{i1}$，$S_{\mathrm{II}}(A_{i2},B_j) \geqslant T_{i2}$。如图 5-11(d)所示。

其中 T_{i1}，T_{i2}，T_{i3} 分别是对应于父节点 A_i 的三个相似度阈值。一般 i 越大，这三个阈值取得越大，其子节点合并的可能性越小。一般有 $T_{i3} > T_{i1} > T_{i2}$。

该合并方法优点体现在以下三方面。

（1）只有具有以上四种结构及相似度关系的父节点才能够合并其子节点，因此区域合并充分利用了图像的二叉树结构特征。

（2）采用了区域合并，每个图像所分成的类数是根据所匹配的图像之间的结构来确定的，使用区域合并进一步说明和利用了的图像结构的模糊性。

（3）合并是将子节点合并到父节点，合并过程并没有产生新的节点，故合并后节点的各项特征无需重新计算。

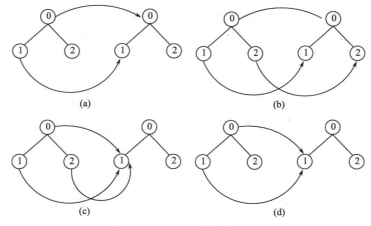

图 5-11　区域合并情况示意图

5.4.5 实验

本实验从医院 PACS 系统中收集 200 多个病例 4000 多幅颅脑 CT 图像。对每一幅图像先提取脑组织,然后利用二叉树方法对脑组织进行分割,最后提取每个分割节点图像的模糊特征,相应参数存入数据库中。分别采用 UFM 算法和 FBTS 算法对脑出血 CT 图像进行检索,结果如图 5-12 和图 5-13 所示。

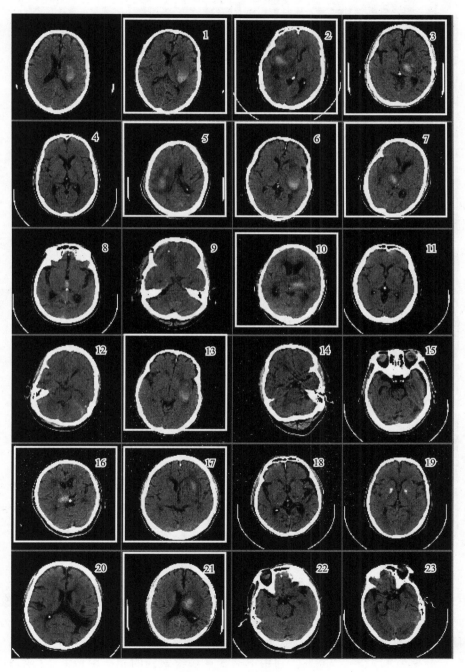

图 5-12 某幅脑出血图像检索结果(UFM 算法)

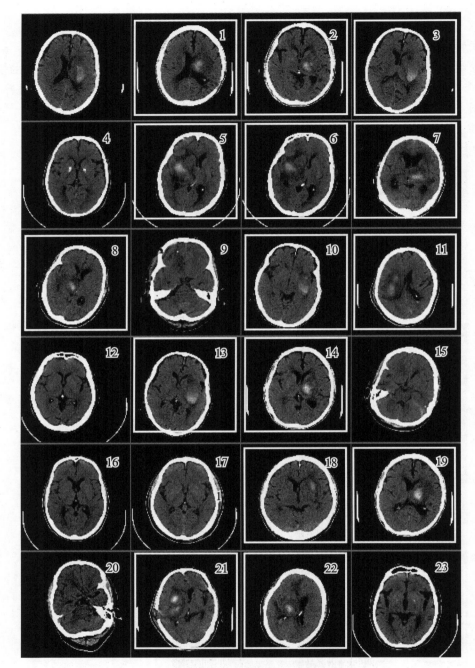

图 5-13　某幅脑出血图像检索结果（FBTS算法）

在图 5-12 和图 5-13 中，每一组图中的左上角未标号的图像为待检索图像，该图像在分割时被自动分成了 4 个节点，其他 23 幅为检索结果，加框的图像为相关图像，未加框的为不相关图像。利用 UFM 算法检索到的相似图像共 11 幅，这些图像有 6 幅是 4 个节点图像，5 个是 6 节点图像，查准率为 11/23＝47.8%。利用 FBTS 算法检索到的相似图像共 15 幅，这些图像中有 6 幅是 4 个节点图像，这些图像和 UFM 算法检索结果完全相同，9 幅是 6 个节点图像，比

UFM 算法多 5 幅,查准率为 15/23≈65.2%。

为进一步比较两种算法的性能,共选取了 20 幅脑出血图像,分别利用两种算法进行检索,计算系统返回 20,40,60,80 和 100 幅图像时的平均查准率,实验结果如图 5-14 所示。从图中可以看出,FBTS 算法在检索脑出血图像时,平均查准率高于 UFM 算法,原因是脑出血 CT 图像的分割类数的不确定性较高,而 FBTS 算法能够较好地处理这种情况。

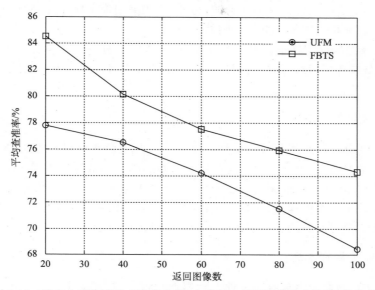

图 5-14　脑出血图像平均查准率曲线(查准率＝相关图像数/返回图像总数)

5.5　基于模糊区域特征的相关反馈算法

相关反馈实际上是一个有监督的学习过程。具体过程是,在一次检索任务开始时,先由用户给出查询(query),然后由一个排列函数(ranking function)为每幅图像计算出一个反映该图像与用户查询间相关程度的数值,系统按这个数值从大到小的顺序把图像排列并输出前 k 幅,这样就完成了第一轮检索。在此后的相关反馈过程中采用的排列函数可以是不同的形式。在反馈时,用户查看这些检出图像或其中一部分,并为它们给出相关与否或相关程度的标记。被标记图像的特征 f_l 与对应标记 y_l 构成训练集 $S=\{(f_l, y_l)\}_{n=1}^l$,其中 n 为被标记图像的数目。在二值相关判断的情况下, y_l 的取值是二值的,分别代表相关或不相关;在多级相关判断的情况下, y_l 的取值的大小反映了相关的程度。相关反馈算法(relevance feedback algorithm)的任务就是,根据训练集 S 来学习一个新的查询 f_q 或排列函数的参数 Θ',以期能更好地反映用户的需求。然后系统根据修改后的查询和排列函数给出新的检索结果,这样就完成了一轮相关反馈。如果用户愿意,可以继续这个交互式的检索过程。由于应用的特殊性,相关反馈中的学习问题表现出和其他学习问题一些不同的特点,这些特点也是在设计相关反馈算法时需要考虑的因素。文献[42]概括出以下几点。

(1) 训练样本少。因为用户在每轮反馈中标记的样本通常很有限(如 10 到 20 个),并且用户通常不愿进行太多的反馈轮次。这样,相对于图像特性的维数(几十到几百维)来说,训练样本太少。这是相关反馈算法设计面临的最主要的困难。

（2）实时性的要求。由于相关反馈是一个人机交互过程，实时性是一个重要的要求，这就限制了一些耗时算法的使用。

（3）训练样本的不对称性。多数用于模式分类的方法，如贝叶斯推断、判别分析（discriminant analysis）都假设正例（标记为相关的）样本和负例（标记为不相关的）样本能比较好地代表真实的分布并同等地对待它们。而在图像检索中，与用户查询相关的图像只占图像库的一小部分，大多数的图像都是不相关的，另外，不相关图像又属于许多类别，因此负例样本不可能很好地代表不相关图像在特征空间的分布。

（4）存在大量的未标记样本。在相关反馈中，虽然标记的训练样本很少，但存在大量的未标记样本（整个图像特征库）。如何利用这些未标记的样本来提高学习算法的性能也是一个值得研究的问题。

5.5.1 常用相关反馈方法

根据相关反馈算法所采用的检索模型把算法分为基于距离度量的方法、基于概率框架的方法和基于机器学习的方法。在基于距离度量的方法中，用图像特征到查询的距离来衡量图像相关性的程度；在基于概率框架的方法中，采用概率框架来建立检索模型，往往以图像为相关的后验概率来表示相关性程度；在基于机器学习的方法中，检索被看成一个监督学习问题，从而针对相关反馈学习问题的特点引入了各种机器学习的方法。

1. 基于距离度量的方法

在这类方法中，图像检索被看作一种 k 近邻搜索，图像被表示为特征空间中的一个点，然后根据图像特征和查询间的距离度量把 k 幅离查询最近的图像检出。常用的距离度量有 Minkowski 距离及其加权变形以及二次距离。在这样的检索模型下，相关反馈算法的主要策略有改进查询（query refinement）、改进距离度量或选择不同的距离度量。改进查询也被称为查询点移动，就是修改 q。Rui 等的工作[43]效仿了文本检索中的相关反馈方法，利用文本检索中的 Rachio 公式修改查询向量。Rachio 公式的形式如下：

$$q' = \alpha q + \frac{\beta}{|D_r|} \sum_{\forall d_j \in D_r} d_i - \frac{\gamma}{|D_n|} \sum_{\forall d_n \in D_n} d_i \tag{5-51}$$

其中，q' 为修改后的查询，q 为初始查询，D_r 是用户标记为相关的文档集合，D_n 是用户标记为不相关的文档集合，$|\cdot|$ 取集合的大小。α,β,γ 为可调的常数。Rachio 公式对查询修改的效果就是使新的查询移向相关的文档而远离不相关的文档。改进距离度量方法通常是调整对应各特征分量的权值。权值调整的原则就是加强能使正例样本聚拢和把正例及负例分开的特征分量。在文献[44]和[45]中，通过解一个优化问题——最小化所有正例到新的查询的距离和，来求得最佳的查询 q' 和二次距离系数矩阵 M'。优化的结果是把正例的加权平均作为新的查询以及求出新的马氏距离的系数。在文献[44]中，还证明了在限制马氏距离的系数矩阵为对角阵时，采用方差倒数的加权方法是最优的。Zhou 和 Huang[46]注意到正例和负例在数量和分布上的不对称性，而采用不对称的方式对待它们。他们提出了一种新的有偏向的判别分析（biased discriminant analysis，BDA）方法。BDA 被用来找到一个变换，在变换后的空间中，正例更聚拢，同时负例被散开。

2. 基于概率框架的方法

基于概率分布的相关反馈是根据用户的反馈信息调整数据库中所有图像的概率分布，也就是基于贝叶斯推理的方法。Vasconcelos 等认为可以把整个检索过程等价于"将检索错误的发生概率降低到最小"。具体地,如果从某个图像类别 y 中提取了特征 x,而 $g(x)$ 则是 x 所属的类别的函数,检索的目的就是找到最优的映射 g 使发生分类错误的概率降到最小。基于这样的检索模型,最优映射 g 可以由贝叶斯分类器来定义:

$$g^*(x) = \arg\max p(y=i \mid x_1, \cdots, x_t)$$
$$= \arg\max \{p(x_t \mid y=i)p(y=i \mid x_1, \cdots, x_{t-1})\} \quad (5\text{-}52)$$

这里 $p(y=i \mid x_1, \cdots, x_{t-1})$ 所起的作用是提供第 i 类图像与查询相关的先验概率。在 $t-1$ 时刻系统计算所得的图像类符合用户查询的置信度作为 t 时刻两者匹配的先验概率。同样,在 t 时刻用户所提交的图像 x_t 被用于修改原先的置信度,使之成为 $t+1$ 时刻的先验概率。总而言之,就是根据用户的交互行为修改原有的置信度作为以后的先验概率。采用该技术的代表主要有 MIT 的 Vasconcelos 和 Lippman 等[47],以及由 NEC 公司 Cox 等开发的 PicHunter 系统等。

3. 机器学习的相关反馈方法

根据 Mitchell[48] 的定义,机器学习就是构造计算机程序,使用经验自动地对任务进行改进。因此任何能通过经验学习改进的任务,都可以认为是一个机器学习的任务。在基于内容的检索中,反馈正例或负例就是用户提供的经验,相关反馈通过经验改进检索过程,因此典型的机器学习方法可以应用到相关反馈中,如决策树学习方法、神经网络、贝叶斯学习方法等。但是用户通常不愿意提供大量的相关反馈实例,使得训练样本的数量很有限,而 CBIR 中的特征维数通常很高,所以 CBIR 的相关反馈的关键问题就是在高维特征空间中如何通过少量训练样本进行学习。

相对于其他学习算法,贝叶斯学习方法能较好地利用少量的反馈样本进行学习,改进检索精度,研究人员已在这方面进行了大量的研究。而其他的在线或离线学习机制方面的研究也取得了一定的成果。SVM 方法可以基于结构风险最小化的原则对小样本情况下的学习问题给出最优解,并且在样本趋于无穷时可以保持良好的一致收敛性。比如 Tong 和 Chang[49] 提出的使用 SVM 的积极的机器学习算法。它在图像领域中学习图像的内容,然后将学习到的图像类别模型用于图像检索。Tao 在文献[50]中采用随机采样和不对称 Bagging 方法来处理当正例样本较少时 SVM 失效的问题。另外讨论较多的是采用神经网络的相关反馈方法,利用 CLA(constructive-learning algorithm)算法,用户对检索结果进行标记后,系统构造出由一组"超球领域"代表的神经网络,仅覆盖相关的图像,不相关的图像被排除在"超球领域"之外。这样构造出的神经网络就是相关图像在特征空间中的分布模型,将其用于检索,可以获得更好的检索结果。

5.5.2　基于区域特征的相关反馈技术

目前基于内容的检索系统的主要限制是底层特征和高层概念之间的语义差距。相关反馈和基于区域的特征的方法能够减小这种差距。基于区域的相关反馈就是将这两个方法结合起来形成的一种新的反馈方法。Jing 等[52, 52] 首先对图像进行分割,然后进行相似性计算。经过与用户交互后,将用户所选择的所有正例图像的分割区域集合在一起,形成一个组合而成的最优查询图像。下一次与用户交互后,最优查询图像仅作为一个正例图像和本次反馈中的正例图像重新形成新的最优查询图像。因为最近的反馈正例被认为更能反映用户意图,所以采用这样的方法,最新反馈正例的重要性逐步得到加强,而以前的反馈正例的重要性逐步减小,从而逐步提高检索的准确度。这种方法可以认为是一种查询点移动方法。文献[52]基于越重要的区域在反馈正例中的相似性越高,而在反馈负例中的相似性越低的想法,提出了一种区域权重调整算法。在图像检索中,经过相关反馈用户提交正例和负例,计算每个区域和所有反馈正例的相似度,与所有反馈正例越相似的区域越重要,加大其权重,反之减小其权重。如此反复,逐步使检索更加接近用户的需求。文献[53]利用 Rui[45]的基于距离最小化的权重调整算法实现查询图像与正例图橡的各分割区域的匹配并聚类,然后利用 Pichunter[54]中的贝叶斯概率统计方法建立各聚类区域的统计模型,从而进行相关反馈。以上这些方法使用的都是硬特征。Jiang 在文献[55]中利用 AdaBoost 方法实现了模糊区域特征相关反馈算法,但是该方法只能对实现不同特征之间的权重调整,而不能实现特征内的优化映射。Jing 在文献[56]中实现了基于 SVM 的区域特征相关反馈算法,但是该算法复杂度较高。Kim 在文献[57]中实现了一种基于多类 SVM 的区域特征相关反馈算法,但多类 SVM 只将相关图像进行聚类,没有用到不相关图像信息。本节首先利用图像局部区域特征及全局特征对图像进行检索,然后将 Rui 的基于距离最小化的权重调整算法和基于指数隶属度函数的模糊区域特征结合起来,利用相关图像实现了一种基于模糊区域特征的相关反馈算法,实现各区域内特征之间的权重分配及特征内的优化映射,同时利用相关图像和不相关图像,基于 SVM 算法对图像的全局特征进行相关反馈,实现全局特征的优化映射。

5.5.3 基于距离最小化的权重调整算法

查询图像的特征向量集合为 $Q=[\vec{q}_1,\cdots,\vec{q}_I]$,$\vec{q}_i=[q_{i1},\cdots,q_{ik},\cdots,q_{iK_i}]$ 表示查询图像的第 i 个特征向量,K_i 是向量的维数,I 是特征的个数。数据库中第 m 个图像的特征向量集合为 $X_m=[\vec{x}_{m1},\cdots,\vec{x}_{mI}]$ 图像,$\vec{x}_{mi}=[x_{mi1},\cdots,x_{mik},\cdots,x_{miK_i}]$ 表示第 m 个图像的第 i 个特征向量。则这两个向量之间的距离可以用欧氏公式进行定义:

$$g_{mi}=(\vec{x}_{mi}-\vec{q}_i)^{\mathrm{T}}(\vec{x}_{mi}-\vec{q}_i) \tag{5-53}$$

广义的欧氏距离由下式定义:

$$g_{mi}=(\vec{x}_{mi}-\vec{q}_i)^{\mathrm{T}}W_i(\vec{x}_{mi}-\vec{q}_i) \tag{5-54}$$

其中,$W_i=P_i^{\mathrm{T}}\Lambda_iP_i$ 是一个对称矩阵,P_i 是一个正交矩阵,Λ_i 是一个对角矩阵,它的对角元素就是 W_i 的特征值。于是

$$g_{mi}=(\vec{x}_{mi}-\vec{q}_i)^{\mathrm{T}}W_i(\vec{x}_{mi}-\vec{q}_i)$$
$$=(P_i(\vec{x}_{mi}-\vec{q}_i))^{\mathrm{T}}\Lambda_i(P_i(\vec{x}_{mi}-\vec{q}_i)) \tag{5-55}$$

可以看出 P_i 将特征 $\vec{x}_{mi}$ 和 $\vec{q}_i$ 分别映射到 $P_i\vec{x}_{mi}$ 和 $P_i\vec{q}_i$,然后 Λ_i 再对特征中的每个元素分配不同的权重。

Q 和 X_m 之间的距离为

$$d_m=\vec{u}^{\mathrm{T}}\vec{g}_m \tag{5-56}$$

其中,$\vec{g}_m=[g_{m1},\cdots,g_{mi},\cdots,g_{mI}]^{\mathrm{T}}$ 为距离向量,$\vec{u}=[u_1,\cdots,u_I]$ 为权重向量,为不同特征分配不同的权值。基于距离最小化的权重调整算法的基本方法就是通过最小化所有正例和查询图像的距离和来确定 $\vec{u}$ 和 W_i[45]。

假设 N 是用户返回的相关图像的数目,π_n 表示用户给第 n 个相关图像赋予的相关程度,上述最小化问题可以表示为

$$
\begin{aligned}
&\min J = \vec{\pi}^{\mathrm{T}} \times \vec{d} \\
&\text{s. t. } \sum_{i=1}^{I} \frac{1}{u_i} = 1 \det(W_i) = 1 \\
&\vec{\pi} = [\pi_1, \cdots, \pi_n, \cdots, \pi_N] \\
&\vec{d} = [d_1, \cdots, d_n, \cdots, d_N] \\
&d_n = \vec{u}^{\mathrm{T}} \vec{g}_n \\
&\vec{g}_n = [g_{n1}, \cdots, g_{ni}, \cdots, g_{nI}]^{\mathrm{T}} \\
&g_{ni} = (\vec{x}_{ni} - \vec{q}_i)^{\mathrm{T}} W_i (\vec{x}_{ni} - \vec{q}_i)
\end{aligned}
\tag{5-57}
$$

采用拉格朗日乘子法解上面优化问题得到

$$
\begin{aligned}
&\vec{q}_i^{\mathrm{T}*} = \frac{\vec{\pi}^{\mathrm{T}} X_i}{\sum_{n=1}^{N} \pi_n} \\
&W_i^* = (\det(C_i))^{\frac{1}{K_i}} C_i^{-1} \\
&C_{i_{rs}} = \frac{\sum_{n=1}^{N} \pi_n (x_{nir} - q_{ir})(x_{nis} - q_{is})}{\sum_{n=1}^{N} \pi_n} \\
&u_i^* = \sum_{j=1}^{I} \sqrt{\frac{P_j}{P_i}} \\
&P_i = \sum_{n=1}^{N} \pi_n g_{ni}
\end{aligned}
\tag{5-58}
$$

5.5.4　基于模糊区域特征的相关反馈算法

在 5.4 节中介绍的 UFM 算法计算模糊相似度时使用了柯西隶属度函数,该函数中的距离项位于分母,故是非线性的,处理起来比较复杂。为解决这个问题,5.4 节利用指数函数作为隶属度函数,并得到了关于模糊特征 A 和 B 的模糊相似度计算公式。假设两个不同区域 A 和 B 采用如下指数模糊特征有

$$
F_A^i(x) = \exp\left\{-\frac{1}{2}\left(\frac{|x - \mu_A^i|}{\sigma_A^i}\right)^2\right\}, \quad F_B^i(x) = \exp\left\{-\frac{1}{2}\left(\frac{|x - \mu_B^i|}{\sigma_B^i}\right)^2\right\}, \quad i = 1, 2, \cdots, I
\tag{5-59}
$$

其中,μ_A^i 是表示 A 区域的第 i 个特征的中心,μ_B^i 是表示 B 区域的第 i 个特征的中心;σ_A^i 和 σ_B^i 根据特征的不同取不同的值,反映了不同特征的权重;I 是特征的个数。

则两个目标区域 A 和 B 之间的相似度可写成

$$
S_{\mathrm{II}}(A, B) = \prod_{i=1}^{I} S_i(A, B) = \prod_{i=1}^{I} \exp\left\{-\frac{|\mu_A^i - \mu_B^i|^2}{2(\sigma_A^i + \sigma_B^i)^2}\right\} = \exp\left\{-\frac{1}{2}\sum_{i=1}^{I}\frac{|\mu_A^i - \mu_B^i|^2}{(\sigma_A^i + \sigma_B^i)^2}\right\}
\tag{5-60}
$$

注意到式(5-60)的指数部分的分子是一个标准欧氏距离,用广义的欧氏距离代替标准欧氏距离得到

$$S_{\text{II}}(A,B) = \exp\left\{-\frac{1}{2}\sum_{i=1}^{I} u^i \frac{(\mu_A^i - \mu_B^i)^{\text{T}} W^i (\mu_A^i - \mu_B^i)}{(\sigma_A^i + \sigma_B^i)^2}\right\} \tag{5-61}$$

令 $\widetilde{A} = \{A_i : 1 < i < N_a\}$ 和 $\widetilde{B} = \{B_i : 1 < i < N_b\}$ 分别表示图像 X^A 和图像 X^B 的分割后得到的区域集合。根据模糊相似度 (5-61) 计算 X^A 中的各区域和 X^B 中各区域的模糊相似度，得到一个相似度矩阵 X_{II}^{AB}，同样计算 X^B 中的各区域和 X^A 中各区域的模糊相似度，得到 X_{II}^{AB}

$$X_{\text{II}}^{AB} = \begin{vmatrix} S_{\text{II}}^{11} & S_{\text{II}}^{12} & \cdots & S_{\text{II}}^{1N_b} \\ S_{\text{II}}^{21} & S_{\text{II}}^{22} & \cdots & S_{\text{II}}^{2N_b} \\ \vdots & \vdots & & \vdots \\ S_{\text{II}}^{N_a 1} & S_{\text{II}}^{N_a 2} & \cdots & S_{\text{II}}^{N_a N_b} \end{vmatrix}, \quad X_{\text{II}}^{BA} = (X_{\text{II}}^{AB})^{\text{T}} \tag{5-62}$$

其中，$S_{\text{II}}^{mn} = S_{\text{II}}(A_m, B_n) = \exp\left\{-\frac{1}{2}\sum_{i=1}^{I} u_m^i \frac{(\mu_{Am}^i - \mu_{Bn}^i)^{\text{T}} W_m^i (\mu_{Am}^i - \mu_{Bn}^i)}{(\sigma_{Am}^i + \sigma_{Bn}^i)^2}\right\}$

然后利用 UFM 算法中的方法计算 l_{II}^{AB} 和 l_{II}^{BA}，最后得到图像 X^A 和 X^B 之间的模糊相似度为

$$l_{\text{II}} = (l_{\text{II}}^{AB} + l_{\text{II}}^{BA})/2 \tag{5-63}$$

假设查询图像 Q 被分割成 M 个区域 $\{Q_1, \cdots, Q_m, \cdots, Q_M\}$，数据库中图像集合为 $X = \{X^1, X^2, \cdots, X^{Nd}\}$，$Nd$ 为数据库中图像总数，每个图像被分割成 Mi 个区域 $X^n = \{X_1^n, X_2^n, \cdots, X_{Mi}^n\}$，第一次检索时取 $u_m^i = 1$，$W_m^i = I$，这里 I 是单位矩阵，$m = 1, 2, \cdots, M$。系统根据式 (5-63) 计算 Q 和数据库中各图像之间的相似度，返回相似度最大的 100 幅图像并排序。然后用户在这 100 幅选取 N 幅相关图像，并赋予每个相关图像一个 0 到 1 之间的相关度。相关图像的集合为

$$RX = \{RX^1, RX^2, \cdots, RX^N\}$$

每个相关图像被分割成 Mi 个区域，有

$$RX^n = \{RX_1^n, RX_2^n, \cdots, RX_{Mi}^n\}$$

在第一次检索后，Q 中的各区域和相关图像的各区域之间已经完成了匹配，假设匹配由下列匹配矩阵表示

$$\alpha = \begin{bmatrix} \alpha 11 & \alpha 12 & \cdots & \alpha 13 \\ \alpha 21 & \alpha 22 & \cdots & \alpha 23 \\ \vdots & \vdots & & \vdots \\ \alpha Mi1 & \alpha Mi2 & \cdots & \alpha Mi3 \end{bmatrix}$$

其中，αmn 表示第 n 个相关图像 RX^n 中和查询图像中的第 m 个区域 Q_m 所匹配区域的下标，即 αmn 表明 Q_m 和 $RX_{\alpha mn}^n$ 匹配。根据式 (5-61)，有 Q_m 和第 n 个相关图像的第 k 个区域 RX_k^n 的模糊相似度为

$$S_{\text{II}}(Q_m, RX_k^n) = \exp\left\{-\frac{1}{2}\sum_{i=1}^{I} u_m^i \frac{(\mu_m^i - \mu_{nk}^i)^{\text{T}} W_m^i (\mu_m^i - \mu_{nk}^i)}{(\sigma_m^i + \sigma_{nk}^i)^2}\right\} \tag{5-64}$$

u_m^i 为外权重项，W_m^i 内权重项。μ_m^i 和 σ_m^i 是区域 Q_m 的关于第 i 类特征的模糊内容特征参数，μ_{nk}^i 和 σ_{nk}^i 是区域 RX_k^n 关于第 i 类特征的模糊内容特征参数。基于模糊区域特征的权重调整相关反馈算法就是通过解下面的优化问题得到 u_m^i 和 W_m^i

$$\begin{aligned} \max J_m &= \prod_{n=1}^{N} (l_m^n)^{\pi_n} \\ &= \exp\left\{\sum_{n=1}^{N}\left(-\frac{\pi_n}{2}\sum_{i=1}^{I} u_m^i \frac{(\mu_m^i - \mu_{\alpha mn}^i)^{\text{T}} W_m^i (\mu_m^i - \mu_{\alpha mn}^i)}{(\sigma_m^i + \sigma_{\alpha mn}^i)^2}\right)\right\} \end{aligned} \tag{5-65}$$

约束条件为 $\sum_{i=1}^{I} \frac{1}{u_m^i} = 1$，$\det(W_m^i) = 1$，其中

$$\vec{\pi} = [\pi_1, \cdots, \pi_n, \cdots, \pi_N]$$

$$\vec{l} = [l_m^1, \cdots, l_m^n, \cdots, l_m^N]$$

$$l_m^n = \exp\left\{-\frac{1}{2}\sum_{i=1}^{I} u_m^i \frac{(\mu_m^i - \mu_{amn}^i)^{\mathrm{T}} W_m^i (\mu_m^i - \mu_{amn}^i)}{(\sigma_m^i + \sigma_{amn}^i)^2}\right\} \tag{5-66}$$

$$m = 1, 2, \cdots, M$$

$\pi_n \in [0,1]$ 表示用户分配给 RX^n 的相关程度；RX_{amn}^n 表示 RX^n 中和 Q_m 匹配的那个区域；l_m^n 表示 Q_m 和图像 RX^n 的模糊相似度，则 J_m 表示 Q_m 和这 N 个相关图像的模糊相似度的加权乘积。根据拉格朗日法则最大化 J_m 可以得到

$$W_m^i = (\det(C_m^i))^{\frac{1}{K_i}} (C_m^i)^{-1}$$

$$C_m^{in} = \frac{\sum_{n=1}^{N} \pi_n f_m^{in} (\mu_m^{ir} - \mu_{amn}^{ir})(\mu_m^{is} - \mu_{amn}^{is})}{\sum_{n=1}^{N} \pi_n f_m^{in}}$$

$$f_m^{in} = \frac{1}{(\sigma_m^i + \sigma_{amn}^i)^2} \tag{5-67}$$

$$u_m^i = \sum_{j=1}^{I} \sqrt{\frac{P_j}{P_i}}$$

$$P_i = \sum_{n=1}^{N} \pi_n f_m^{in} (\mu_m^i - \mu_{amn}^i)^{\mathrm{T}} W_m^i (\mu_m^i - \mu_{amn}^i)$$

其中，K_i 表示第 i 类特征均值 μ^i 的长度，μ^{ir} 表示向量 μ^i 中的第 r 个元素。在得到 u_m^i 和 W_m^i 后利用式(5-63)重新计算 Q 和数据库图像之间的模糊相似度，完成检索。

5.5.5　基于局域区域特征和全局特征相结合检索算法

1. 小波能量全局特征

基于区域特征的检索算法由于对图像进行了分割，能够较好地利用图像的局部信息，在对含病灶图像进行检索时，这些局部信息能够较好地表征病灶特征，但是并不能很好地表示整个图像的特征。为此需要在检索中考虑使用图像的全局特征。通常使用的全局特征有：灰度直方图、小波能量、灰度共生矩阵等。灰度直方图仅表示图像灰度的分布统计，常常有直方图近似但图像完全不像的情况出现；小波能量既能表达图像的灰度信息，又能在一定程度上表达图像的纹理和形状特征，在图像检索和分类中已得到较好的应用。本书方法对脑部图像(包含脑组织和非脑组织)利用 Daubechies-4 小波进行两层小波分解，如图 5-15 所示，其中 A 表示低频分量，H 表示水平高频分量，V 表示垂直高频分量，D 表示对角高频分量。然后分别提取低频和高频的小波能量和能量方差作为图像的全局特征。比如 A 分量的系数矩阵为

$$W_{\mathrm{A}} = \begin{bmatrix} w_{11} & w_{12} & \cdots & w_{1N} \\ w_{21} & w_{22} & \cdots & w_{2N} \\ \vdots & \vdots & & \vdots \\ w_{N1} & w_{N2} & \cdots & w_{NN} \end{bmatrix}$$

则 A 频带的小波能量为：$E_A = \sqrt{\sum_{i=1}^{N} \sum_{j=1}^{N} w_{ij}^2 / N^2}$，能量均方差为

$$\sigma_A = \sqrt{\sum_{i=1}^{N} \sum_{j=1}^{N} (w_{ij} - E_A)^2 / N^2}$$

类似地，可以分别得到 H，V 和 D 的能量特征。则可以用两个向量表达图像的全局特征 $G = [F_L, F_H]$，其中

$F_L = [E_A, E_{AA}, \sigma_A, \sigma_{AA}]$ 为低频能量特征向量。

$F_H = [E_H, E_{AH}, E_V, E_{AV}, E_D, E_{AD}, \sigma_H, \sigma_{AH}, \sigma_V, \sigma_{AV}, \sigma_D, \sigma_{AD}]$ 为高频能量特征向量。

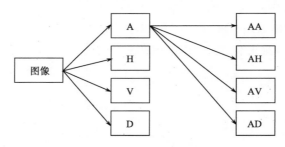

图 5-15　两层小波分解

2. 基于局域区域特征和全局特征相结合相似度计算

A, B 两幅图像根据 UFM 方法进行局域区域特征匹配，它们之间的相似度可由（5-63）得到：$l_{II} = (l_{II}^{AB} + l_{II}^{BA})/2$。假设它们的全局特征分别为

$$G_A = [F_L^A, F_H^A], \quad G_B = [F_L^B, F_H^B]$$

根据模糊相似度定义，可以得到它们之间的模糊相似度为

$$l_G = \exp\left\{ -\frac{1}{2}\left(\frac{|F_L^A - F_L^B|}{\sigma_L^A + \sigma_L^B} \right)^2 - \frac{1}{2}\left(\frac{|F_H^A - F_H^B|}{\sigma_H^A + \sigma_H^B} \right)^2 \right\} \tag{5-68}$$

其中，$\sigma_L^A = \sigma_L^B = \sqrt{\dfrac{1}{40}}$，$\sigma_H^A = \sigma_H^B = \sqrt{\dfrac{1}{80}}$ 分别代表了低频和高频能量的权重。

基于局域区域特征和全局特征相结合相似度计算公式为

$$l = (l_{II}^{AB} + l_{II}^{BA})/2 \times l_G \tag{5-69}$$

5.5.6　基于 SVM 的相关反馈算法

1. 支持向量机（SVM）

简单地说，SVM[58,59] 就是通过在原空间或经投影后在高维空间中构造最优分类面，将给定的属于两个类别的训练样本分开，构造超平面的依据是两类样本离超平面的距离最大化。首先介绍线性可分情况下 SVM 的原理。设线性可分样本集 (x_i, y_i)，$1 \leqslant i \leqslant N$，$x_i \in \mathbf{R}^d$，$y_i \in \{-1, 1\}$ 是类别标号，d 维空间中线性判别函数的一般形式为 $g(x) = w \cdot x + b$，相应的分类面方程为 $w \cdot x + b = 0$。

将 $g(x)$ 进行归一化，使所有的 x_i 都满足 $g(x) \geqslant 1$，即离分类面最近的样本 $g(x) = 1$，这样分类间隔就等于 $2/\|w\|$。求解最优分类面就等效于最小化 $2/\|w\|$，目标函数为

$$\min \phi(w) = \frac{1}{2} \|w\|^2 = \frac{1}{2}(w \cdot w) \qquad (5\text{-}70)$$

$$\text{s. t: } y_i(w \cdot x_i + b) \geqslant 1, \quad i = 1, \cdots, N$$

采用拉格朗日乘子法引入乘子 $\alpha = (\alpha_1, \cdots, \alpha_N)$,求解该二次规划问题,可以得到最优分类面,其中 $w = \sum_i \alpha_i y_i x_i$,$x_i$ 是位于分类间隔面上的样本,这些对应 $\alpha_i \neq 0$ 的训练样本被称为支持向量,分类函数为

$$f(x) = \text{sign}\left(\sum_i \alpha_i y_i x_i \cdot x + b \right) \qquad (5\text{-}71)$$

对于线性不可分情况,SVM 一方面引入松弛变量和惩罚因子,使目标函数变为

$$\phi(w, \xi) = \frac{1}{2}(w \cdot w) + C\left(\sum_1^N \xi_i \right) \qquad (5\text{-}72)$$

另一方面,SVM 通过非线性变换将输入空间变换到高维空间,然后在新空间中求解最优分类面,线性可分情况下的点积运算变为核函数 $k(x, y) = \phi(x) \cdot \phi(y)$,这样最终得到的分类函数为

$$f(x) = \text{sign}\left(\sum_i \alpha_i y_i k(x_i, x) + b \right) \qquad (5\text{-}73)$$

综上所述,SVM 建立在统计学习理论的基础上,在解决小样本、非线性及高维模式识别问题中表现出许多特有的优势,并在许多实际应用问题中取得了很好的结果。

2. 基于 SVM 的相关反馈算法

分析支持向量机学习方法,由于图像检索的相关反馈过程可以看作模式识别中的二分类问题,因此也可以将 SVM 算法用于相关反馈的学习和检索过程。将检索结果的前 N 个图像作为训练样本,由用户标记出正例样本(其他的为反例样本),作为有类别标号的训练样本由 SVM 进行学习,构造出适合表示用户查询意图的分类器,然后用该模型对图像库中的所有图像进行分类,即求出每幅图像相对于分类面的距离,然后再次排序返回结果。详细的学习和检索算法如下:

(1)采用检索方法对查询图像进行检索;

(2)用户对前 N 个图像进行标记得到:相关图像集 I^+,无关图像集 I^-;

(3)准备 SVM 训练样本集 (x_i, y_i),其中 $x_i \in I^+ \bigcup I^-$,表示相关图像和不相关图像的特征,$y_i = \begin{cases} +1, & x_i \in I^+, \\ -1, & x_i \in I^-; \end{cases}$

(4)用 SVM 对训练样本进行学习并构造分类器得到支持向量、α_i 和偏移 b;

(5)对图像库中每一幅图像 I^j,求 $\text{score}(I^j) = \sum_i \alpha_i y_i k(x_i, x_j) + b$;

(6)对查询图像 I^Q,求 $\text{score}(I^Q) = \sum_i \alpha_i y_i k(x_i, x_Q) + b$;

(7)计算数据库中每一幅图像 I^j 和查询图像 I^Q 的归一化距离:

$$D^j = k_j \frac{\min(|\text{score}(I^Q)|, |\text{score}(I^j)|)}{\max(|\text{score}(I^Q)|, |\text{score}(I^j)|)} \qquad (5\text{-}74)$$

k_j 当 $\text{score}(I^Q)$ 和 $\text{score}(I^j)$ 同号时取 1,异号时取 -1;

(8)根据归一化距离对图像进行排序,输出结果。

5.5.7 基于模糊区域特征和 SVM 的混合相关反馈算法

本小节介绍两种相关反馈算法,基于模糊区域特征的相关反馈方法能很好地和基于模糊区域特征的检索方法结合,但是它只使用相关图像。基于 SVM 的相关反馈算法不仅使用相关图像还使用不相关图像,目前也有将 SVM 算法应用到基于区域的图像检索中。本节中将基于模糊区域特征的相关反馈算法和基于 SVM 的相关反馈算法结合起来,利用基于模糊区域特征的相关反馈算法使用相关图像对分割区域特征进行优化映射,并分配权重。利用相关图像和非相关图像对图像全局特征进行优化映射。具体描述如下:

(1) 采用基于局域区域特征和全局特征相结合的检索方法对查询图像进行检索;

(2) 用户对前 N 个图像进行标记得到:相关图像集 I^+,无关图像集 I^-;

(3) 基于模糊区域特征相关反馈方法,利用相关图像集 I^+ 得到各查询图像区域不同特征的外权重 u_m^i 和内权重 W_m^i。根据式(5-63)重新计算查询图像和数据库中每一幅图像 I^j 的模糊相似度 l_{Π}^i;

(4) 准备 SVM 训练样本集 (x_i, y_i),其中 $x_i \in I^+ \bigcup I^-$,表示相关图像和无关图像的全局特征,$y_i = \begin{cases} +1, & x_i \in I^+, \\ -1, & x_i \in I^-; \end{cases}$

(5) 用 SVM 对训练样本进行学习并构造分类器得到支持向量、α_i 和偏移 b;

(6) 对图像库中每一幅图像 I^j,求 $score(I^j) = \sum_i \alpha_i y_i k(x_i, x_j) + b$;

(7) 对查询图像 I^Q,求 $score(I^Q) = \sum_i \alpha_i y_i k(x_i, x_Q) + b$;

(8) 计算数据库中每一幅图像 I^j 和查询图像 I^Q 的归一化全局特征距离:

$$D^j = k_j \frac{\min(|score(I^Q)|, |score(I^j)|)}{\max(|score(I^Q)|, |score(I^j)|)}$$

k_j 当 $score(I^Q)$ 和 $score(I^j)$ 同号时取 1,异号时取 -1;

(9) 计算数据库中每一幅图像 I^j 和查询图像之间的组合相似度 $l^j = l_{\Pi}^i \times D^j$;

(10) 根据 l^j 对图像进行排序,输出结果。

5.5.8 实验

本实验从医院 PACS 系统中共收集 140 多个病例 580 多幅颅脑 T1 加权 MR 图像,其中含脑膜瘤图像大约 200 幅,其他为脑梗塞图像和垂体瘤图像。对每一幅图像利用 BET 算法[7]提取脑组织,并将脑组织利用二叉树方法分割成若干区域,然后根据 5.4 节介绍的方法提取每个区域的模糊灰度、小波纹理、不变矩、Gabor 纹理、面积和位置特征,以及根据本章介绍的方法提取图像的全局小波能量特征,存入数据库中。本实验利用四种算法对脑膜瘤图像进行检索,分别是①UFM 算法;②UFM 算法和全局特征相结合算法(UFM+Global);③在 UFM+Global 算法的基础上,只使用相关图像,增加一次相关反馈,其中区域特征和全局特征都采用本文提出的基于模糊特征的相关反馈算法(UFM+Global+FRF);④在 UFM+Global 算法的基础上,同时使用相关图像和非相关图像,增加相关反馈算法,其中区域特征使用基于模糊特征的相关反馈算法,全局特征使用基于 SVM 的相关反馈算法(UFM+Global+FRF+SVM)。在比较它们的检索结果时,根据脑膜瘤的位置来判断两幅脑膜瘤图像是否相关。

图 5-16~图 5-19 中各显示了 24 幅图像,其中左上角第 1 幅图像是原查询图像,该图为一

颅底脑膜瘤图像,其他的为检索结果,加白框表示图像和查询图像相关,未加框图像为不相关图像。图 5-16 中虽然检索结果全都含脑肿瘤,但是只有 8 幅是颅底脑膜瘤图像,其他的是垂体瘤和其他位置脑膜瘤。可见 UFM 算法对病灶检出比较敏感。图 5-17 中共有 13 幅相关图像,可见采用了全局特征后,检索结果有了很大的提升。把这些相关图像利用 UFM＋Global＋FRF 进行相关反馈重新检索得到了图 5-18 中的结果,共有 17 幅相关图像。可见相关反馈提高了系统的检索性能。把图 5-17 中的相关图像和不相关图像采用 UFM＋Global＋FRF＋

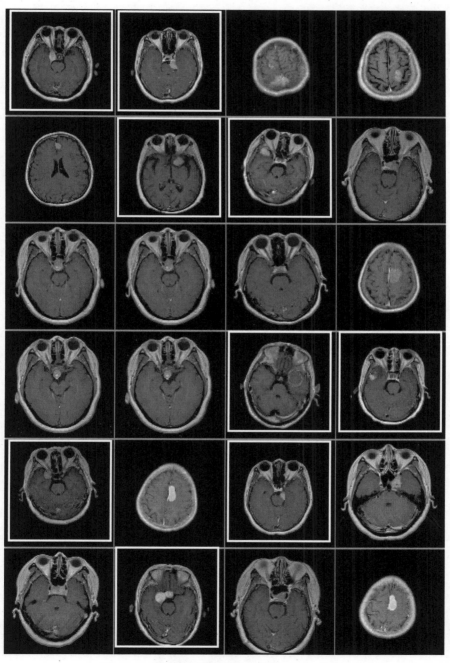

图 5-16　某幅脑膜瘤图像检索结果(UFM 算法)

SVM 进行相关反馈重新检索得到了图 5-19 中的结果,共得到 19 幅相关图像,可见使用了不相关图像后进一步提高了检索性能。

通常,CBIR 的实验结果用查准率和查全率这两个指标来评价,查准率定义为 precision＝$a/(a+b)$,查全率定义为 recall＝$a/(a+c)$,其中,a 为系统返回的图像中满足条件的图像数目,b 为系统返回的图像中不满足条件的图像数目,c 为满足条件但系统未返回的图像数目。一般查准率和查全率越高说明系统检索性能越好。但是这两个指标是互相矛盾的,一般查全

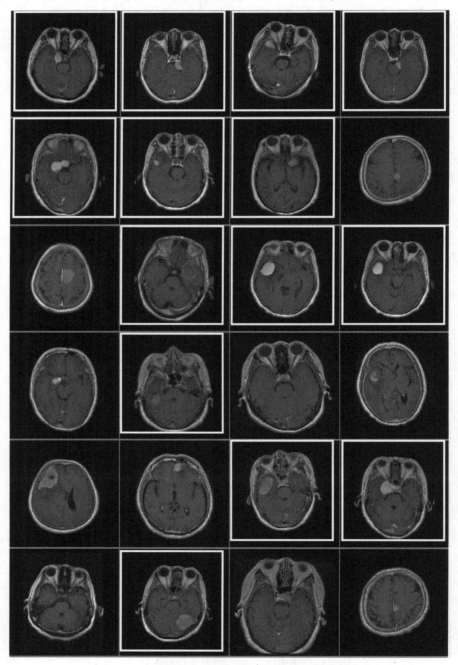

图 5-17　某幅脑膜瘤图像检索结果(UFM＋Global 算法)

率越高,查准率就低;反之查全率越低,查准率就高。在相同的查全率条件下,查准率越高性能越好。本节选取了数据库中 15 幅脑膜瘤图像采用四种算法分别进行检索,实验结果由这 15 幅图像检索结果的平均查准率,平均查全率以及它们之间的关系曲线表示,如图 5-20～图 5-22 所示。从图中可以得出和上面相同的结论。

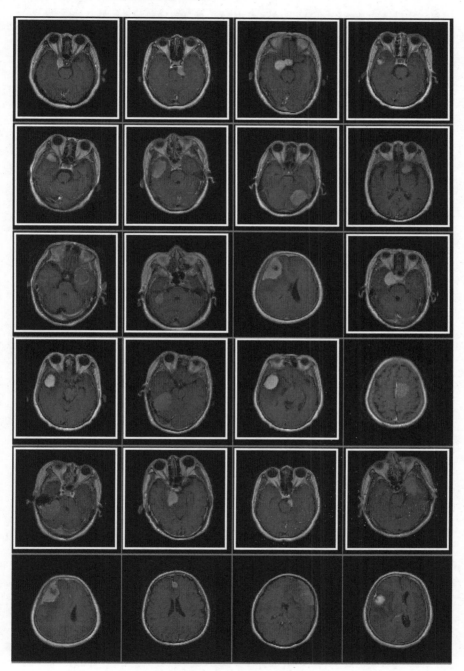

图 5-18　某幅脑膜瘤图像检索结果(UFM＋Global＋FRF 算法)

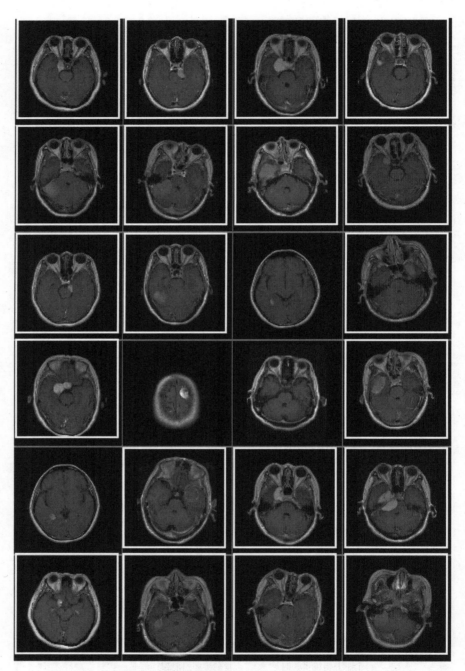

图 5-19　某幅脑膜瘤图像检索结果（UFM＋Global＋FRF＋SVM算法）

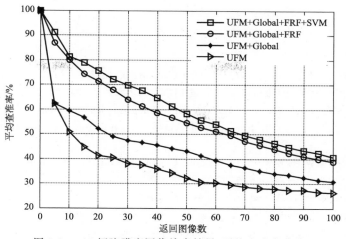

图 5-20　15 幅脑膜瘤图像检索结果（平均查准率曲线）

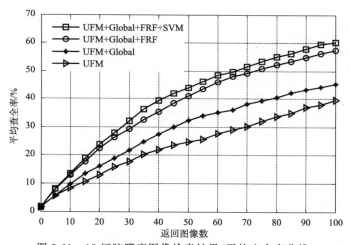

图 5-21　15 幅脑膜瘤图像检索结果（平均查全率曲线）

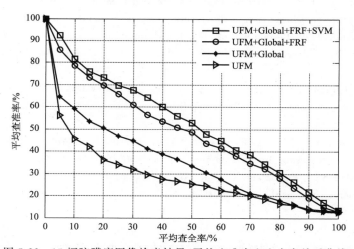

图 5-22　15 幅脑膜瘤图像检索结果（平均查准率和查全率关系曲线）

（周　杰,江少锋,张　煜）

参 考 文 献

[1] 陈武凡. 小波分析及其在图像处理中的应用. 北京:科学出版社,2002.

[2] 李国辉,柳伟,曹莉华,等. 图像和视频内容. 全国第七届多媒体技术学术会议论文集,1998:280-284.

[3] Lee D, Barber R, Niblack W, et al. Indexing for complex queries on a query-by-content image database. In: Proceedings of 12th IAPR International Conference on Pattern Recongnition, Israel, 1994, 1: 142-146.

[4] Pentlan A, Picard R W, Sclaroff S. Photobook: Content-based manipulation of image databases. International Journal of Computer Vision, 1996, 18(3): 233-254.

[5] Smith J R, Chang S F. Tools and techniques for color image retrieval. In: SPIE Conference on Storage and Retrieval for Image and Video Database IV, 1996, 2670: 426-437.

[6] Wu J K. Content-based indexing of multimedia database. IEEE Transactions on Knowledge and Data Engineering. 1997, 9(6): 978-989.

[7] 徐晖,廖猛扬. 医学图像数据库中基于图像内容查询的研究. 计算机工程与应用,1999,35(1):52-54.

[8] Hsu C C, Chu W W, Taira R K. A knowledge-based approach for retrieving images by content. IEEE Transactions on Knowledge and Data Engineering, 1996, 8(4): 522-532.

[9] Persoon E, Fu K S. Shape discrimination using Fourier descriptors. IEEE Transactions on Systems, Man and Cybernetics, 1977, 7(3): 170-179.

[10] Zhang D, Lu G. A comparison of shape retrieval using Fourier descriptors and short-time Fourier descriptors. In: Proceedings of the Second IEEE Pacific Rim Conference on Multimedia (PCM01), Beijing, 2001: 855-860.

[11] Zhang D, Lu G. Study and evaluation of different Fourier methods for image retrieval. Image and Vision Computing, 2005, 23(1): 33-49.

[12] Hu M K. Visual pattern recognition by moment invariants. IEEE Transaction on Information Theory, 1962, 8(1): 179-187.

[13] Shen L, Rangayyan R M, Desautels J E L. Detection and classification of mammographic calcification. International Journal of Pattern Recognition and Artificial Intelligence, 1993, 7(6): 1403-1416.

[14] Ohm J R, Bunjamin F B, Liebsch W, et al. A set of visual feature descriptors and their combination in a low-level description scheme. Signal Processing: Image Communication, 2000, 16(1): 157-179.

[15] Tieng Q M, Boles W W. Recognition of 2D object contours using the wavelet transform zero-crossing representation. IEEE Transactions on Pattern Analysis and Machine Intelligence, 1997, 19 (8): 910-916.

[16] Ahmadian A, Faramarzi E, Sayadian. Image indexing and retrieval using Gabor wavelet and Legendre moments. In: Proceedings of the 25th Annual International Conference of the IEEE, Mexico, 2003, 1: 560-563.

[17] Wu P, Manjunath B S, Newsam S, et al. A texture descriptor for browsing and similarity retrieval. Journal of Signal Processing. Image Communication, 2000, 16(1-2): 33-43.

[18] Abe H, MacMahon H, Engelmann R, et al. Computer-aided diagnosis in chest radiography: Results of large-scale observer tests at the 1996-2001 RSNA scientific assemblies. RadioGraphics, 2003, 23 (1): 255-265.

[19] Antani S, Long L R, Thoma GR. A biomedical information system for combined content-based retrieval of spine x-ray images and associated text information. In: Proceedings of the 3rd Indian Conference on Computer Vision, Graphics and Image Processing (ICVGIP 2002), Ahamdabad, India, 2002.

[20] Keysers D, Wein B B, Lehmann T M, et al. A statistical framework for model-based image retrieval in

medical applications. Journal of Electronic Imaging, 2003, 12 (1): 59-68.

[21] Schmid-Saugeona P, Guillodb J, Thirana J P. Towards a computer-aided diagnosis system for pigmented skin lesions. Computerized Medical Imaging and Graphics, 2003, 27(1): 65-78.

[22] Veropoulos K, Campbell C, Learnmonth G. Image processing and neural computing used in the diagnosis of tuberculosis. In: Proceedings of the Colloquium on Intelligent Methods in Healthcare and Medical Applications (IMHMA), York, England, 1998.

[23] Jaulent M C, Le Bozec C, Cao Y, et al. A property concept frame representation for flexible image content retrieval in histopathology databases. Proceedings of the Annual Symposium of the American Society for Medical Informatics (AMIA), Los Angeles, CA, USA, 2000.

[24] Ogiela M R, Tadeusiewicz R. Semantic-oriented syntactic algorithms for content recognition and understanding of images in medical databases. Proceedings of ICME, Tokyo, Japan, 2001: 499-502.

[25] Robinson G P, Targare H D, Duncan J S, et al. Medical image collection indexing: Shape-based retrieval using KD-trees. Computerized Medical Imaging and Graphics, 1996, 20(4): 209-217.

[26] Korn P, Sidiropoulos N, Faloutsos C, et al. Fast and effective retrieval of medical tumor shapes. IEEE Transactions on Knowledge and Data Engineering, 1998, 10 (6): 889-904.

[27] Kuo W J, Chang R F, Lee C C, et al. Retrieval technique for the diagnosis of solid breast tumors on sonogram. Ultrasound in Medicine and Biology, 2002, 28 (7): 903-909.

[28] Aisen A M, Broderick L S, Winer-Muram H, et al. Automated storage and retrieval of thin-section CT images to assist diagnosis: System description and preliminary assessment. Radiology, 2003, 228(1): 265-270.

[29] Wang J Z, Wiederhold G, Firschein O, et al. Wavelet-based image indexing techniques with partial sketch retrieval capability. Proceedings of the Fourth Forum on Research and Technology Advances in Digital Libraries, Washington D. C. , 1997: 13-24.

[30] Hersh W, Mailhot M, Arnott-Smith C, et al. Selective automated indexing of findings and diagnoses in radiology reports. Journal of Biomedical Informatics, 2001, 34: 262-273.

[31] Wagner M M, Cooper G F. Evaluation of a Meta-1-based automatic indexing method for medical documents. Computers and Biomedical Research, 1992, 25: 336-350.

[32] Mattie M E, Staib L, Stratmann E, et al. PathMaster: content-based cell image retrieval using automated feature extraction. Journal of the American Medical Informatics Association, 2000, 7: 404-415.

[33] Sinha U, Kangarloo H. Principal component analysis for content-based image retrieval. Radio Graphics, 2002, 22 (5): 1271-1289.

[34] El-Kwae E, Xu H, Kabuka M R. Content-based retrieval in picture archiving and communication systems. Journal of Digital Imaging, 2000, 13 (2): 70-81.

[35] Tang L H, Hanka R, Lan R, et al. Automatic semantic labelling of medical images for content-based retrieval. Proceedings of the Int'l Conferemce on Artificial Intelligence, Expert Systems and Applications (EXPERSYS 1998), Virginia Beach, VA, USA, 1998: 77-82.

[36] Flickner M, Sawhney H, Niblack W, et al. The QBIC project: querying images by content using color, texture and shape. In SPIE Storage and Retrieval of Image and Video Databases, 1993: 173-181.

[37] 江少锋. 医学图像的特征自动提取及基于模糊特征的图像检索研究. 广州:南方医科大学博士论文. 2008.

[38] Chen Y, Wang J Z. A region-based fuzzy feature approach to content-based image retrieval. IEEE Transactions on Pattern Analysis and Machine Intelligence, 2002, 24(9): 1026-1038.

[39] D'Elia C, Poggi G, Scarpa G. A tree-structured Markov random field model for Bayesian image segmentation. IEEE Transactions on Image Processing, 2003, 12(10): 1259-1273.

[40] Jing F, Li M, Zhang H J, et al. An efficient and effective region-based image retrieval framework. IEEE Transactions on Image Processing, 2004, 13(5): 699-709.

[41] 吴洪，卢汉清，马颂德. 基于内容图像检索中相关反馈技术的回顾. 计算机学报，2005，28(12)：1969-1979.

[42] Rui Y, Huang T, Mehrotra S, et al. A relevance feedback architecture for content-based multimedia informationsystems. Proceedings of IEEE Workshop on Content Based Access of Image and Video Libraries，Porto Rico，1997：82-89.

[43] Ishikawa Y, Subramanya R, Faloutsos C. Mindreader：query databases through multiple examples. Proceedings of International Conference on Very Large Data Bases，New York，1998：218-227.

[44] Rui Y, Huang T S. Optimizing learning in image retrieval. Proceedings of IEEE Conference Computer Vision and Pattern Recognition，South Carolina，2000：236-243.

[45] Zhou X S，Huang T S. Small sample learning during multimedia retrieval using BiasMap. Proceedings of IEEE Conference Computer Vision and Pattern Recognition，Hawaii，2001：11-17.

[46] Vasconcelos N，Lippman A. Learning from user feedback in image retrieval systems. Proceedings of the NIPS'99，1999.

[47] Mitchell T. Machine Learning. New York：McGraw Hill，1997：98-103.

[48] Tong S, Chang E. Support vector machine active learning for image retrieval. Proceedings of the 9th ACM International Conference on Multimedia，2001：107-118.

[49] Tao D, Tang X, Li X, et al. Asymmetric bagging and random subspace for support vector machines-based relevance feedback in image retrieval. IEEE Transactions on Pattern Analysis and Machine Intelligence，2006，28(7)：1088-1099.

[50] Jing F, Zhang H J. Region-based relevance feedback in image retrieval. In：Proceedings of the IEEE International Symposium on Circuits and Systems，Scottsdale Arizona USA，2002：145-148.

[51] Jing F. A novel region-based image retrieval method using relevance feedback. Proc. of the 3rd Int'l Workshop on Multimedia Information Retrieval，Canada，2001：28-31.

[52] Hsu C T, Li C Y. Relevance feedback using generalized bayesian framework with region-based optimization learning. IEEE Transactions on Image Processing，2005，14(10)：1617-1631.

[53] Cox I J, Miller M L, Minka T P, et al. The Bayesian image retrieval system, PicHunter：theory, implementation, and psychophysical experiments. IEEE Transactions on Image Processing，2000，9(1)：20-37.

[54] Jiang W，Er G H, Dai Q H, Gu J. Similarity-based online feature selection in content-based image retrieval. IEEE Transactions on Image Processing，2006，15(3)：702-712.

[55] Jing F，Li M, Zhang H J, Zhang B. Support vector machines for region-based image retrieval. In：Proceedings of ICME，2003，2：21-24.

[56] Kim D H, Song J W, Lee J H, Choi B G. Support vector machine learning for region-based image retrieval with relevance feedback. ETRI Journal，2007，29(5)：700-703.

[57] Burges C J C. A tutorial on support vector machines for pattern recognition. Data Mining and Knowledge Discovery，1998，2(2)：121-167.

[58] 张磊，林福宗，张钹. 基于支持向量机的相关反馈图像检索算法. 清华大学学报(自然科学版)，2002，42(1)：80-83.